Gundis Zámbó

Mein heimlicher Hunger

Ich hatte Essstörungen und bin geheilt

Rowohlt Taschenbuch Verlag

In Gedanken an dich, Gábor, und
für dich, meine Greta, damit du nie
vergisst, wie wertvoll du bist

Originalausgabe

Veröffentlicht im Rowohlt Taschenbuch Verlag,
Reinbek bei Hamburg, Oktober 2007

Redaktion Angela Troni
Fotos Innenteil: privat
Umschlaggestaltung ZERO Werbeagentur, München
(Foto: www.coverface.de)
Satz TrinitéNo2, PostScript, InDesign,
bei Pinkuin Satz und Datentechnik, Berlin
Druck und Bindung Clausen & Bosse, Leck
Printed in Germany
ISBN 978 3 499 62332 5

Inhalt

Dieses Buch erzählt meine wahre Geschichte. Natürlich aus subjektiver Sicht – so subjektiv, wie Erinnerungen nun mal sind. Um die Privatsphäre der Protagonisten zu schützen, habe ich teilweise Namen und in einigen Fällen auch charakteristische Züge bzw. Lebensumstände verfremdet.

Vorwort

Dies ist ein offenes und ehrliches Buch von einer mutigen Frau. Sie hat ein heimtückisches Leiden, die Bulimie, viele Jahre im Verborgenen mit sich herumgetragen. Als sie das Problem endlich erkannt hat, in sich erkannt hat, ist sie es mit der ihr eigenen Energie angegangen. Sie hat sich ihrer Krankheit mit einer Gründlichkeit und Unerschrockenheit gestellt, die nicht wenige Menschen, darunter auch so manche Betroffene, das Fürchten lehrt. Sie hat ihr Problem ergründet, es offengelegt und ausgebreitet, und zwar in allen übelriechenden, peinlichen und abstoßenden Einzelheiten. Sie hat das Leiden vor sich entblößt, auch auf die Gefahr hin, selbst davor wegzulaufen. Aber gerade dies war die einzig richtige Art und Weise, ihrer Krankheit wirklich beizukommen.

Und sie schließlich zu überwinden.

Gundis Zámbó hat das Abenteuer ihres Lebens in diesem Buch in einer Sprache aufgeschrieben, die an Klarheit nichts zu wünschen übriglässt. Sie hat dies in erster Linie für sich selbst vollbracht, um sich vor alten Lügen und Rechtfertigungen endgültig in Schutz zu nehmen und zu bewahren. Zugleich ist dieses Buch aber auch eine Ermutigung für ihre Leidensgenossinnen und -genossen, es ihr gleichzutun. Nicht zuletzt richtet es sich aber auch an nicht Betroffene und Angehörige von Erkrankten, die nach der Lektüre sicher mehr Verständnis für Menschen mit Essstörungen haben werden.

Dieses Buch ist ein großer Sieg und zugleich ein großes Vorhaben. Ich wünsche ihm viele erkenntnishungrige Leser. Den Betroffenen, die das Wagnis eingehen, es zu lesen, wird es ein Segen sein.

Dr. med. Franz Josef Stickel
Internist und Psychoanalytiker

Schreiben ist Therapie

«Wir haben [...] die Erfahrung gemacht, dass unsere Patientinnen die wahren Expertinnen in Sachen Magersucht und Bulimie sind. Wo wir die Essstörungen sozusagen von außen, anhand von Zeichen und Verhaltensweisen festmachen [...], da sehen sie nach innen, fördern Erlebnisse und Gefühle zutage, stellen Assoziationen zu ihrem gestörten Essverhalten her, auf die wir mit unserem psychologisch-psychiatrischen Wissen nicht gekommen wären. Wer essgestörten Frauen zuhört, kann viel über den Sinn ihrer Krankheit erfahren und vermag sie auf diese Weise vielleicht besser zu verstehen.»

GERLINGHOFF/BACKMUND, S. 56

Mein Name ist Gundis Zámbó. Ich bin Mutter, Hausfrau, Lebensgefährtin, Moderatorin, Schauspielerin und Autorin. Und ich habe eine Geschichte zu erzählen. Es ist die Geschichte von der Sehnsucht nach Erfolg und Schönheit, von der Sehnsucht nach Liebe – nach Liebe zu mir selbst. Es ist meine Geschichte.

Ich habe fünfundzwanzig Jahre lang mit einer Essstörung gelebt und mich schließlich selbst geheilt. Und zwar, indem ich meine Liebe zu mir entdeckt und angenommen habe. Jetzt lebe ich ein zweites Mal. Das ist mein Glück.

Wenn jeder lernen würde, sich so anzunehmen, wie er ist – mit allem, was dazugehört: dicken Oberschenkeln, dünnen Haaren, Selbstzweifeln, Sorgen, Träumen, Frust und Freude –, dann wäre die Welt ein bisschen mehr in Ordnung.

Wir sind geboren, um so zu sein, wie wir sind. Nicht, um so zu werden, wie irgendjemand uns gerne hätte, und auch nicht, um dem Bild zu entsprechen, das wir selbst – beeinflusst von Medien und Gesellschaft – im Laufe der Jahre von uns geschaffen haben. Schließlich sind wir keine Roboter, wir sind Menschen.

Ich empfinde mein Leben als beispielhaft, denn es zeigt, wie man schleichend in die Fänge dieser Krankheit geraten kann und wie es möglich ist, sich aus eigener Kraft von den Essstörungen zu befreien, um ein neues, gesundes und erfülltes Leben zu beginnen.

Die Lektüre dieses Buches, das sei Ihnen hier verraten, ist gewiss nicht immer leicht, und sensible Naturen werden sich vielleicht hier und da schockiert abwenden. Aber was ist schon leicht?

Diese Krankheit ganz bestimmt nicht, genauso wenig wie ihre Aufarbeitung. Entsprechend lange hat es gedauert, bis dieses Buch endgültig in der heutigen Fassung vorlag. Im Jahr 1996, als mein Leben aus den Fugen geriet, habe ich angefangen, meine Geschichte aufzuschreiben. Damals kam einfach zu viel zusammen: zum einen die Trennung vom Vater meiner Tochter inklusive Gerichtsverhandlungen, einstweilige Verfügungen, Presserummel, Bodyguards und Psychoterror, zum anderen die Auflösung meines Vertrages bei SAT.1 und die bittere Erfahrung, dass viele meiner Freunde gar keine wahren Freunde waren. Der Kreis derer, die diesen Titel wirklich verdienen, reduzierte sich schnell auf ein Minimum. Wie heißt es doch so schön? «Freunde in der Not gehen tausend auf ein Lot.»

Zwar hatte ich damals die Einsicht, dass ich ein ernsthaftes Essproblem habe, dass meine Lebensphilosophie nicht funktioniert, dass Dünnsein meine Sehnsüchte nicht stillt und dass Bewunderung von außen mir kein inneres Glück geben kann. Aber was nun? Mein in jahrelanger Arbeit aufgebautes Kartenhaus brach mit einem Mal in sich zusammen, und plötzlich fühlte ich mich nackt, verletzbar und einsam. Ich war unglücklich und meines bisherigen Lebens überdrüssig. Ich musste also etwas ändern. Nur was? Und wie?

Der erste Schritt lautete: Erkenntnis. Ich musste herausfinden, warum ich überhaupt an diesem Punkt angelangt war. Also fing ich an zu schreiben, und im Grunde war es wie eine Therapie für mich. Das Zu-Papier-Bringen meines Lebens lief bei mir damals fast unbewusst ab, und wahrscheinlich war es genau deshalb so authentisch. Jedenfalls durchlebte ich alle Phasen meines Lebens und die damit verbundenen Emotionen noch einmal. Das brachte zwar viele Tränen mit sich, aber auch Erleichterung, Erkenntnis, Freude und eine unbändige Lust auf ein neues Leben. Und es brachte all diese Zeilen hervor, aus denen letztlich mein Buch entstanden ist.

Nachdem ich mir beim Aufschreiben über die wichtigsten Dinge klar geworden war, ging es an die Aufarbeitung. Allerdings war die Umsetzung des Erkannten wesentlich schwieriger, als ich es mir je vorgestellt hatte. Während dieser alles andere als leichten Phase schrieb ich fleißig weiter, doch irgendwann wurde mir alles zu viel. Ich packte die vollgeschriebenen Blätter, Hefte und Blöcke in eine große Plastiktüte und verstaute mein bisheriges Leben ganz oben hinter den Winterpullovern im Kleiderschrank. Dort blieb es erst einmal liegen.

Ich erwog damals durchaus, meine Erfahrungen und Erlebnisse zu veröffentlichen. Schließlich waren Essstörungen schon 1996 ein immer brisanter werdendes Thema, und die Zahl der Betroffenen nahm rapide zu. Dennoch konnte ich es nicht, denn mir fehlte dafür ein ganz entscheidender Teil des Prozesses: die Heilung. Ich hatte nämlich kein Ende für mein Buch, da ich noch immer von der Krankheit betroffen war.

Jetzt, über zehn Jahre später, bin ich gesund. Trotzdem wäre es falsch, zu behaupten, mein Heilungsprozess sei endgültig abgeschlossen, denn der wird andauern, solange ich lebe. Wie bei Alkoholikern, die trocken sind, haben auch Menschen mit Essstörungen für den Rest ihres Lebens mit ihrer

Sucht zu tun – denn um nichts anderes handelt es sich bei einer Essstörung.

Aber zumindest weiß ich inzwischen, wer ich bin, was ich will, was mein Leben bereichert, wie ich mit mir umgehe und was mich nährt. Ich habe meinen Selbstwert erkannt und gefunden. Ich mag mich. Ich bin glücklich. Das wirkliche Ende meiner Geschichte als Betroffene, sofern es überhaupt eines gibt, steht in den Sternen. Aber eines ist sicher: Ich habe meine erste Lebenshälfte abgeschlossen und meine Essstörung überwunden.

Wie neugeboren starte ich nun in die zweite Lebenshälfte mit Erkenntnissen, die so wertvoll sind, dass ich mich auf all das freue, was noch kommen wird. Ich weiß, es wird ein reiches und authentisches Leben werden, das mir niemand nehmen kann. Denn ich habe gelernt, mir selbst von innen heraus das zu geben, wonach jeder Mensch sucht und was er mit Hilfsmitteln wie Erfolg, gutem Aussehen, Anerkennung, Bewunderung und Geld zu erlangen glaubt: die Liebe zu sich selbst. Ich brauche diese Hilfsmittel nicht mehr, um meine Sehnsüchte zu stillen, was natürlich nicht heißt, dass ich all diesen Dingen abgeschworen habe. Selbstverständlich möchte ich nach wie vor gut aussehen, Geld und Erfolg haben und von anderen Menschen geliebt werden. Ich lebe nun mal – wie wir alle – auf dem Marktplatz dieses Lebens. Aber heute, nach meiner Genesung, besteht der Unterschied zu damals darin, dass ich all diese Dinge für mich nutze und sie nicht zur Grundlage meines Handelns und meines Glücks werden lasse.

Über zehn Jahre habe ich Einsichten und Erfahrungen in mir wachsen und gedeihen lassen, und jetzt schicke ich sie als Buch in die Welt. Nicht, weil ich andere Menschen missionieren oder bekehren möchte, und auch nicht, weil ich meine, die Nation mit meiner Autobiographie beglücken zu müssen. Ursprünglich war *Mein heimlicher Hunger* eine Form der Selbsttherapie, inzwischen ist es hoffentlich ein Stück Aufklärung geworden.

Was ich all die Jahre ahnte, aber nicht wusste, während ich unter meiner Krankheit litt: Essstörungen betreffen heutzutage erschreckend viele Menschen in unserer Gesellschaft. Und die Tendenz ist steigend, wozu nicht zuletzt die Medien und das von ihnen geprägte extreme Schlankheitsbild beigetragen haben.

Es gibt verschiedene Formen von Essstörungen. Neben der *anorexia nervosa*, besser bekannt als «Anorexie» oder «Magersucht», bei der die Betroffenen die Nahrungsaufnahme auf eine tägliche Essensration von einer Tomate oder einem Apfel reduzieren oder die Nahrungsaufnahme gar komplett verweigern, ist die Bulimie, umgangssprachlich «Ess-Brech-Sucht», das typischste Beispiel für eine Essstörung. Die genaue Bezeichnung *bulimia nervosa* stammt ursprünglich aus dem Griechischen und heißt übersetzt «Ochsenhunger». Der Zusatz *nervosa* deutet darauf hin, dass die Ursachen der Krankheit psychischer Natur sind.

An Bulimie erkrankte Menschen nehmen übergroße Mengen an Nahrung zu sich, um anschließend aktiv ein Erbrechen herbeizuführen oder um sich durch die Einnahme von Abführ- und/oder harntreibenden Mitteln des Gegessenen wieder zu entledigen. Die Essattacken, bei denen jeweils bis zu zehntausend Kalorien und mehr, also regelrechte Unmengen – die normale Tagesration einer Frau beträgt gerade mal zweitausend Kalorien –, zugeführt werden, enden stets mit anschließendem Erbrechen und können in schweren Fällen bis zu zehnmal täglich oder noch häufiger auftreten. Bei mir war das nicht anders.

Während anorektische Menschen rein optisch durch ihr extremes Untergewicht auffallen, haben Bulimiker zwar meist eine sehr schlanke, aber doch eher normale Figur und wirken nicht so abgemagert. Und die anderen Begleiterscheinungen der Essstörung, etwa schlechte Zähne, brüchige Fingernägel, stumpfe Haare, lassen sich relativ leicht verbergen.

Da bei beiden Krankheiten die panische Angst der Betroffenen vor einer Gewichtszunahme im Vordergrund steht, ist das exzessive Betreiben von Sport ein typisches Merkmal für essgestörte Menschen. Frauen stellen übrigens mit über neunzig Prozent die größte Gruppe bei den Bulimikern. Ebenso unglaublich, aber wahr: Ganze dreieinhalb Prozent aller Frauen im Alter von vierzehn bis fünfundzwanzig Jahren leiden unter Bulimie, und das «Einstiegsalter» liegt heute oft schon bei zehn Jahren oder gar darunter. Aus Scham halten fast alle Betroffenen, genau wie ich, ihre Krankheit lange geheim. Daher kommt es in der Regel erst nach fünf Jahren zum ersten Behandlungsversuch. Doch nicht immer verspricht eine Therapie auch wirklich Heilung. Eine deutliche – und vor allem dauerhafte – Verbesserung des Krankheitsbildes tritt bei etwa vierzig Prozent aller behandelten Patientinnen ein, eine geringe immerhin bei knapp zwanzig Prozent, der Rest der Therapien erweist sich als erfolglos.

Bei den Vierzehn- bis Fünfunddreißigjährigen leiden sogar bis zu fünf Prozent der Frauen unter einer Essstörung, und auch die Zahl der von Bulimie oder Anorexie betroffenen Männer nimmt rapide zu. Eines darf man nicht vergessen: Etwa zehn Prozent der erkrankten Männer und Frauen sterben, und in aller Regel ist der Krankheitsverlauf sehr langwierig. Etwa die Hälfte aller Essgestörten leidet noch nach zehn Jahren an ihrer Krankheit.

Ich habe, wie bereits erwähnt, ganze fünfundzwanzig Jahre – mit einer kurzen Unterbrechung während meiner Schwangerschaft – an Bulimie gelitten. Ich bin, was diese Krankheit angeht, eine Vorreiterin, denn ich zähle nicht nur zu den ersten Betroffenen, sondern ich habe den Mut, meine Geschichte zu erzählen. Ich habe all das erfahren, wonach so viele junge Menschen streben. Sie glauben, wie auch ich mir lange Jahre eingeredet habe, ihr Glück in einem perfekten Image zu finden: ein makelloser Körper, Jugend, Frische, Erfolg, Starruhm, Bewunderung, Luxus. Ich wollte alles und noch viel mehr: stets ein offenes, freundliches Wesen an den Tag legen und zudem die perfekte Tochter, Geliebte, Mutter, Geschäftsfrau und Society-Lady sein – am besten alles gleichzeitig! Dass das zwanghafte Streben nach diesen Werten irgendwann zum Wahn werden kann, der schließlich in eine lebensbedrohliche Essstörung mündet, habe ich am eigenen Leib erfahren. Doch mir ist es dank meiner Willenskraft und der Unterstützung durch mir wichtige Menschen gelungen, mich aus den Fängen der Bulimie zu befreien. Ich habe es geschafft, mich zu heilen, gesund und zufrieden zu werden.

Das Schwierige daran war, diese lange psychische Durststrecke zu durchschreiten, denn der Heilungsprozess umfasst viele Stationen. Es war wirklich alles andere als leicht, meine Erkenntnisse im Alltag umzusetzen. Schließlich galt es nicht, mein Leben umzukrempeln, denn das hatte ich mir ja bewusst so eingerichtet, wie es war. Das Entscheidende war und ist auch heute noch vielmehr, mit meinem Leben und vor allem mit mir selbst anders umzugehen, andere Wertmaßstäbe zu setzen. Ganz besonders schwierig war es, den gesunden Umgang mit dem «Suchtmittel» Essen zu erlernen.

Rauchen, Alkohol und andere Drogen kann man letztlich aus seinem Leben verbannen. Essen dagegen nicht. Ohne Essen sterben wir. Ess-Brech-Süchtige können ihrer Droge daher nicht «einfach» entsagen, sondern sind ihr auf Gedeih und Verderb ausgeliefert. Sie müssen stattdessen lernen, mit ihr umzugehen. Sie müssen lernen, Lebensmittel nicht als Todfeinde, sondern im wahrsten Sinne des Wortes als «Mittel zum Leben» zu betrachten.

Auf meiner Suche nach einem Ausweg aus meiner Situation habe ich mir einen ganzen Berg an Fachliteratur besorgt, auch gibt es inzwischen unzählige Artikel und Beiträge zum Thema in den Medien. Mutige Frauen wie Lady Di, Victoria

Beckham, Kelly Osbourne, Veronika Ferres oder Kronprinzessin Viktoria von Schweden haben in den letzten Jahren den Schritt in die Öffentlichkeit gewagt und sich zu ihrer Essstörung bekannt. Muriel Hemingway dagegen wurde als Betroffene erst in den Medien «abgehandelt», nachdem sie infolge von Bulimie an Herzversagen gestorben war. Dennoch bin ich bei all meinen Recherchen kaum auf Berichte von Betroffenen gestoßen, in denen jemand sozusagen «aus erster Hand» berichtet, was die Bulimie mit einem Menschen anstellt, wie sie sich anfühlt und welchen emotionalen Achterbahnfahrten man als Bulimiker ausgesetzt ist.

Nicht zuletzt aus diesem Grund will ich in diesem Buch erzählen, was in meinem Leben dazu geführt hat, dass ich an Bulimie erkrankt bin. Ich will erzählen, wie es mir mit meiner Essstörung gegangen ist, wie ich mich damit gefühlt habe, wie diese Krankheit mein Leben bestimmt hat. Und ich will erzählen, wie ich Heilung erfahren habe, was mir wirklich geholfen hat. Abgesehen davon, dass ich das Versteckspiel, all die Lügen und Ausflüchte irgendwann satthatte, will ich vor allem Betroffenen aufzeigen, dass sie mit ihren Nöten nicht allein sind. Es gibt unglaublich viele Menschen, die dasselbe durchmachen und von Sorgen und Zweifeln geplagt werden. Aber es gibt mindestens so viele Lösungen, es gibt Auswege aus den Fängen dieser Krankheit, und es gibt professionelle Hilfe – auch wenn ich selbst sie nicht in Anspruch genommen habe.

Deshalb nehme ich auch kein Blatt vor den Mund, deshalb beschreibe ich schonungslos und authentisch – und manchmal auch unappetitlich und schockierend –, was Bulimie wirklich ist, wie es möglich ist, sich von der Sucht zu befreien, und was Heilung wirklich bedeutet.

Wenn ich mir für dieses Buch eines wünschen dürfte, dann das: Es möge Aufklärung und Transparenz für dieses oft nebulöse Thema schaffen und die Mauer des Schweigens endgültig niederreißen.

Denn dann hat es sich wirklich gelohnt, dass ich nach so vielen Jahren die Plastiktüte aus meinem Kleiderschrank gekramt und das Buch zu Ende geschrieben habe.

Zum Kotzen

Bulimie ist der Hammer, sie ist ein Vampir, ein echter Killer! Sie saugt dich aus! Sie macht dich fertig. Sie bringt dich um – wenn du Pech hast!

Oft fängt es völlig harmlos an. Das Ganze ist zwar eklig, aber durchaus praktisch, denn es funktioniert: Du kannst essen, so viel du willst, und bleibst dabei schlank. Doch irgendwann schleicht sie sich immer mehr in dein Leben, diese Sucht. Sie legt sich um deinen Körper wie ein Gürtel, der enger und enger wird. Sie schnürt dich ein, immer mehr. Sie drückt dich zusammen. Sie macht dich klein, macht dich schwach. Bis die Bulimie die Macht über dich ergriffen hat. Du bist niemand mehr. Du denkst Bulimie. Du fühlst Bulimie. Du lebst Bulimie. Du bist Bulimie. Du fühlst dich zum Kotzen. Du bist zum Kotzen.

Schleier vor den Augen, Leere im Gehirn. Kein Gedanke, kein Fühlen, kein Garnichts mehr. Meine Hände zittern. Meine Knie werden weich. Vorsicht, damit niemand etwas mitbekommt! Beim Gehen knicke ich ein und versuche verzweifelt, aufrecht zu bleiben, damit es keiner sieht. Ich spüre, wie die Bulimie mir das Blut aus dem Kopf saugt, mir das Leben entzieht. Hoffentlich bemerkt mich niemand! Verdammt, diese Sterne vor den Augen – wo sind die nur her? Ich mag nicht mehr aufrecht stehen, möchte am liebsten in mich zusammensinken, und zwar hier und jetzt! Ich möchte diesen Irrlichtern folgen, möchte schwach sein, endlich aufhören zu kämpfen – jedes Mal wieder, nach einem entleerenden Toilettengang.

Doch ich weiß, dann hat sie gewonnen, dann hat sie mich endgültig in ihren Fängen. Ich will nicht! Ich will nicht Bulimie sein! Aber sie packt und umschlingt mich wie eine Spinne ihr

Opfer. Sie umschlingt mich und saugt mich aus, macht mich leer, nimmt mir meine Seele. Wie ich sie hasse, diese Bulimie!

Genauso wie die Fressanfälle. Sie sind mein ständiger Begleiter. Ich werde sie einfach nicht los. Immerzu sind sie da, lauern auf ihren Einsatz, attackieren mich, wo ich gehe und stehe. Im Auto, im Studio, bei Fernsehaufnahmen, im Bett, in der Badewanne, beim Tennisspielen. Immer und überall sind sie bei mir und lassen mich nicht aus ihren Fängen. Ich hasse auch sie!

Und erst diese Toiletten! Nie hätte ich gedacht, dass Toiletten mal eine so große Rolle in meinem Leben spielen würden. Diese nach Pisse stinkenden, ewig nassen und verdreckten Toiletten. Allein die Türklinken anzufassen kostet mich jedes Mal aufs Neue eine unvorstellbare Überwindung. Aber ich tu's. Sofort schlägt mir ein Schwall mieser Luft entgegen – sofern man den Gestank überhaupt als Luft bezeichnen kann. Diese widerliche Melange aus Desinfektionsmitteln, Urin, Kot, gebrauchten Damenbinden und dem Schweiß der Klofrau, die den verdreckten Lappen, mit dem sie gerade über die Brillen gewischt hat, mit bloßen Händen im trüben Wischwasser ausspült.

Ich spüre schon lange keinen Ekel mehr, bloß noch Gleichgültigkeit und Leere. Trotzdem möchte ich am liebsten rückwärts wieder herausfallen aus der Kabine. Doch ich kann nicht. Eine schier unbezwingbare Kraft treibt mich hinein in die Bedürfnisanstalt. «Anstalt» ist in diesem Fall wirklich eine treffende Bezeichnung. Die Kraft der Sucht, die mich ergriffen hat, zwingt mich in die Toiletten dieser Welt. Ich habe gegen sie nicht die geringste Chance.

Hinter mir fällt die Tür zu. Ich bin gefangen im Vorraum der Toilette. Es gibt nun kein Zurück mehr. Ich starre auf den Boden, schäme mich vor den Blicken der anderen, vor mir selbst, vor Gott. Denn ich weiß, was gleich auf mich zukommt. Ich will es zwar nicht, aber ich muss es hinter mich bringen.

Hastig sehe ich mich um und versuche, normal zu wirken, den anderen Frauen ganz natürlich in die Augen zu sehen, damit sie nichts merken. Sie merken doch nichts, oder? Ich versuche zu lächeln und pfeife locker vor mich hin auf meinem Weg zum Ort des Geschehens. Sie merken doch etwas. Warum sonst sollten sie mich so anstarren? Oder bilde ich mir das alles nur ein? Nein, ich sehe ihre Blicke, spüre ihre Blicke in meinem Rücken, direkt und indirekt, über Spiegel, durch Brillen. Diese vorwurfsvollen, durchdringenden Blicke, die mich anklagen – so kommt es mir zumindest vor. Blicke, die mich quälen. Ich möchte schreien, weglaufen, dem Ganzen ein Ende bereiten, mich befreien. Doch ich kann nicht! Ich werde gezwungen, diesen Weg zu gehen, gezwungen von einer Kraft, die mich in ihren Bann gezogen hat, von meiner Sucht, der Ess-Brech-Sucht. Ja, es ist wirklich und wahrhaftig eine Sucht!

Wenn doch nur dieser quälende Druck in meinem Bauch nicht wäre. Ich habe das Gefühl, gleich zu platzen. Mein Bauch ist voll bis oben hin. Mehr geht nicht. Und ich spüre, dass es allerhöchste Zeit ist: Ich muss mich beeilen. Ich weiß nicht mehr, was ich genau gegessen habe. Ich weiß auch nicht mehr, wie viel es war. Ich weiß nur noch, dass es viel war. Sehr viel. Zu viel. Ein Bissen mehr, und ich wäre explodiert – mein Magen wäre gerissen oder die Speiseröhre oder sonst was. Getrunken habe ich zum Glück genug. Das Gegessene müsste also weich genug sein, damit ich es schnell und einfach wieder loswerden kann.

Es ist wichtig, beim Essen möglichst viel zu trinken. Sonst kann man sich hinterher des Mageninhalts nicht gut entledigen, weil er zu dick und schwer geworden ist. Dann geht es einem lange Zeit richtig schlecht, und zwar genau so lange, wie es dauert, bis man sich auf natürliche Art und Weise entleert hat. Das kann für einen Bulimiker ewig dauern. Und es bedeutet: ewige Qualen, ewiger Druck, ein ewig schlechtes Gewissen. Und dazu ein ewiges Ekelgefühl.

Das alles spüre ich, während ich im Vorraum der Toilette stehe. Wie habe ich mir das nur antun können? Wie konnte ich dieser Sucht nur wieder nachgeben? Ich fühle mich so was von schlecht, vollgestopft wie eine Gans, die gemästet wurde, damit möglichst viele Menschen von ihrer Leber essen können. Ob meine Leber wohl auch schon größer geworden ist? Genau wie bei diesen Stopfgänsen? Was für eine Vorstellung!

Ich kann mich kaum mehr gerade halten, so stark ist der Druck auf meinen Bauch. Ich muss mich so schnell wie möglich von all dem Zeug befreien und meinen Weg fortsetzen, auch an den Blicken der anderen vorbei. Ich komme mir schäbig vor, habe das Gefühl, dass mich selbst die schwitzende Klofrau mit ihren Urinfingern durchschaut hat, und weiß, was ich im Schilde führe, was mir zum fünften Mal an diesem Tag bevorsteht. Und der Tag ist noch lange nicht vorbei.

So schleiche ich möglichst unauffällig pfeifend dahin. Welche Toilette nehme ich denn diesmal? Welche Kabine ist die größte, damit ich genug Platz habe, um mich hinunterzubeugen? In welcher können die anderen Frauen am wenigsten hören und sehen? Normalerweise ist die letzte Toilette in der Reihe ideal. Bei welcher Kabine kann man durch den unteren Rand der Trennwände die Füße erkennen und sehen, dass sie in die falsche Richtung zeigen? Die darf ich auf keinen Fall nehmen! Welche Kabine hat ausreichend Klopapier und eine Klobürste, damit ich sämtliche verräterischen Spuren hinterher gut wegwischen kann? Gibt es vielleicht eine mit Duftspender, sodass ich den entlarvenden Geruch vertreiben kann? Das wäre optimal! Nicht zuletzt muss natürlich die Tür perfekt schließen. Viele Toiletten haben defekte Schlösser und gehen gleich auf, wenn jemand mit Schwung gegen die Tür drückt. Ein Horror: Plötzlich steht jemand hinter dir und sieht dir zu!

Das Abchecken der Räumlichkeiten muss schnell gehen.

Schließlich kann ich nicht ewig vor den Kloreihen stehen und nachdenken, das würde mich gleich verraten. Ein paar hastige, heimlich prüfende Blicke, dann die Entscheidung! Die letzte, die entlegenste Kabine soll es sein. Stinken tun sie sowieso alle! Ich mache mich also auf den Weg, bewege mich langsam, aber zielsicher auf den auserwählten Ort zu und öffne die Tür. Ich hasse Toilettentürenklinken. Entweder sind sie nass, wovon auch immer, oder sie fühlen sich einfach nur dreckig an.

Wieder trifft mich der Gestank wie eine Keule. Allein von dem widerlichen Geruch, der mir x-mal am Tag entgegenschlägt, ist mir jetzt schon zum Kotzen. Dazu dieser Druck, dieser schier unerträgliche Druck auf meinen Bauch. Ich muss es einfach tun. Jetzt nur noch schnell die Tür hinter mir zumachen, abschließen, alles klar. So weit bin ich schon mal sicher und habe gute Chancen, unentdeckt zu bleiben. Der Schlitz zwischen Boden und Trennwänden ist eng genug, und auch Klopapier ist zur Genüge da. Zwar gibt es kein Duftspray, aber da es sich um eine öffentliche Toilette handelt, wird wohl niemand ausmachen können, ob ich, meine Vorgängerin oder sonst wer diesen Geruch hinterlassen hat. Jenen bittersüßen Geruch von Frischerbrochenem, der mir auf privaten Toiletten immer Sorgen bereitet.

Meiner Befreiungsaktion steht nun also nichts mehr im Wege – bis auf mein ungutes Gefühl. Wie gerne würde ich auch einfach nur kurz pinkeln und diesen Ort ganz schnell wieder verlassen, so wie alle anderen hier. Alle? Wohl kaum. Weiß ich doch inzwischen, dass sehr viele Menschen die gleichen Qualen durchmachen wie ich. Das lässt sich an verschiedenen Merkmalen feststellen, die nur Gleichgesinnte bemerken. Leider kenne ich sie nur zu genau.

Da wäre zum einen die Klomuschel: Diejenigen, die sich schon lange nicht mehr schämen und denen alles egal geworden ist, reinigen die Muschel hinterher nicht einmal mehr. Befinden sich dort also Flecken und Spritzer, die nicht wie Kot aussehen und auch nicht so riechen, dann sind es mit ziemlicher Sicherheit Essensreste, die bereits diverse Wege hinter sich haben. Meistens sind sie ähnlich braun wie Kot, riechen aber ungewohnt, eher süßlich oder ganz schlicht nach Kotze. Manche Bulimiker, die unentdeckt bleiben wollen, versprühen deshalb anschließend mitgebrachtes Parfüm. Jedenfalls hängt der Geruch davon ab, wie schnell es der Betroffene auf die Toilette geschafft hat. Einige erleichtern sich sofort nach dem Essen, dann riecht das Erbrochene noch einigermaßen erträglich. Andere lassen sich bis zu ein paar Stunden Zeit, und dann wird es für die Nachfolgerin auf der Toilette eher unangenehm, wenn nicht gar unerträglich.

Ein weiteres Indiz lauert in dem Wasser, das in der Toilettenschüssel steht. Sehr sorgsame Bulimiker spülen so oft nach, bis das Wasser wieder klar ist – so habe ich es jedenfalls immer getan. Andere achten gar nicht darauf, noch nicht einmal auf die Essensreste, die nach dem Abziehen oft noch auf der Wasseroberfläche schwimmen, weil sie zu leicht sind, um im Strudel hinabgezogen zu werden. Honigsmacks zum Beispiel. Oder nicht ordentlich zerkaute Wurstreste, die sich im Wasser nicht auflösen. In solchen Fällen hilft es, wenn man ein Stück Klopapier in die Toilette wirft. Beim Spülen wird es mit herumgewirbelt, wickelt sich um die Essensreste und zieht sie so mit in die Kanalisation.

Verdächtig ist auch der ölige Film auf dem Wasser, den jeder kennt, der schon einmal Essensreste in der Toilette entsorgt hat.

Jetzt bin ich also dran. Sollte ich mich nicht sofort entleeren können, falle ich tot um. Ich muss endlich mein Geschäft erledigen. Leider kein kleines oder großes – wie leicht wäre das gewesen! Nein, ein Geschäft, das sich wie der höchste Berg der Welt vor mir auftürmt. Also los, denke ich, bring die Selbstgeißelung endlich hinter dich, dann geht es dir wieder besser – zumindest für kurze Zeit! Denn ich weiß: Ist der Magen erst einmal leer, packt mich sogleich wieder der Hunger, und dann geht das verdammte Spiel von vorne los. Als Bulimiker schwankt man ständig zwischen absolutem Völlegefühl und nagendem Hunger im Bauch. Es ist ein einziger Teufelskreis.

Aber im Moment zählt nur das eine: Hinaus mit dem Müll in mir! Ich stelle mich also in Position direkt vor die Toilettenschüssel und beuge mich hinunter. Der Geruch wird immer unerträglicher! Gekotzt hat vor mir anscheinend niemand, dafür umso mehr und großflächiger gepinkelt. Vielleicht hätte ich mir doch eine andere Kabine aussuchen sollen. Egal, jetzt gibt es kein Zurück mehr. Außerdem ist mir sowieso schon schlecht. Ob es hier auch noch beißend riecht oder nicht, spielt im Grunde keine Rolle mehr.

Ich tauche mit dem Kopf so tief es geht in die Schüssel ein, damit es so wenig wie möglich spritzt. Zum einen möchte ich hinterher nicht die komplette Kabine sauber machen müssen, zum anderen habe ich nicht die geringste Lust auf die ekelhaften Spritzer im Gesicht. Auf dieses widerliche Gemisch aus meinem Mageninhalt und den Bakterien, die in diesem Scheißklo herumschwimmen. Allein bei dem Gedanken wird mir schon wieder schlecht, und ich brauche diesmal gar nicht viel zu tun, denn mir dreht es von alleine den Magen um. Ich muss mir also nur einmal leicht auf den Bauch drücken, und schon spüre ich, wie die Dinge ihren Lauf nehmen. Langsam bewegt sich alles, womit ich mich in der letzten Stunde befriedigt habe, in Richtung Mund.

Hoffentlich bin ich früh genug dran, dann schmeckt es nicht ganz so unerträglich. Ich habe Glück, offenbar habe ich die Toilette noch einigermaßen rechtzeitig aufgesucht. Die Schokolade, mit der ich meine Orgie gekrönt habe, kommt zuerst zum Vorschein und schmeckt in der Tat noch nach Schokolade. Was dann folgt, ist ein Gemisch aus allem, was man sich vorstellen kann. Ich strenge mich an, damit der Strahl möglichst klein und direkt ist, um nicht sämtliche Zahnzwischenräume mit meinem Mageninhalt zu füllen. Außerdem halte ich mein Gesicht, hauptsächlich den Mund, nicht mitten ins Klo, sondern eher über den Rand, damit die ganze Soße nicht so heftig in die Schüssel platscht und mir in die Augen und sonst wohin spritzt, sondern schön am Rand hinunterläuft. Essensreste können in den Augen ganz gemein brennen.

Mein Magen ist jetzt fast leer. Endlich hat dieser unglaubliche Druck auf die Magenwände nachgelassen, und ich fühle mich sofort ein bisschen besser. Dann spüre ich aber, dass doch noch etwas in mir drin ist, und das muss selbstverständlich auch noch hinaus. Ein kräftiger Druck mit beiden Händen auf den Bauch, und zwar direkt unter den Magen, damit sich alles von unten nach oben bewegt, und schon entledige ich mich auch der letzten Reste. Diesmal muss ich besonders auf den Strahl aufpassen, denn was ich jetzt erbreche, befindet sich am längsten in meinem Körper und ist entsprechend mit Magensäure versetzt. Erstens schmeckt es widerlich, zweitens riechen diese Speisereste entsprechend, und drittens zerstört die Säure auf Dauer den Zahnschmelz. Daher haben die meisten Bulimiker auch Probleme mit den Zähnen.

Als ich merke, dass nichts mehr da ist, dessen ich mich entledigen könnte, als ich endlich schmecke und rieche, dass nun wirklich nur noch Magensäure vorhanden ist, lasse ich endlich von meinem malträtierten Bauch ab. Ich richte mich wieder auf – langsam, damit mir nicht gleich schwindelig wird –, wische mir den Mund mit Klopapier ab und spüle das ganze Elend hinunter. Weg damit! Ich drücke nochmal auf die Spültaste und reinige die Innenseite der Klomuschel mit der Bürste.

Zum Kotzen, was da alles zum Vorschein kommt! Offenbar hat die Klofrau diesen Arbeitsgang seit Jahren ausgelassen – widerlich! Die Sitzfläche wische ich mit Papier ab und denke mir, so sauber wird dieses Klo überhaupt noch nie gewesen sein.

Danach putze ich mir noch schnell die Nase, denn die läuft nach dieser Prozedur immer, bis die Schleimhäute wieder abgeschwollen sind. Wenn alles gutgegangen ist, kommt nur ganz normales Schleimhautsekret heraus. Ab und zu ist jedoch der Druck, mit dem das Essen durch die Speiseröhre hinaufschnellt, so groß, dass ein Teil davon durch die Nase läuft. Das ist besonders schlimm, denn es tut nicht nur höllisch weh, sondern brennt im Einzelfall auch noch wie verrückt – je nachdem, wie viel Magensäure beigemischt ist.

So oder so ist es einfach ekelhaft, wenn einem die Kotze nicht nur aus dem Mund, sondern auch noch aus der Nase läuft. Außerdem bekommt man das ganze Zeug nicht durch einmaliges Schnäuzen heraus. Manchmal muss man sich eine halbe Ewigkeit danach noch die Nase putzen, etwa wenn ein Nudelstückchen sich da irgendwo festgesetzt hat und sich erst nach Stunden löst. Das nervt nicht nur, sondern ist auch noch sehr unangenehm und schmerzhaft.

Nachdem ich so weit alles wiederhergestellt habe, zupfe ich mir Haare und Kleider zurecht und trete meinen Weg in die Freiheit an. Jetzt nur noch schnell die Hände waschen, den Mund ausspülen und möglichst so tun, als hätte ich etwas in den Zähnen, damit es nicht so auffällt, und dann nichts wie raus aus den Fängen der Sucht! Wirklich? Ich fühle mich vorübergehend bestens. Absolut befreit, schön dünn. Mein Bauch ist jetzt wieder ganz wunderbar flach, herrlich! Und sauber fühle ich mich auch, denn den durch das Völlegefühl ausgelösten Ekel habe ich in der Bedürfnisanstalt gleich mit weggespült. Dieses Gefühl ist jedenfalls himmlisch! Nur hält es leider nicht lange an. Denn der Hunger und damit die nächste Fressattacke warten bereits.

Bald schon holt mich die Realität wieder ein, und ich spüre die eiserne Faust, mit der mich die schleichende Sucht wieder umklammern wird. Und ihr Griff wird immer fester …

Omama

«Das Einverleiben der Nahrung ist ein Ersatz für die Symbiose mit dem Menschen, der nun nicht mehr da ist, und dient dem schwachen Selbst als Halt.»

WARDETZKI, S. 88

Meine ersten Lebensjahre waren geprägt von meiner Großmutter, meiner «Omama», wie ich sie liebevoll nannte. Sie war in meinen Augen nämlich keine normale Oma, sondern etwas ganz Besonderes. Sie war so, wie man sich eine Bilderbuchgroßmutter vorstellt: dick und rund, mit einem Busen, so groß und weich, dass ich mein ganzes Gesicht darin vergraben konnte. Meine Omama hatte lange graue Haare, die sie jeden Morgen kunstvoll zu einem Dutt zusammensteckte, eine Warze oberhalb des rechten Mundwinkels, an der ihr Wellensittich Pipsi so gerne herumnagte, wenn er auf ihrer Schulter saß, und die gütigsten Augen, die ich jemals gesehen habe. Ich habe sie geliebt wie niemanden zuvor.

Es mag komisch klingen, aber es scheint mir, als breite sie seit nunmehr achtzehn Jahren schützend die Arme über mich und begleite mich, wohin das Leben mich auch führt. Sie starb kurz vor Weihnachten, am 21.12.1988, im Alter von neunzig Jahren.

Meine Großmutter lebte eigentlich bei meiner Tante in Österreich. Als mein jüngerer Bruder Gerrit auf die Welt kam, zog sie allerdings für eine Weile bei uns in Vechta ein, um meiner Mutter unter die Arme zu greifen. Es gab viel zu tun mit drei kleinen Kindern, immerhin war mein älterer Bruder Gábor damals erst sechs und ich gerade mal ein Jahr alt. Die beiden

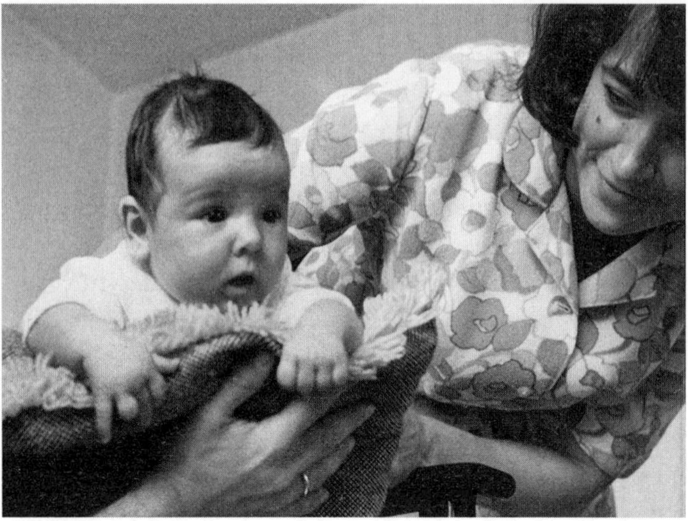

Als Baby mit Mama, 1966

Frauen teilten sich die Arbeit auf: Während meine Mutter sich um Gábor und den Säugling kümmerte, war meine Großmutter ganz und gar für mich da. Es war wundervoll, denn ich war Omamas erklärter Liebling und hatte dank ihr das tollste Kinderleben. Sie erlaubte mir fast alles und tat immerzu das, was ich wollte – kein Wunder, dass ich meine Sonderstellung in vollen Zügen genoss.

Nie werde ich die Frühsommerspaziergänge mit meiner Großmutter vergessen, vor allem, weil ich sie dann ganz für mich allein hatte. Unser Ziel war stets die italienische Eisdiele mitten in der «Shopping-Meile» von Vechta, die man damals noch Einkaufsstraße nannte. Schon der Weg dorthin war unglaublich aufregend für mich. Es gab unendlich viel zu entdecken in all den Schaufenstern unserer Kleinstadt. Das höchste der Gefühle war allerdings der Gedanke an den krönenden Abschluss unseres Ausflugs: ein Eis bei unserem Lieblingsitaliener. Schon als Kleinkind liebte ich Eiscreme, vor allem das Vanilleeis mit den dunklen Pünktchen drin, das es bei Giovanni gab.

Unser Besuch in der Eisdiele lief jedes Mal gleich ab, fast schon wie ein Ritual, denn meine Großmutter hatte ein resolutes Auftreten und nahm kein Blatt vor den Mund. Sobald wir die Eisdiele betreten hatten, pfiff sie einen der gutaussehenden Kellner zu uns heran und sagte: «Junger Mann, meine Enkelin möchte eine Bestellung aufgeben, und zwar schnell, sie hat nämlich großen Eishunger!»

Wie immer stand der Italiener, den ich besonders hübsch fand, sofort parat. Es gefiel mir, wie er sich über die Theke zu mir herunterbeugte und mich anlächelte, sodass die weißen Zähne in seinem braungebrannten Gesicht funkelten wie leuchtende Sterne am dunklen Nachthimmel.

Wie immer fragte er mich in seinem typisch italienischen Singsang: «*Ciao, bella bambina,* was darf es denn heute sein?»

Und wie immer antwortete ich: «Eine Kugel Vanille und eine Kugel Zitrone, *prego*.» Das Zitroneneis fand ich in unserer Eisdiele auch besonders lecker, denn es war sauer und trotzdem sahnig-süß. Genau so mochte ich es.

Gemäß dem Ritual verbeugte sich mein Italiener charmant und sagte: «*Sì, signorina, subito*», nahm eine von den leckeren Waffeln in die eine, den Kugelformer in die andere Hand, und dann ging es los.

Laut pfeifend und mit sichtlichem Spaß wirbelte er die einzelnen Kugeln durch die Luft. Sie flogen von dem einen Eisbehälter über die Waffel in den gegenüberliegenden Eisbehälter, dann in großem Bogen um eine der Lampen herum, die über der Eistheke hingen, und wieder zurück in den Kugelformer, bis sie von dort aus mit diversen Umdrehungen in der Luft endgültig in meiner Waffel landeten.

Was für ein Schauspiel! Und alles nur für mich! Ich war begeistert und genoss nicht nur das leckere Eis, sondern auch die Tatsache, im Mittelpunkt zu stehen. Daher verfolgte ich das akrobatische Können meines Lieblingseisverkäufers jedes Mal aufs Neue mit andächtiger Bewunderung. Hin und wie-

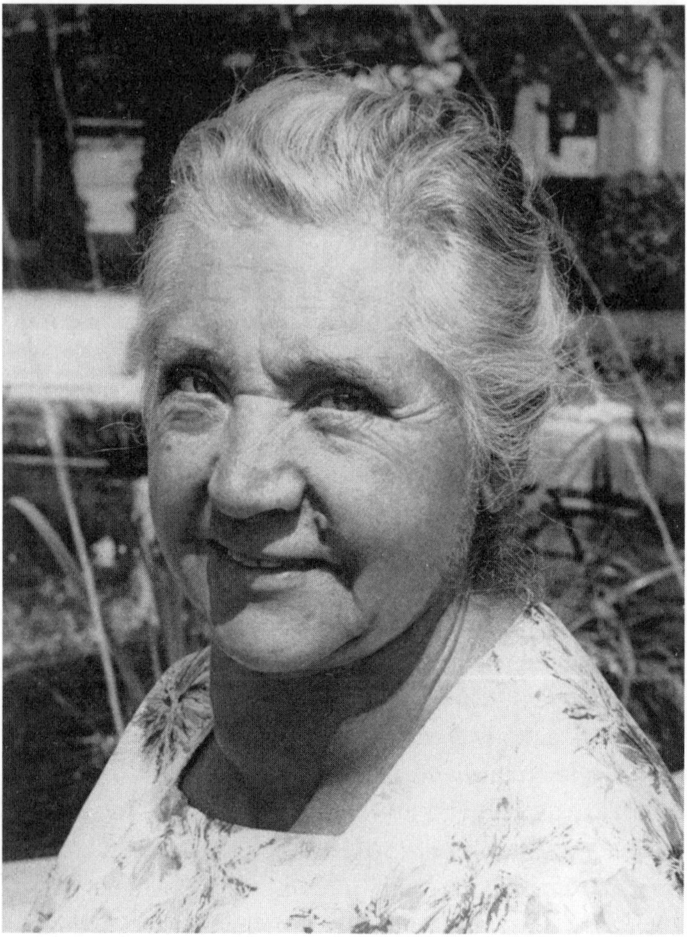

Omama

der lachte ich lauthals vor Begeisterung, worüber sich wiederum die komplette kinderliebende Belegschaft der Eisdiele freute. So herrschte stets eine ausgelassene Stimmung, wenn meine resolute Omama und ich auf Eistour gingen.

Auch unsere zahlreichen Exkursionen in die Natur habe ich noch in bester Erinnerung. Meine Großmutter hat mich «sehen» gelehrt und mir die Augen geöffnet für die vielen Dinge, an denen die Menschen nur allzu oft achtlos und blind vorbeilaufen. Dabei merken sie meist gar nicht, was ihnen an Empfindungen und Sinnlichkeit entgeht. Wenn Omama und ich mal wieder stundenlang durch den Wald spazierten, blieben wir ständig stehen, weil es etwas Neues zu entdecken gab. Meine Großmutter zeigte mir die verschiedenen Bäume, Pflanzen, Vögel und was sich sonst noch um uns herum befand, auch erklärte sie mir geduldig alles, was ich wissen wollte. Ständig machte sie mich auf Geräusche aufmerksam und ließ mich unsere Welt fühlen.

Wann immer meine Großmutter mir etwas zeigen wollte, nahm sie meine Hand und sagte: «Pass auf, mein Gundislein.» So nannte sie mich immer, während meine Mutter, die den gleichen Namen trägt wie ich, von ihr «Gundisserl» gerufen wurde, damit es keine Verwechslungen gab. «Pass auf, mein Gundislein», sagte meine Großmutter also, «jetzt mach mal die Augen zu und atme tief ein. Ganz langsam und durch die Nase, saug die Luft richtig in dich hinein und spüre die herrliche Reinheit der Waldluft. Riechst du, wie sie duftet? Und jetzt hör genau hin! Bemerkst du die vielen verschiedenen Geräusche? Was hörst du? Das Zwitschern der Vögel, das Knacken der Äste und Zweige auf dem Boden? Das sind die Tiere, die hier im Wald leben: Füchse, Hasen und Eichhörnchen. Hörst du auch den Wind, der durch die Baumkronen rauscht? Das Rascheln der Blätter?»

Das tat ich, und es war wundervoll. Alles fühlte sich so lebendig an. Gleichzeitig spürten wir die Frische der kühlen Waldluft auf unserer Haut und die noch zaghaften Sonnenstrahlen, die unsere Gesichter wärmten. Es war noch immer Frühsommer. Und es war herrlich in diesem Zirkus der Sinne. Ich hätte ewig so dastehen können mit meiner Großmutter an der Hand und war fast ein bisschen traurig, als sie sagte: «So, Gundislein, jetzt gehen wir wieder nach Hause, ich habe Hunger.» Dabei hatte ich auch Hunger. Auf das Mittagessen und auf den nächsten gemeinsamen Ausflug in die große, weite Welt, um das Leben zu erfühlen. Also gingen wir gutgelaunt nach Hause, um unsere Körper und Seelen zu nähren.

Nach fast zwei Jahren verließ meine Großmutter uns wieder und ging zurück nach Österreich, um meiner Tante zu helfen. Mein Onkel war gestorben und hatte ihr ein großes Haus und drei kleine Kinder hinterlassen. Die Abreise meiner Großmutter war für mich ein riesiger Schock, denn ich war davon ausgegangen, dass sie für immer bei uns bliebe. Ich konnte es nicht fassen, dass ich von nun an ohne sie zurechtkommen sollte.

Der Verlust machte mir zu schaffen, und es gab keine Nacht, in der ich nicht von meiner Großmutter träumte. Der Ablauf war immer gleich: Ich entdeckte meine Omama in einer großen Menschenmenge, sie winkte mir zu, kämpfte sich durch die Leute und umschloss mich mit ihren weichen, tröstenden Armen. Nichts wünschte ich mir damals mehr, als bei ihr zu sein. Immerhin besuchte sie uns von da an jedes Jahr für ein paar Wochen, und das war in meinen Augen immer die schönste Zeit in meinen ersten Lebensjahren.

Nicht, dass ich mich bei meinen Eltern nicht geborgen gefühlt hätte, doch mit meiner Omama war es anders. Sie war während der zwei Jahre fast ausschließlich für mich da und gab mir so viel Zuwendung, Aufmerksamkeit und vor allem auch körperliche Nähe, wie es meine Eltern nie vermocht hätten. Mein Vater, ein eher nüchterner Mensch, war beruflich recht eingespannt, häufig unterwegs und hat seine Aufgabe als Familienoberhaupt und Versorger pflichtbewusst erfüllt. Und meine Mutter war mit uns dreien so eingespannt, dass häufig nicht so viel Zeit für den Einzelnen übrigblieb. Und die Herzlichkeit meiner Großmutter, die ich in ganz besonderem Maße genoss, war ohnehin nicht zu übertreffen. Natürlich unternahmen meine Eltern mit uns regelmäßig am Wochenende gemeinsam Ausflüge, gingen wandern oder im Sommer ins Schwimmbad, aber das war mit den Spaziergängen zu Omamas und meinem Lieblingsitaliener nicht zu vergleichen.

Ich weiß nicht, ob meine Eltern und meine Großmutter sich jemals gefragt haben, wie ich ihre Abreise aufnehmen würde. Schließlich lief der Alltag einfach weiter, Omama wurde an anderer Stelle gebraucht, und meine Mutter kam inzwischen auch ganz gut ohne Hilfe zurecht, da mein kleiner Bruder Gerrit aus dem Gröbsten heraus war. Ob meine Eltern, praktisch, wie sie nun einmal sein mussten und waren, auch nur einen Gedanken daran verschwendeten, dass mich diese unerwartete Veränderung womöglich traumatisieren könnte, vermag ich nicht zu sagen. Das ist heute auch nicht mehr herauszufinden. Tatsache ist: Ich habe nie wieder in meinem Leben einen Verlust derart schmerzhaft und körperlich empfunden wie die Abwesenheit meiner Großmutter.

Mit sechs Jahren kam ich endlich in die Grundschule, worauf ich mich sehr freute. Ich sollte die Overberg-Schule in Vechta besuchen, wie alle Kinder, die ich kannte. Da ich nie in einen Kindergarten gegangen war – meine Mutter hatte es vorgezogen, uns drei selbst zu hüten –, änderte sich mein Leben von einem auf den anderen Tag dramatisch. Zwar verließ ich mein warmes Nest nur stundenweise, aber immerhin täglich und hatte mich mit einem Mal alleine den Aufgaben der Welt «dort draußen» zu stellen. Gábor war schließlich schon älter, und Gerrit blieb noch zu Hause bei meiner Mutter, so musste ich in der Pause ohne ihre Unterstützung auskommen. Freundschaften und Spaß, aber auch Feindschaften und Kämpfe mit dem einen oder anderen Mitschüler waren an der Tagesordnung. Außerdem machte es sich langsam bemerkbar, dass das Thema «Omama» eine entscheidende Rolle in meinem Leben gespielt hatte und es auch in Zukunft tun würde.

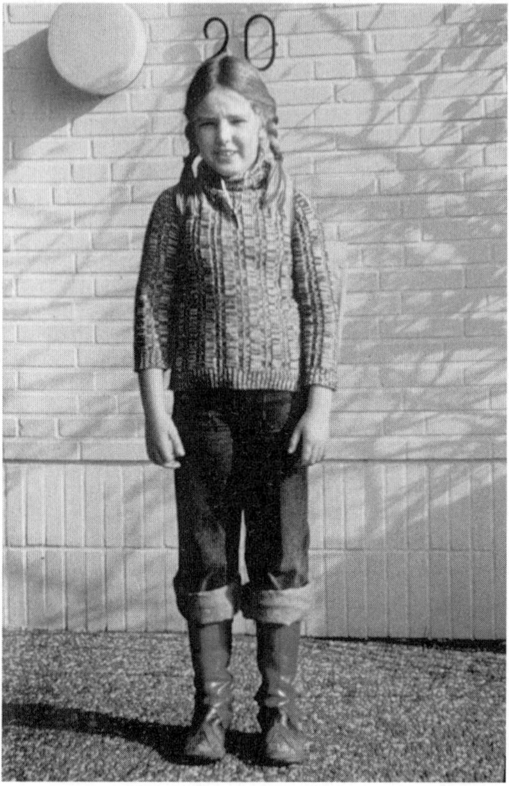
Auf dem Weg zur Grundschule

«Rund und g'sund.» Das war der Leitspruch meiner Großmutter, immerhin hatte sie zwei Weltkriege erlebt und jedes Mal Hunger gelitten. Verständlich also, dass Essen für sie etwas ganz Besonderes war, dass sie es sehr wertschätzte und genoss. Genau so war das für mich auch, und dementsprechend war ich zwar nicht gerade dick, aber immerhin die «stattlichste Dame» unserer Klasse. Bis zu meiner Einschulung hatte ich nie auch nur darüber nachgedacht, ob ich wohl dick oder dünn oder sonst was war. Doch das sollte sich bald ändern, denn es hieß: Ring frei für den Kampf des Lebens!

Meine Mitschülerinnen hatten alle diese niedlich mädchenhaften Spindelbeine und wirkten eher schwach und zerbrechlich, während ich recht gut beieinander war, kräftig und gesund und eben auch ein bisschen mollig. Ich hatte damals sogar leichte Brustansätze, wie sie auch Jungen und Männer haben können, wenn sie nicht ganz dünn sind. Diese kleinen Brüstchen hatten im zarten Alter von sechs Jahren natürlich nichts mit meiner Weiblichkeit zu tun, sondern eher mit den Chips aus der «Naschlade», die meinen Brüdern und mir tagtäglich zur freien Verfügung stand. Diese kleinen Speckbrüstchen, die mir vorher nie aufgefallen waren, bereiteten mir nun die ersten Probleme. Ich fing an, mich dafür zu schämen, und versuchte alles, um sie zu verbergen.

Nie werde ich einen Zwischenfall vergessen, der sich eines Morgens in der großen Pause zutrug, als wir auf dem Schulhof spielten. Wir Mädchen hielten uns an den Händen, ich war wie immer die Anführerin – vielleicht auch wegen meiner optischen Präsenz. Wir standen uns in zwei Reihen gegenüber, gingen alle gemeinsam aufeinander zu, klatschten uns ab und entfernten uns wieder voneinander, um wieder von vorn zu beginnen. Plötzlich streckte das Mädchen mir gegenüber den Arm aus und packte zu. Meine Mitschülerin griff mir einfach so an die Brust und sagte: «Ich wollte nur mal wissen, wie sich dein Busen anfühlt.»

Volltreffer! Ich wusste im ersten Moment gar nicht, wie mir geschah, doch es durchfuhr mich wie ein Blitz, und mir schoss die Schamesröte ins Gesicht. Dann wurde mir abwechselnd heiß und kalt, und am liebsten wäre ich auf der Stelle im Boden versunken. Alle anderen hatten den «Übergriff» mitbekommen und schüttelten sich vor Lachen. Ich war völlig schockiert und schämte mich noch mehr als zuvor. Zumal einige andere sich den Spaß machten, mich fortan damit zu foppen und mich immer wieder in peinliche Situationen zu bringen.

So ging es los. Mit sechs Jahren. Diese Situation war der Auslöser für meinen Wahn. Für mein gestörtes Verhältnis zu

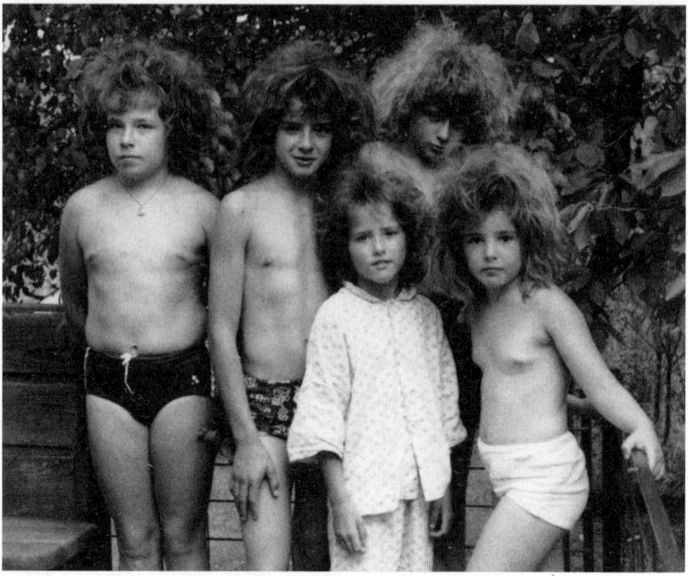

Mit meinen Cousins und Brüdern Gerrit und Gábor

meinem Körper. Denn von nun an begann ich, mich intensiver mit meiner Figur zu beschäftigen, und stellte erschrocken fest: Ich bin viel zu dick! Glücklicherweise blieb ich trotz dieses Übergriffes die Anführerin der Mädchenclique und spielte nach außen hin weiterhin die Coole. Doch hinter der Fassade, hinter meiner Maske sah es anders aus, denn mein Selbstwertgefühl hatte einen empfindlichen Knacks bekommen. Immer wieder bekam ich nun Sprüche zu hören wie «die Dicke» oder «die mit dem Busen», und auch, wenn ich sie scheinbar an mir abprallen ließ, trafen sie mich doch sehr.

Damit ist wohl auch die Gemeinheit zu erklären, mit der ich eine meiner Mitschülerinnen behandelte. «Stinkie», wie wir sie abfällig nannten, war eigentlich ein nettes Mädchen vom Bauernhof. Doch leider konnte sie ihre ländliche Herkunft nicht verleugnen und roch nach Stall und Kuhmist. Wir schlossen sie ständig von unseren Reigenspielen aus, ließen sie abseitsstehen, und als sie mir eines Tages das verlockende Angebot machte, sich mit zwei Pfennigen einzukaufen, schmetterte ich das mit einem klaren «Nein» ab. «Stinkie» blieb die Außenseiterin, und ich zeigte es ihr unwiderruflich. Denn so stark, unabhängig und selbstbewusst ich auch nach außen gewirkt haben mag – ich hatte meinen Komplex weg, und der war wohl auch der Grund für meinen dummen Rachefeldzug gegen das arme Mädchen. Anstatt mich gegen meine Angreiferinnen zur Wehr zu setzen, suchte ich mir ein schwächeres Opfer.

In jenen Tagen fing ich jedenfalls an, alles Mögliche an meinem Körper überzubewerten, obwohl ich nun wirklich nicht fett, sondern höchstens etwas kräftiger als die anderen Mädchen war. Zum Beispiel fing ich an, mich in meinem Sportzeug zu genieren. Wir hatten alle zum Turnen diese schwarzen Baumwollripp-Hemdchen ohne Ärmel mit den passenden kurzen Höschen an. Darunter trugen wir farbige Strumpfhosen, das war damals besonders hip. Ich bevorzugte Gelb, das war schon immer meine Lieblingsfarbe. Dass dieser Ton nicht gerade schlank macht, wusste ich damals nicht. Umso mehr schämte ich mich wegen meiner dicken Oberschenkel, die knatschgelb und wabbelig aus den schwarzen, engen, leicht einschneidenden Turnhosen «quollen».

Höchstwahrscheinlich bemerkte das niemand außer mir, aber ich empfand es so. Also stellte ich mich, wenn wir Sport hatten, morgens vor der Schule in meinem schwarz-gelben Outfit im Schlafzimmer meiner Eltern vor den Spiegel. Während die anderen noch beim Frühstück saßen, machte ich die Probe aufs Exempel. Ich stampfte mehrfach mit dem Fuß auf. Ich marschierte auf und ab. Ich hüpfte. Ich ging ganz normal auf der Stelle. Ich machte jede mögliche Bewegung, um festzustellen, ob und wann meine gelben Oberschenkel wie und warum «wabbelten». Entsetzt musste ich feststellen: Sie taten es immer. Also probierte ich irgendwann engere gelbe Strumpf-

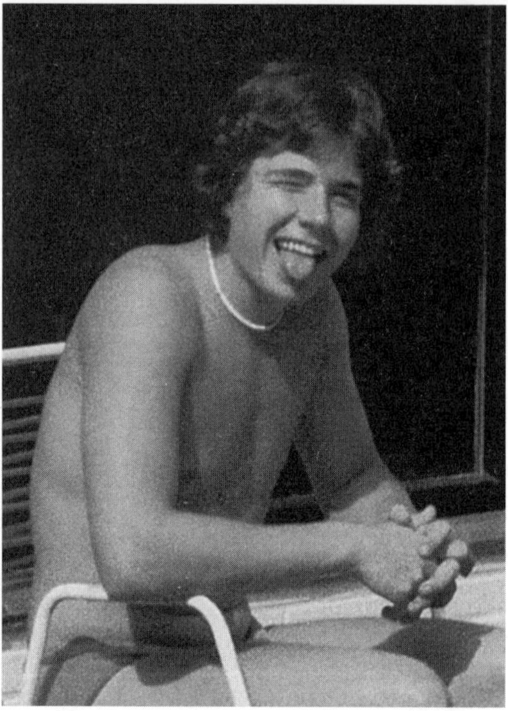

Gábor, 1980

hosen an, in der Hoffnung, sie könnten all das Fett besser bändigen – vergeblich! Es machte keinen Unterschied. Das Ganze geschah natürlich klammheimlich. Ich hätte mich in Grund und Boden geschämt, hätten meine Eltern oder womöglich meine Brüder von meinem Dicksein und den damit verbundenen Komplexen erfahren.

Frustriert fristete ich also mein Dasein als «dickstes» Mädchen der Klasse, genierte mich beim Sport, beim Laufen, beim Schwimmen, im Sommer in kurzen Röcken und Kleidern, also bei jeder Gelegenheit, die dazu beitrug, meine Minderwertigkeitsgefühle zu intensivieren. Nach außen hin blieb ich die Lauteste, die Schnellste und die Stärkste der Klasse. Ich blieb diejenige, die sich trotz meines fiesen Verhaltens «Stinkie» gegenüber am meisten für ihre Mitschüler einsetzte, und bekam bei den Klassensprecherwahlen immer die meisten Stimmen.

Es war verrückt. Und zwar im wahrsten Sinne des Wortes. Eigentlich war ich ein tolles Mädchen und hätte so bleiben sollen, wie ich war. Nur habe ich das damals nicht realisiert. Zwischen meinem Außen und Innen gab es eine große Diskrepanz. Nach außen hin war ich die Starke, innen schwach, nach außen selbstsicher, innerlich verunsichert. Übrigens ein ganz typisches Verhalten für Bulimiker, was ich damals natürlich weder ahnte noch wusste. Ich nahm an, ich müsse mich ändern, und entwarf ständig neue Ideen, wie ich zu sein hätte, um geliebt zu werden und Anerkennung zu erfahren. Und das alles nur, um letztlich mich selbst lieben zu können.

Zu Hause war es nicht viel anders. Meinem kleinen Bruder Gerrit gegenüber war ich die Chefin. Ich bestimmte, was wir spielten und wohin wir gingen – zumindest, solange ich größer war als er. Danach änderte sich das schlagartig.

Gábor dagegen ließ sich von mir nicht weiter beeindrucken, aber ihn himmelte ich auch an. Er war mein toller großer Bruder, und meine Beziehung zu ihm war eine ganz besondere. Vielleicht lag es unter anderem daran, dass er meiner Großmutter ähnelte. Beide hatten graue Augen – alle anderen Familienmitglieder braune –, die gleiche Nase und eine ähnliche Kopfform. Sicher spielte aber auch das Wesen der beiden eine Rolle. Sie waren ruhige, bedächtige Menschen, die im wahrsten Sinne des Wortes keiner Fliege was zuleide tun konnten.

Na ja, um ehrlich zu sein, quälte Gábor uns Kleine schon manchmal ganz gern. Etwa mit in sich verknoteten Handtuchenden, die er uns auf die Nasen schnalzte, oder wenn er uns zu Boden drückte und sich auf unsere Arme kniete, sodass wir machtlos waren, uns zu wehren. Es amüsierte ihn, wenn wir vor Wut laut brüllten und schrien. Meist musste dann meine

Mutter einschreiten, um dem Gerangel ein Ende zu bereiten. Aber im Großen und Ganzen war Gábor unser Beschützer, allein schon aufgrund des Altersunterschieds: fünf Jahre älter als ich und sechs älter als Gerrit.

Meine Brüder haben über meine Figur übrigens nie ein Wort verloren, sie nahmen mich einfach so, wie ich war.

Jedenfalls kann ich aus heutiger Sicht sagen, dass ich seit meiner Grundschulzeit ein gespaltenes Verhältnis zu meinem Körper hatte und mein Problem damals seinen Ursprung nahm: mit jenem Griff an meine Speckbrüstchen und diesen gelben Wabbeloberschenkeln. Aber anstatt die Süßigkeitenschublade einfach mal zuzulassen, entwickelte ich, wann immer ich traurig war, einen ungesunden Heißhunger und futterte mir mit der Zeit immer mehr Kummerspeck an. Meine ausgeprägte Freude am Essen hing sicher nicht nur mit meiner Großmutter zusammen, die mir in jenen Tagen mehr denn je fehlte und die ebenso gern aß wie ich, sondern war in erster Linie Kompensation von Emotionen, die mit Hunger oder Appetit nicht das Geringste zu tun hatten.

Arschwackeln ist erst ab vierzehn erlaubt!

«Wie wenige Frauen gibt es, die sich wirklich in ihrem Körper wohl fühlen und ihn nicht ständig nach einem illusionären Modell verändern wollen? [...] Von diesem Denken leben die Modezeitschriften und die Nahrungsmittelindustrie, die immer wieder neue Diäten und Diätrezepte anpreisen. Es wird die Illusion verkauft, sich mit der richtigen Diät nicht nur den erwünschten Traumkörper, sondern ein positives Selbstbild zu erkaufen.»

WARDETZKI, S. 75

Die Pubertät. Die Zeit der Pickel. Die Zeit des Frauwerdens. Die Zeit der Selbstzweifel. Aber auch die Zeit der Erkenntnisse, die bereichern und stark machen für den weiteren Weg durchs Leben.

Ich war eine Frühentwicklerin – in jeder Hinsicht. Denn ich wurde zur Frau, als ich gerade mal zwölf Jahre alt war. Damals begann auch mein gefährlicher Flirt mit diversen Diäten. Ich interessierte mich für alles, was mir in die Hände geriet, selbst wenn es nur die leiseste Chance bot, meinen Problemen ein Ende zu bereiten: FdH, Brigitte-Diät, Körnerdiät, Hollywood-Diät, Ananasdiät, Eierdiät, Popcorn-Diät, Safttage, Obsttage, Reistage, Gar-nichts-Tage – und immer wieder Alles-auf-einmal-Tage zum Sattwerden zwischendurch.

Nach und nach zog ich das ganze Programm durch und hatte in der Tat Erfolg: Die Pfunde purzelten, und ich war überglücklich. Was für ein Gefühl! Ich wurde dünner, mein Bauch flacher, und die Hosen wurden immer weiter, bis sie um meinen Körper schlabberten. Auch die beim Sport schon lange nicht mehr gelben, sondern mittlerweile schwarzen, in coolen Leggins steckenden Oberschenkel wurden zunehmend dünner und straffer. Mein Busen war allerdings nach wie vor vorhanden, denn die ungeliebten Speckbrüstchen hatten sich in einen echten Minibusen verwandelt – was mir genauso wenig gefiel. Dennoch fühlte ich mich insgesamt deutlich attraktiver und war glücklich und beflügelt durch meine eiserne Disziplin. Meine Mitschülerinnen bemerkten die Veränderungen ebenfalls. «He, du hast ja abgenommen. Sieht gut aus», lobten sie mich und waren neidisch – was ich wiederum klasse fand.

Zu Hause blieben meine schlanke Figur und mein Essverhalten jedoch unkommentiert. Meine Mutter, die selbst ständig mit ihrem Gewicht kämpfte und immer mal wieder Diät hielt, fand es wohl ganz normal, dass auch ich schlanker sein wollte. Meinem Vater fiel es wahrscheinlich nicht weiter auf, und auch meinen Brüdern kam es nicht weiter seltsam vor, wenn ich bei den gemeinsamen Mahlzeiten etwas anderes aß als sie.

Jedenfalls steigerte ich mich ziemlich in die Sache hinein, dabei war diese Hysterie eigentlich totaler Unsinn. Schließlich war ich auch als Teenager nicht wirklich dick, sondern einfach nur ein bisschen kräftiger als andere Mädchen. Trotzdem fühlte ich mich fett und beneidete die «Bohnenstangen» in meiner Klasse, da sie so anders aussahen als ich. So zart, so fragil, fast schwach.

«Das kann ich nicht», jammerten sie beim Sport. «Das ist mir zu anstrengend, das schaffe ich nicht alleine», quengelten sie beim Spielen. Ständig brauchten sie Zuspruch und Hilfe, und ihnen wurde auch tatsächlich vieles abgenommen, ganz im Gegensatz zu mir. Und man schenkte ihnen noch etwas, was ich mir dringend wünschte: Aufmerksamkeit. Denn die fehlte mir ganz offensichtlich, sowohl zu Hause als auch von meinen Freundinnen. Doch im Grunde konnte niemand etwas dafür, schließlich ließ ich mir nicht in die Karten sehen und machte stets den Eindruck, ich sei auf diese Form der Zuneigung nicht angewiesen. Ich war immer schon die Starke, die Kräftige, die Eigenständige, die alles allein schafft – immerhin musste ich mich gegen zwei Brüder behaupten.

Heute bin ich froh, niemanden zu brauchen. Ich bin unabhängig, kann ohne fremde Hilfe Bilder aufhängen, Bäume eingraben, Autoreifen wechseln und allein zu irgendwelchen Veranstaltungen gehen, ohne mir verloren vorzukommen. Das gibt mir – heute – ein wunderbares Gefühl von Unabhängigkeit und Freiheit. Aber damals klaffte zwischen Außen und Innen eine Kluft. Wenn ich heute mal das Bedürfnis nach Schutz und Aufmerksamkeit habe, lehne ich mich an eine starke Schulter. Das tue ich dann aber bewusst und selbstbestimmt, weil ich es will, und nicht, weil ich davon abhängig bin, dass mir jemand seine Schulter anbietet.

Früher hatte ich dagegen die Vorstellung, nur dann glücklich sein zu können, wenn andere mich umsorgten – so, wie es meine Großmutter getan hatte. Da ich vor den anderen jedoch nicht schwach erscheinen und um Hilfe – und damit Aufmerksamkeit – bitten wollte, suchte ich nach einem anderen Weg: Ich wollte dünn sein. Und genau dieser Zwiespalt, einerseits die Sehnsucht nach Aufmerksamkeit, andererseits der Wunsch, unabhängig zu erscheinen, trieb mich letztlich hinein in diesen Diätenwahn. In diesen Zwang, nicht länger so sein zu wollen, wie ich war.

Also nahm ich ab und war erst mal glücklich. Allerdings nur äußerlich betrachtet, denn tief in mir drin spürte ich damals schon, dass die schwindenden Kilos meine Sehnsüchte nicht wirklich stillten. Da ich trotz des neuen Körpergefühls nicht das fand, wonach ich suchte, bildete ich mir ein, dass es noch nicht genügte, was ich leistete. Schnell war klar: Ich musste noch mehr abnehmen, noch eiserner, noch disziplinierter sein. Denn dünn sein war gleichbedeutend mit glücklich sein – das dachte ich zumindest. Für mich stand unwiderruflich fest: Ich war immer noch viel zu dick. Dabei war ich zu dem Zeitpunkt längst rank und schlank, aber das sah ich nicht so. Ich war felsenfest davon überzeugt, dass es an meinem Körper noch so manches zu verbessern und zu verändern gab.

Geredet habe ich damals mit niemandem, meiner Mutter wollte ich mich nicht anvertrauen, vor meinen Freundinnen war es mir peinlich, und vor Gábor kam ich mir erst recht dämlich vor. Also schwieg ich beharrlich und machte mich auf die Suche nach der Inkarnation meiner Hirngespinste. Unzählige Male am Tag stand ich vor dem Spiegel im Schlafzimmer meiner Eltern und betrachtete mich von allen Seiten. Meine Schultern, meine Beine, meinen Bauch, meinen Po, meine Brust, von vorne, von der Seite, mal herausgestreckt, mal eingezogen. Und natürlich wurde ich fündig. Der Bauch! Er stand eindeutig heraus! Ich beschloss also, weiter Diät zu halten, und das war sozusagen meine Einstiegsdroge, denn bald kam mir jedes gesunde Körpergefühl abhanden.

Da ich inzwischen gertenschlank war und es schon lange nichts mehr abzuspecken gab, nahm ich irgendwann auch nicht weiter ab. Die Waage, die ich mehrmals täglich betrat, stand bald still – Frust! Und obendrein bekam ich immer wieder Heißhunger. Die Attacken überfielen mich ganz plötzlich, ganz unerwartet. Bei dem bloßen Gedanken an Schokolade, Kuchen und Eis lief mir das Wasser im Munde zusammen. Jetzt in ein knuspriges, fettes Hähnchen beißen, stellte ich mir oft vor, das wäre himmlisch!

Aber ich wollte nicht nachgeben und nahm, unbemerkt von meiner Umgebung, den Kampf gegen den Heißhunger auf. Ich wollte gewinnen, mich auf keinen Fall unterkriegen lassen. Wie immer musste ich stark sein und alles bekämpfen, was mich von meinem Ziel, noch dünner zu werden, abzubringen versuchte.

Eines Nachmittags im Sommer, ich war mal alleine zu Hause, passierte meine Apokalypse: Ich verlor den Kampf. Mein

Körper, das Verlangen, der Hunger, die Gier nach Essen waren stärker, und der Kühlschrank in unserer gemütlichen Küche zog mich geradezu magisch an. Ich nahm ihn ins Visier, dachte nein, lass mich in Ruhe, und ging dennoch auf ihn zu. Immer wieder starrte ich auf den Griff, wollte ihn ignorieren, schaffte es irgendwann jedoch nicht mehr. Ich streckte die Hand aus, packte zu und riss die Tür auf. Da lag sie vor mir, die ganze Pracht. Fein säuberlich geordnet, appetitlich in Folie und Töpfchen verpackt. Käse, schöne gelbe Scheiben – ich liebe Gelb! Würstchen, lang und dünn, eines neben dem anderen. Die Reste vom Mittagessen, dem ich noch vor wenigen Stunden hatte widerstehen können, indem ich stattdessen in Wasser eingeweichte Körner hinuntergewürgt hatte.

Ich war seit Tagen auf Körnerdiät. All die Köstlichkeiten, die ich mir seit Wochen erfolgreich versagt hatte, lockten mich nun so verführerisch, dass ich es einfach nicht über mich brachte, zu widerstehen. Ich musste essen – und das tat ich dann auch. Zuerst den Käse! Langsam, ganz langsam näherte ich die Hand den verlockenden Scheiben. Dann – auf einmal – packte ich blitzschnell zu, wie eine Schlange, die ihre Beute durch einen Überraschungsangriff erlegt. Am Schluss riss ich die Käsescheiben so schnell, hastig und gierig aus der Folie, als hätte ich seit Wochen nichts zu mir genommen. Ich stopfte sie mir wie von Sinnen in den Mund – so viel auf einmal wie nur möglich. Es war herrlich! Wundervoll, nicht jeden einzelnen Bissen dreißigmal zu kauen, dabei mitzuzählen, Pause zu machen und den nächsten Bissen langsam und bedächtig zum Mund zu führen, sondern einfach nur alles in mich hineinzustopfen und zu schlingen. Dieses Gefühl, den Mund voll zu haben und zu genießen – das war für mich in jenem fatalen Moment das Paradies!

Der Käse war in null Komma nichts weg. Trotzdem hatte ich noch längst nicht genug. Dieses herrliche Gefühl, mich mal so richtig gehenzulassen – was ich mir nie erlaubte –, wollte ich genießen, wollte ich voll und ganz auskosten. Als Nächstes waren die Würstchen an der Reihe, vier oder fünf Stück müssen es gewesen sein. Während ich noch mit dem vorletzten beschäftigt war, sah ich mich schon nach einem Dessert um. Im Tiefkühlfach entdeckte ich eine Vanilleeispackung, die noch fast voll war, und griff ohne nachzudenken zu, um sie zum Antauen schon mal herauszustellen. Ich liebte es, wenn das Eis halb geschmolzen war und den Mund nur leicht kühlte, sodass sich das Vanillearoma voll und ganz entfaltete. Wenn das Eis zu kalt war, schmeckte es nicht halb so gut, schließlich ist Kälte ein Aromakiller.

Alles in allem genoss ich meinen unbeobachteten Abstecher in die verbotene Welt der Genüsse in vollen Zügen. Kann Essen schön sein!, dachte ich. Was für eine Befriedigung. Mich durchströmten Glücksgefühle.

Nur hielt dieser Zustand leider nicht lange an, dann kam im wahrsten Sinne des Wortes das dicke Ende. Kaum war das große Fressen vorüber, fühlte ich nichts anderes mehr als meinen völlig überfüllten, aufgeblähten Bauch. Auf einmal standen mir die herrlichen Speisen bis zum Hals, und mir wurde schlecht. Ich fühlte mich hundsmiserabel – nicht nur wegen des Frusts, den Kampf gegen das Verlangen meines Körpers verloren zu haben, sondern weil alle Mühen und Qualen der letzten Zeit mit einem Schlag dahin waren. Ich musste innerhalb einer halben Stunde mindestens zehn Kilo zugenommen haben. So kam es mir zumindest vor. Was für ein Elend! Die nächste Diät musste her, am besten Nulldiät, und zwar gleich morgen.

So fing es an – das Hin und Her von Diäthalten und Essen, von Entsagung und Völlerei, das Rauf und Runter der Kilos, der berühmte Jo-Jo-Effekt. Gemerkt hat es niemand, denn die Essattacken fanden nur statt, wenn ich allein zu Hause war, und da in unserer Familie sowieso viel gegessen wurde, fiel es nicht weiter auf, wenn etwas aus dem Kühlschrank fehlte.

Trotz der verzerrten Wahrnehmung meiner selbst war ich immer stark, nicht nur als Kind, auch als Jugendliche. Wie schon in der Grundschule war ich auch als Teenager Anführerin, bei Jungen und Mädchen gleichermaßen beliebt und die Klassenbeste, fühlte mich aber dennoch häufig einsam und nicht genügend beachtet. Ich war gut im Sport, spielte im Verein Tennis – ich war sogar gefürchtet für meinen Hammer-Aufschlag, der es wahrlich in sich hatte – und schaffte stets alles, was ich mir vornahm. Auch gegenüber meinen Lehrern war ich nicht zurückhaltend und ängstlich, wie so manche meiner Mitschüler. Ich nahm kein Blatt vor den Mund und tat das, was ich für richtig hielt. Deshalb kam auch niemand in meinem Umfeld auf die Idee, ich könne Probleme mit meinem Ego haben. Schließlich wirkte ich nicht so! Und nie und nimmer hätte ich mir die Blöße gegeben und jemandem von meinen Selbstzweifeln erzählt, nicht mal Gábor, dem ich mich sonst oft anvertraute. Dafür hätte ich mich viel zu sehr geschämt. Also spielte ich nach außen weiterhin die Starke und blieb mit meinem Mangel an Selbstwertgefühl allein.

Dabei erlebte ich immer wieder Bestätigung von außen, auch von Jungen. Irgendwann fingen sogar die Freunde meines großen Bruders an, das eine oder andere Auge auf mich zu werfen. Natürlich blieb es Gábor nicht verborgen, dass ich ihnen gefiel, und er war stolz auf seine kleine Schwester. Das fand ich wunderbar, und es war mir sehr wichtig.

Für meinen Bruder hätte ich schließlich alles getan, das war schon immer so, selbst als kleines Mädchen. Vor Jahren hatte Gábor mal ein paar Freunde zu uns nach Hause eingeladen, doch aus irgendwelchen Gründen kam es zum Streit, und die Jungen fingen an, ihn zu ärgern. Sofort trat ich in Aktion, um meinen heißgeliebten Bruder zu verteidigen. Dem soll keiner zu nahe kommen, dachte ich und war in Windeseile zur Stelle. Gerade mal drei Jahre alt, blondgelockt in Badehöschen, roten Gummistiefeln und mit einem überaus gefährlichen Stock bewaffnet, rannte ich laut schreiend auf die Jungs zu, schlug mit meiner Waffe wild um mich und vertrieb die Burschen. Erschrocken suchten sie das Weite, und Gábor blieb unversehrt. Damals war ich stolz.

Ob es sich bei meinen Verehrern nun um dieselben Jungen handelte, die ich Jahre zuvor in die Flucht geschlagen hatte, weiß ich nicht mehr. Auf jeden Fall blieb es ein unvergessliches Ereignis. Ebenso unvergesslich wie die Male, die Gábor mich mit ins Gulfhaus nahm. Das war eine alte, zu einer Partylocation umgebaute Scheune, in der sonntagnachmittags Disco angesagt war. Wer dort hindurfte – oder auch nicht durfte und dennoch dort war –, gehörte jedenfalls zu den ganz Großen.

Ich weiß noch, wie Gábor einmal mit einem Mädchen, das ich nicht kannte, in einer Ecke verschwand. Neugierig, wie ich war, folgte ich ihm unauffällig und wollte meinen Augen nicht trauen, als ich die beiden entdeckte: Da stand mein supergut aussehender großer Bruder – er hatte tolle Muskeln vom Tennisspielen und eine unglaublich hippe, dunkelbraune gewellte Matte – und knutschte hemmungslos mit dieser Tussi herum.

Ich war entsetzt. Wie konnte sie es wagen, sich so ungeniert an meinen Gábor ranzumachen! Was für eine Unverschämtheit, dachte ich und war total eifersüchtig. Dass er vielleicht sie abgeschleppt hatte, zählte für mich nicht.

Umso beruhigter war ich, als wir gegen Abend Arm in Arm nach Hause gingen und er kein Wort über das Mädchen verlor. Offenbar war es nichts Ernstes. Ich war zufrieden, hatte meinen großen Bruder wieder, und die Konkurrentin war schnell vergessen.

Bald nahm ich wieder zu – kein Wunder bei meinem Essverhalten. Zwar nicht, wie vermutet, zehn oder mehr Kilo, aber immerhin so viel, dass ich mich absolut unwohl fühlte. Dennoch zwängte auch ich mich in weiße Jeans, weil sie damals auf der katholischen Liebfrauenschule für Mädchen, die ich besuchte, total angesagt waren. Ich war inzwischen dreizehn. Während ich wie jeden Freitagmorgen bei der heiligen Messe auf der Kirchenbank saß, begutachtete ich prüfend meine Oberschenkel: Ich rückte nach vorne, saß nur mit dem halben Po auf der Bank, streckte die Beine im rechten Winkel weg und wippte, die Füße auf der Fußbank, mit den Beinen. Zu meinem Entsetzen stellte ich fest, dass sie schwabbelten, es war schrecklich, eklig, abstoßend! Meine Oberschenkel wabbelten vor lauter Fett. Ich hasste sie!

Was für ein Irrsinn! Mein Körper war zu dieser Zeit perfekt. Das Einzige, was sich da bewegte, waren meine Muskeln vom Tennisspielen. Dennoch empfand ich es damals so. Meine Oberschenkel, so das Ergebnis meines freitäglichen Bodychecks, waren schlicht und ergreifend zu dick. So viel stand fest. Während meine Freundinnen neben mir saßen und kichernd über ein Mädchen drei Bänke vor uns lästerten, fühlte ich mich in meine Grundschulzeit zurückversetzt.

«Guck doch mal, Gundis. Ist die Frisur nicht der Hit?», flüsterten sie und deuteten auf die blonde Schülerin, die einen Pagenschnitt mit Pony trug, was damals überhaupt nicht angesagt war.

Doch ich stand in Gedanken wieder in meinen gelben Strumpfhosen vor dem Spiegel und ignorierte die beiden einfach. «Lasst mich», sagte ich nur und wendete mich ab.

Bald schon sollte ein anderes Erlebnis mich ebenfalls schmerzhaft an die Hänseleien der anderen Kinder in der Grundschule erinnern: Petra trat in mein Leben. Petra ging in meine Klasse, spielte in meinem Verein Tennis und wurde bald meine beste Freundin. Sie hatte lange blonde Haare, eine tolle Figur, war frech und kam bei den Jungen super an. Außerdem gab sie sich gerne «mädchenhaft», albern und schwächlich, was mich schon bei den Bohnenstangen in der Grundschule beeindruckt hatte. Petra konnte sich also der Aufmerksamkeit aller sicher sein – auch jener der Lehrer. Obendrein hatten ihre Eltern Geld wie Heu und waren in unserer Kleinstadt hoch angesehen. Keine Frage, dass ich sie bewunderte und beneidete.

Damals begann jeder Schultag mit einer unangenehmen Situation, oder besser mit einer Pein. Um ins Klassenzimmer zu gelangen, musste man einen langen Flur entlanggehen. Weil immer alle auf den Fensterbänken hockten, glotzten und ablästerten, egal, wer gerade vorbeikam, war das Tag für Tag ein einziger Spießrutenlauf. Und alle mussten irgendwie da durch.

Eines Morgens lief ich also mal wieder so unbeteiligt wie möglich an den anderen vorbei und versuchte, supercool zu wirken. Ich hatte erst eine Weile am Eingang herumgestanden und auf eine meiner Freundinnen gewartet. Doch als niemand kam, nahm ich allen Mut zusammen, um meinen Gang durch den Flur des Grauens allein anzutreten. Kaum hatte ich die ersten Schritte gewagt, passierte der Horror: Auf einmal, ganz unvermittelt, dröhnte es von hinten durch den ganzen Flur: «Hey, Zámbó, Arschwackeln ist erst ab vierzehn erlaubt!»

Petras Stimme traf mich wie ein Blitz. Der Satz schoss mir durch Mark und Bein. Hatte ich das gerade richtig verstanden? Hatte meine beste Freundin gerade «Arschwackeln ist erst ab vierzehn erlaubt!» durch die ganze Schule gebrüllt? O ja!

Ich war dreizehn und befand mich mitten auf dem Flur vor allen anderen Schülerinnen. Wie peinlich! Ich wackelte also beim Gehen mit dem Hintern. Mit meinem dicken, großen Hintern. So fett bin ich also, dachte ich, und fühlte mich augenblicklich hundsmiserabel. Am liebsten wäre ich im Erdboden versunken.

Alle starrten mich an. Es herrschte totale Stille, als ich stehen blieb, um zu überlegen, was ich tun sollte. Ich beschloss, mir nichts anmerken zu lassen und die Fassung zu bewahren. Doch das war unglaublich schwer, denn ich spürte alle Blicke auf meinem dicken, fetten Hintern. Die Blicke aller Teenager dieser Welt, so kam es mir vor, trafen mich wie unzählige kleine Giftpfeile, einer nach dem anderen. Ich musste mich gar nicht umsehen, nur dastehen, und konnte spüren, was die anderen Mädchen dachten. Sie amüsierten sich über mich und meine lächerliche Figur.

Weil mir in der Not nichts Besseres einfiel, ignorierte ich Petras Bemerkung einfach und versuchte, möglichst cool und locker weiterzugehen, damit die anderen mir meine Pein nicht anmerkten. Ich tat auch tatsächlich einige Schritte, hatte dabei aber das Gefühl, nicht von der Stelle zu kommen. Mir wurde heiß, mein Herz pochte laut, mir platzte fast der Kopf von all dem Blut, das mit einem Mal hineingeschossen war. Ich kam nicht voran, kam nicht weg von diesem unerträglichen Ort. Meine Mitschülerinnen hielten mich regelrecht fest mit ihren Blicken und dem lauten Gelächter über Petras gelungenen Witz. Ich war das Gespött der ganzen Schule, der ganzen Menschheit. Nie wieder werde ich dieses Gebäude betreten können, schoss es mir durch den Kopf. Und das alles nur, weil ich mich beim Essen nicht beherrschen konnte! Ich fühlte mich ertappt und schuldig.

Natürlich waren meine Empfindungen in dieser Situation vollkommen übertrieben. Weder hatte ich einen fetten Hintern, noch wackelte da irgendwas beim Gehen. Und meine auf den Fensterbänken tratschenden Mitschülerinnen schenkten der ganzen Aktion weitaus weniger Beachtung als ich. Im Nachhinein glaube ich, es hat noch nicht mal irgendwer über Petras Worte wirklich gelacht. Und meine beste Freundin wollte mich auch nicht wirklich verletzen, sondern nur einen dummen Spruch ablassen. Hätte Petra damals geahnt, was diese Bemerkung in mir auslöste, hätte sie ganz bestimmt den Mund gehalten.

Jedenfalls war ich zutiefst schockiert und nahm mir den

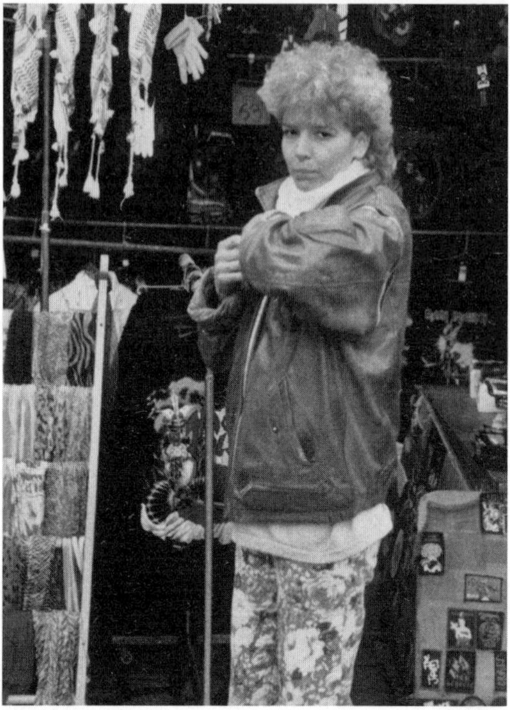

In Hannover,
1980

Vorfall ernsthaft zu Herzen. Ich musste unbedingt einen Weg finden, so zu gehen, dass mein Hinterteil dabei nicht wackelte. Kaum aus der Schule zu Hause, probierte ich im Schlafzimmer meiner Eltern diverse Gangarten aus, bis ich eine einigermaßen zufriedenstellende Methode gefunden hatte. Ich machte kleine Schritte und versuchte, die Hüfte dabei möglichst gerade zu halten. Dabei richtete ich sie nach vorne aus, damit sie sich ja nicht zur Seite bewegte. Auf gar keinen Fall durfte sie hin- und herschwingen.

Meine neue Art der Fortbewegung muss allerdings sehr komisch ausgesehen haben, denn die Blicke derer, an denen ich im Flur unserer Schule vorbeimusste, klebten jetzt erst recht an mir. Nun hatte zwar auch ich die Aufmerksamkeit, nach der es mich immer verlangt hatte – nur leider nicht in der Form, die ich wollte. Ich habe keine Ahnung, wie lange das so ging, aber ich glaube, irgendwann war mir klar, dass meine neue Fortbewegungsvariante auch nicht besser war als die alte, und ich beschloss, wieder normal zu gehen.

Als ich dann tatsächlich ins «Arschwackelalter» kam, also mit vierzehn, wurde mein Vater befördert, und wir zogen von der Kleinstadt Vechta nach Großburgwedel, einem beschaulichen Vorort von Hannover. Damit wechselte ich von der Liebfrauenschule auf ein gemischtes Gymnasium.

Das war aufregend! Die Jungen in der Klasse und die Nähe zur Großstadt Hannover versprachen erlebnisreiche Zeiten, und die kostete ich dann auch voll und ganz aus.

Ich fand schnell neue Freunde und war bald Mitglied einer Heavy-Metal-Clique, die aus drei Mädchen und mehreren Jungen bestand. Meine damals beste Freundin Kathi und ich nahmen gemeinsam E-Gitarre-Unterricht und verbrachten Stunden mit unseren Instrumenten. Wir wollten mit den Jungs mithalten können, von denen zwei heute Bandmitglieder von *Fury in the Slaughterhouse* und damit weltweit erfolgreich sind.

Wir trafen uns jeden Nachmittag, lungerten auf der Straße herum oder hörten immer bei demjenigen, der gerade die beste Anlage hatte, *Scorpions, AC/DC, Deep Purple, Van Halen* und andere Bands. Sämtliche Texte kannten wir auswendig, und es war das Größte, die Songs auf den Konzerten unserer Idole, von denen wir kein einziges ausließen, begeistert mitzusingen oder besser mitzuschreien. Eines stand jedenfalls fest: Wir hatten Spaß, wir waren cool.

Bald gehörten wir zu denen, die sich in der großen Pause auf dem Raucherschulhof bei den Großen herumdrückten, bei den Lehrern unbeliebt waren und nichts anderes im Kopf hatten, als gegen alles zu sein, was die Eltern gut fanden. Die Erwachsenen waren für uns sowieso alle Spießer. Mädchen oder

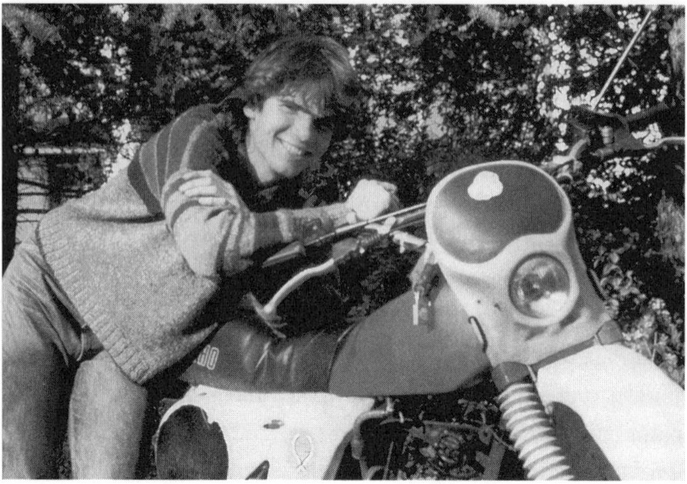

Marcus mit seiner Enduro

besser gesagt «Weiber» wie Petra hatten in unserer Clique nichts verloren, denn wir waren hart drauf, sie nicht.

In dieser Zeit lernte ich auch Thomas kennen, meinen ersten Freund. Zwar fand ich unsere gemeinsamen ersten sexuellen Erfahrungen sehr aufregend, aber es bedeutete mir gar nicht so viel, mit einem Jungen zusammen zu sein. Die größte Rolle in meinem Leben spielte ich selbst. Bei Nieselregen saß ich in meinem Zimmer im ersten Stock unseres Hauses auf der Fensterbank, starrte hinaus in den herrlichen Garten, den meine Mutter mit Hingabe pflegte, träumte, hing meinen Gedanken nach, gab mich meinen Sehnsüchten hin – das ganze pubertäre Programm. Ich begann, von der großen, weiten Welt zu träumen. Davon, wegzugehen, alles anders zu machen, anders zu leben.

In den Ferien waren wir mit meiner Großmutter und anderen Verwandten aus Österreich häufig nach Italien gefahren, und ich stellte mir vor, wie es wäre, am Meer zu leben, unter südlicher Sonne, und nicht im kalten, grauen Deutschland. Ich wollte ausbrechen aus meinem Zuhause, obwohl es bei uns immer recht locker zuging und wir eigentlich mehr Freiheiten genossen als andere Teenies. Dennoch wollte ich ausbrechen, die Welt sehen, das Abenteuer suchen, richtig was erleben.

Stundenlang saß ich da, betrachtete die dicke alte Eiche und ließ den Blick über die an unser Grundstück angrenzenden Felder schweifen, von denen morgens der Dunst aufstieg. Meistens war es tatsächlich trüb und regnerisch in Großburgwedel, die Stimmung eher grau und trist. Umso mehr hing ich meinen Träumen nach, wenn ich dasaß, Selbstgedrehte rauchte und mich meinem Fernweh hingab. Immer wieder kam ich dabei zu dem Schluss, dass ich erst mal dünner sein müsste, um mich wohler zu fühlen und an meine Ziele gelangen zu können – welche auch immer das sein mochten.

Dann begegnete ich eines Tages Marcus. Mann, war das ein Kerl! Ich weiß noch genau, wann ich ihn zum ersten Mal sah. Ich saß mit ein paar Freunden im Jugendzentrum von Großburgwedel auf einem Matratzenlager in der Ecke herum. Wir erzählten uns gerade die neuesten Storys über alles, was so abging in unserem Dorf, und als ich zufällig zur Tür hinübersah, war es um mich geschehen.

Da stand er: ein Mann wie ein Baum, eins neunzig groß, kräftig, dunkle, gewellte Haare wie mein Bruder Gábor, einen Motorradhelm unterm Arm. Er lehnte locker im Türrahmen, und als sich unsere Blicke trafen, lächelte er lässig zu mir herüber. Ich kann nicht mehr genau sagen, wie es passierte, aber noch am selben Abend landeten wir wild knutschend auf einer der Matratzen. Ich war schwer verliebt.

Von Heavy Metal wechselte ich zum Endurofahren und verbrachte meine Freizeit fortan in Kiesgruben, auf Moto-Cross-Plätzen und in Marcus' Familie, die mich sehr mochte. Es war eine schöne Zeit.

Unvergesslich waren vor allem die Sommer, die wir gemeinsam auf der Insel Elba verbrachten, wo Marcus' Großmutter in einem idyllischen kleinen Dorf mit Blick auf das blaue Meer eine Cantina, einen alten Weinkeller, zu einer hübschen Sommerbleibe ausgebaut hatte. Meine Eltern hatten mir erlaubt, mit Marcus allein zu fahren, und ich fühlte mich frei, geliebt und ziemlich erwachsen.

Nur eines trübte damals mein Glück: mein Figurproblem. Ich fühlte mich nämlich nach wie vor zu dick, auch wenn Marcus das ganz und gar nicht so sah. Er stand zwar auf große Brüste, die ich nicht hatte, aber an meinem Körper hatte er nie etwas auszusetzen gehabt. Wirklich gesprochen habe ich mit ihm über meine Komplexe nicht, da ich mich auch vor ihm genierte. Außerdem war Abnehmen ein Frauenproblem, die Jungs redeten lieber über Motorräder.

Über Marcus lernte ich dann auch Susi kennen, die mit seinem besten Freund zusammen war. Sie war ein ganz normaler Teenager, genauso alt wie ich, absolut unkompliziert und sah verdammt süß aus. Egal, ob zu viert oder zu zweit, wir hatten immer viel Spaß zusammen. Susi und ich hörten gemeinsam laut Musik, spielten vor dem Spiegel Luftgitarre, strickten, nähten und kauften uns abgefahrene Klamotten. Abends hingen wir mit unseren Jungs heimlich in Discos ab, tranken Bier und rauchten Selbstgedrehte.

Und wir hatten noch eine Gemeinsamkeit, Susi und ich: Wir waren Leidensgenossinnen. Denn auch sie fühlte sich zu dick. Und auch sie aß für ihr Leben gern. So fingen wir irgendwann an, gemeinsam Diät zu halten und unsere guten Vorsätze anschließend mit ausgedehnten Fressorgien wieder zunichtezumachen. Ich genoss es, endlich jemanden zu haben, mit dem ich meine heimlichen Aktivitäten teilen und dem ich mich anvertrauen konnte. Vor ihr war mir mein Verhalten plötzlich nicht mehr peinlich, und unser heimliches Problem schweißte uns noch enger zusammen.

So bizarr es klingen mag: Die nächste Diät auszusuchen und zu wetteifern, wer am längsten durchhielt, fing auf einmal sogar an, Spaß zu machen. Susi und ich telefonierten mehrmals am Tag miteinander, um uns auszutauschen. Wer wann was gegessen hatte, wie viele Kalorien welche Speisen hatten, was gut sättigte, was die Verdauung anregte und was stopfte. Natürlich ging es auch darum, was wir wogen. Das war das Wichtigste überhaupt: die Waage. Wir stellten uns jeden Morgen vor dem Frühstück darauf, sofern die aktuelle Diät überhaupt eines vorsah. Gleich nach dem Aufstehen ist man nämlich am leichtesten. Besonders befriedigend war es, wenn wir uns vorher auf der Toilette hatten entleeren können. Danach zeigte die Waage besonders wenig an, und wir fühlten uns gut.

In meiner Familie fand das übrigens niemand komisch, meine Mutter wog sich ebenfalls jeden Tag, und an meine ständigen Diäten hatten sich inzwischen alle so sehr gewöhnt, dass niemand mein Tun hinterfragte.

Oh, ich liebte es, wenig zu wiegen. Ich empfand tiefe Freude und Glück, wenn die Waage wieder einmal weniger anzeigte als am Tag zuvor. Es war jedes Mal aufs Neue ein äußerst spannender Moment, sich auf dieses Gerät zu stellen, zu warten, bis sich die Anzeige eingependelt hatte, und dabei zu bangen, ob man nun mehr oder weniger wog als beim letzten Mal. Es war längst zum Ritual geworden, dass ich mich allmorgendlich vor dem Duschen nackt und ohne jeden überflüssigen Ballast wie Ohrringe oder Haargummis vor die Waage stellte. Langsam hob ich ein Bein, setzte einen Fuß bedächtig auf die Standfläche der Waage und verlagerte im Zeitlupentempo mein Gewicht auf den Fuß und somit auf das teuflische Gerät. Dann zog ich vorsichtig den anderen Fuß nach, verteilte mein Gewicht durch leichtes Hin- und Herwippen gleichmäßig auf beide Füße und schloss die Augen. So stand ich da, Morgen für Morgen, und wartete ab.

Ich hasste und liebte dieses Teil mit dem rotgeriffelten Gummi gleichermaßen. Ja, ich hatte eine echte Beziehung zu meiner Waage. Denn in diesen Momenten höchster Spannung erfüllte mich der nächste Schritt – je nach Ergebnis – mit Hass oder Liebe ihr gegenüber. Das Nächste war das Ablesen der Gewichtsanzeige. Ich stand also da und wartete, bis sich die runde Scheibe, auf der die Skala aufgedruckt war, eingependelt hatte. Das konnte ich genau hören, denn es knackte, wenn sich die Scheibe bewegte.

Irgendwann hörte das Knacken auf, und dann wusste ich: Jetzt ist es so weit. Die Scheibe steht still, und die Nadel zeigt auf eine Zahl. Das war jedes Mal der spannendste Moment. Welche Zahl wird es sein? Die Dreiundfünfzig? Das war zu der Zeit meine magische Zahl, mein normales Gewicht. Von dieser Zahl durfte ich mich auf gar keinen Fall in die obere Richtung bewegen, das wäre fatal gewesen. Bloß nicht mehr als dreiundfünfzig Kilo wiegen, eine Horrorvorstellung bei 1,76 m Körpergröße. Susi wog in etwa dasselbe wie ich, je nach Diätenerfolg.

Bei dreiundfünfzigeinhalb wurden mir meine Hosen zu eng. Und ich hasste zu enge Hosen. Jeans, die wie eine zweite Haut saßen, waren damals total angesagt. Allerdings bezog ich die Enge grundsätzlich nicht auf den Modetrend, sondern auf meinen alles andere als perfekten Körper. Die Jeans einfach eine Nummer größer zu kaufen, kam nicht in Frage. Was für eine Niederlage, zugeben zu müssen, dass ich nicht Konfektionsgröße 34, sondern 36 oder womöglich gar 38 hatte. Das war unvorstellbar, eine Katastrophe!

Ein Großteil der Frauen teilt diesen Komplex übrigens mit mir. Als ich später bei verschiedenen Modefirmen im Einkauf auf Messen jobbte, führte ich Kollektionsteile vor und schrieb Aufträge. Dort habe ich eine Menge Frauen erlebt, die ziemlich mollig waren, aber steif und fest behaupteten, in Größe 36 zu passen. Probierten sie eine entsprechende Hose an, die ihnen natürlich viel zu eng war, dann fielen ihrer Meinung nach die Größen dieses Herstellers falsch aus, nämlich deutlich zu klein.

Mittlerweile haben die Kleidungshersteller die Konfektionsgrößen angepasst. Was früher mal 38 war, ist heute 36, das gilt zumindest für normale Damen-Oberbekleidung. Für Ware, die auf jüngere Kundinnen ausgerichtete Firmen anbieten, gilt allerdings das genaue Gegenteil. Da heutzutage immer mehr Mädchen Mittel und Wege finden – welche auch immer das sein mögen –, eine Figur wie ihre Idole auf den Catwalks dieser Welt zu haben, werden manche Teile ganz offiziell in Damengröße 32 oder XXS angeboten, obwohl normalerweise nur Kinder in solche Größen passen.

Während ich auf der Waage stand, hoffte ich jedenfalls stets auf ein Gewicht von weniger als 53 Kilo. Das entsprach Größe 34 und bedeutete zumindest: Ich hatte nicht zugenommen. Wie auch immer, ich musste der Wahrheit jeden Morgen ins Auge blicken. Wie wird sie sein, die Wahrheit?, fragte ich mich dann immer. Wird es ein guter Morgen sein, an dem ich beschwingt und fröhlich das Haus verlasse, oder werde ich den Tag mit Frust und Selbstzweifeln beginnen müssen? Augen auf und durch, lautete die Devise.

Ich kann mich noch gut an einen Morgen ganz zu Beginn einer unserer Susi-Gundis-Spezial-Diäten erinnern: Am Vortag hatte ich besonders wenig gegessen, dafür umso mehr getrunken und frühmorgens entsprechend oft die Toilette besucht. Als ich dann gespannt mein Wiegeritual durchexerzierte, konnte ich kaum glauben, was ich sah, als ich die Augen öffnete: 51,5 Kilogramm. Wahnsinn! Das waren anderthalb Kilo weniger als am Vortag. Ich dachte erst, die Waage sei kaputt, und untersuchte sie eingehend, doch sie war in Ordnung. Also stellte ich mich noch einmal darauf und wippte ein wenig länger hin und her. Wieder 51,5. Ich stieg herunter und wiederholte das Ganze nochmal von vorn – mit demselben Ergebnis. Unglaublich! Wie sehr ich meine Waage an diesem Morgen liebte. Ich wollte gar nicht mehr runter von ihr, so beflügelt habe ich mich gefühlt.

Übrigens war die Waage schon ziemlich alt. Eigentlich wollte ich mir längst eine neue anschaffen, ein modernes Modell mit digitaler Anzeige, vielleicht sogar mit einer Stimme, die mir sagte, was ich wog. Doch ich hatte mich so an das rote, geriffelte Gummi und das spannende Knacken beim Einpendeln gewöhnt, dass ich mich gar nicht von ihr trennen mochte. Ich hatte ja auch schon so viel mit ihr erlebt, sie begleitete mich immerhin schon seit Jahren und bestimmte tagtäglich meinen Gemütszustand.

Der war also an jenem Morgen so außergewöhnlich positiv, dass ich sofort Susi anrufen musste, um ihr die frohe Botschaft zu verkünden.

«Stell dir vor, was ich wiege», rief ich in den Hörer, kaum dass sie abgenommen hatte.

«Hä?», brummelte sie nur völlig verschlafen. Sie war noch gar nicht im Bad gewesen und hatte sich dementsprechend noch nicht gewogen. Eigentlich war sie noch nicht einmal in der Stimmung, mir auch nur einen guten Morgen zu wünschen.

Doch das war mir egal. «Anderthalb Kilo weniger als gestern», stieß ich triumphierend hervor.

«Wow», sagte sie schwer beeindruckt, denn das war auch ihr noch nie gelungen. Sie war auf einen Schlag hellwach. «Glückwunsch! Echt super!», gratulierte sie mir von Herzen und beendete das Gespräch sofort wieder. Schließlich wollte auch sie gleich auf die Waage, um zu überprüfen, ob ihr nicht vielleicht das gleiche Glück widerfahren würde.

Auf dem Weg zur Schule war ich immer noch völlig euphorisch und beschloss hochmotiviert, noch mehr abzunehmen. Was ich auch sofort in Angriff nahm. Dieser Glückszustand hielt so lange an, bis mein Körper vor lauter Entzug nach Nährstoffen schrie. Und das tat er bald.

Keine weiteren Fragen

«Essstörungen sind regelhaft von Störungen der Körperwahrnehmung begleitet. Der gesamte Körper oder Körperteile werden in Umfang und Größe verzerrt wahrgenommen, abgelehnt oder sogar als eklig empfunden. Störungen der Körperwahrnehmung und des Körpergefühls gehen Essstörungen oft voraus. Durch Fasten oder Erbrechen soll ‹das Störende› und das damit verbundene negative Gefühl beseitigt werden.»

REICH/GÖTZ-KÜHNE/KILLIUS, S. 82

Da ich in wenigen Wochen extrem abgenommen hatte und kaum mehr als fünfzig Kilogramm wog, war ich an einem Punkt angelangt, an dem ich einfach nicht mehr konnte. Mein Körper hatte seit Tagen keine normale Nahrung mehr bekommen, er war total schwach und ausgemergelt, denn es fehlte ihm sogar am Nötigsten: Mineralien, Vitamine, Ballaststoffe.

Auch war ich seit ewigen Zeiten nicht mehr richtig auf der Toilette gewesen. Aber was hätte ich da auch tun sollen, außer Däumchen drehen? Bis auf ein bisschen Wasser gab es nichts, dessen ich mich hätte entledigen können. Irgendwann war ich dann bei sechsundvierzig Kilo angelangt, so leicht war ich nie wieder in meinem Leben.

Natürlich sah man mir inzwischen deutlich an, wie dünn ich war, und als ich eines Morgens mal wieder im Bad auf der Waage stand, kam meine Mutter herein.

Sie warf mir einen besorgten Blick zu und meinte: «Meine Güte, was bist du dünn! Ist es nicht langsam mal genug?»

«Ach, die Mädchen in meiner Klasse sehen alle so aus, das ist völlig normal», versuchte ich, sie zu beschwichtigen, was mir jedoch nicht so richtig gelang.

Sie setzte sich auf den Rand der Badewanne, und wir unterhielten uns lange und intensiv über Diäten, und wenn ich mich recht erinnere, fiel sogar das Wort krankhaft. Dennoch vertraute ich mich meiner Mutter nicht an, das ging niemanden außer Susi und mir etwas an.

Zwar fand ich mich zu diesem Zeitpunkt selbst schon fast nicht mehr schön, dennoch frustrierte und entmutigte es mich, dass ich auf die Dauer nicht mehr Gewicht verlieren konnte. Inzwischen ging es mir gar nicht mehr so sehr darum, noch schlanker zu werden, sondern vielmehr darum, mich absolut im Griff zu haben, meinen Körper zu beherrschen und Macht über ihn auszuüben.

Gleichzeitig setzte wieder das unbändige Verlangen meines Körpers nach Nährstoffen ein. Ich spürte einen wahren Heißhunger auf alles, was mir nur im Entferntesten essbar erschien. Ich kannte diese Gier bereits, und erneut fing ich an, von Torten, Eiscreme, Brathähnchen, Pommes frites, Hamburgern und literweise Coca-Cola zu träumen. Oh, was für eine unbeschreibliche Lust ich hatte, all diese Dinge auf einmal und in unvorstellbaren Massen in mich hineinzuschlingen.

Der unbändige Heißhunger, dazu die Frustrationen und mein geschwächter Körper – irgendwie kam alles zusammen, und so war ich bald nicht mehr in der Lage, diesem Drang zu widerstehen. Nachdem ich beim Mittagessen wieder mal scheinbar lustlos auf meinem Teller herumgestochert hatte, sprang ich mitten am Nachmittag plötzlich von meinen Hausaufgaben auf und stürzte in die Küche. Meine Mutter war nicht zu Hause, und meine Brüder saßen in ihren Zimmern und bekamen nichts mit. Aber sie hätten es ohnehin nicht weiter seltsam gefunden. Schließlich aßen alle in unserer Familie gern und viel, da war es nichts Besonderes, wenn sich jemand außerhalb der Essenszeiten etwas brutzelte oder ein Brot schmierte.

Dennoch war ich froh darüber, unbeobachtet zu sein, denn dann konnte ich nach Herzenslust schlingen. Ich riss also den Kühlschrank auf, ließ meinem Fresstrieb freien Lauf und machte mich über alles her, was ich auftreiben konnte, egal ob süß, sauer, heiß oder kalt. Während ich Vanilleeis in mich hineinstopfte, schob ich ein Backblech mit Tiefkühlpommes in den Ofen und holte mir ein Glas mit sauren Gurken aus dem Schrank. Ich aß und aß und aß. Über die Sättigungsgrenze hinaus. Bis nichts mehr ging. Diese Pommes! Knusprig gebräunt – göttlich! Ich kaute sie noch nicht einmal richtig, wenn ich sie im Mund hatte. Ich saugte einfach nur ein kleines bisschen daran, genoss diesen wunderbaren Geschmack von Bratfett, Ketchup und Mayonnaise und zerdrückte die ausgelutschten Fritten anschließend mit der Zunge am Gaumen. Das ging ganz leicht, wenn ich sie vorher schön in den Soßen eingeweicht hatte, den zerdrückten Brei konnte ich dann einfach so herunterschlucken. Zu trocken konnten sie bei all dem Speichel, der mir allein schon bei dem Gedanken an Pommes frites im Mund zusammengelaufen war, sowieso nicht sein.

So schlang ich also wahllos alles, was mir in die Finger kam, in mich hinein, trank dazu Cola ohne Ende und genoss diese unkontrollierte Fressorgie in vollen Zügen. Ebenso wie die vielen anderen, die in immer kürzer werdenden Abständen und in immer heftigerem Ausmaß stattfinden sollten.

Es war jedes Mal aufs Neue absolut himmlisch – zumindest zu Beginn. Denn am Ende war mir grundsätzlich speiübel von meinem viel zu vollen Magen und dem schlechten Gewissen, das so sicher auf die Heißhungerattacken folgte wie das Amen in der Kirche. Es war die Hölle! Der Gedanke, dass ich einfach nicht so viel essen konnte, wie ich wollte, dass ich nicht meinen Gelüsten nachgeben und trotzdem dünn und attraktiv sein konnte, machte mich fertig. Und je öfter Entzug und Fressorgien aufeinanderfolgten, desto mehr verlor ich jegliches Gefühl für normale Nahrungsaufnahme. Fasten und Fressen bestimmten meinen Alltag.

Eines Tages, nach einer meiner Heißhungerattacken, ging es mir besonders mies. In meiner Not rief ich Susi an, um ihr zu berichten, was geschehen war.

«Meine Güte, ich habe mindestens zehn Kilo zugenommen und sehe aus wie eine wandelnde Tonne», jammerte und heulte ich in den Hörer. «Jedenfalls fühle ich mich fett und hässlich und weiß nicht, was ich machen soll.»

Meine beste Freundin sprach mir ihr tiefstes Mitgefühl aus. «Oh, du Arme, das tut mir leid. Ich kann dich so gut verstehen, aber das wird schon wieder», versuchte sie, mich zu trösten.

«Ja», klagte ich weiter. «Und ich werde mein Leben lang ein hässliches Monster bleiben. Außerdem bin ich schwach und willenlos.»

«Nun übertreib doch nicht gleich so», beruhigte sie mich und lud mich zum Trost gleich für den nächsten Tag zum gemeinsamen Nudelessen ein. Ihre Mutter war nicht zu Hause, und dann kochte sie sich oft selbst etwas. «Maria kommt auch. Sie ist genau wie wir ein absoluter Ess-Freak», erklärte Susi mir noch, nicht ohne zu betonen, dass ihre Freundin ebenfalls viel zu dick sei.

Ein Trost war das nicht. Dennoch sagte ich zu, denn so würde ich wenigstens eine weitere Leidensgenossin kennenlernen: «Also dann, bis morgen», verabschiedete ich mich und legte auf.

Den ganzen Nachmittag kreisten meine Gedanken um mein Gewicht, und erst am Abend lenkte mich mein älterer Bruder, dem etwas wirklich Schlimmes widerfahren war, von meinen Problemen ab.

Gábor war inzwischen auch seit einer ganzen Weile schwer verliebt, und zwar in Strodti, wie sie alle nannten. Seine Freundin sah aus wie die Sängerin Nicole, die damals mit ihren langen Locken, ihrem süßen mädchenhaften Charme, ihrer weißen Gitarre und dem Grand-Prix-Erfolg «Ein bisschen Frieden» die Nation und vor allem meinen Bruder verzauberte.

Da ich selbst mit Marcus sehr glücklich war, hatte ich mit der Tatsache, dass nun eine andere die Hauptrolle in Gábors Leben spielte, Frieden geschlossen. Eifersucht, wie damals im Gulfhaus, war damit kein Thema mehr, außerdem mochte ich Strodti. Alle mochten sie. Die beiden waren ein echtes Traumpaar.

Umso schockierter war ich, als ich Gábor gegen Abend wie so häufig einen Besuch in seinem Zimmer abstattete. Schon während ich die Treppe zu ihm hinunterging, hörte ich, dass er Gitarre spielte. Mein Bruder war für mich der beste Gitarrist, den es gab. Er liebte sein zwölfsaitiges Instrument, und wenn er spielte, hatte ich das Gefühl, die ganze Welt bestehe aus Klängen von Liebe, Schönheit und Frieden.

Für mich drückte Gábors Musik seine Seele aus, und ich liebte es, mich vor ihm auf den Boden zu hocken, während er mit geschlossenen Augen auf der Bettkante saß, und mit ihm in seine Welt zu versinken. In diesen Momenten fühlte ich mich unendlich geborgen und ihm so nahe wie niemandem sonst.

An jenem Abend spielte Gábor besonders schön. Er sah mich nicht an, als ich hineinkam, und begrüßte mich auch nicht, so selbstverständlich war es für ihn, seine Welt mit mir zu teilen. Wir verstanden uns ohne Worte. Ich setzte mich hin, schloss wie er die Augen und ließ mich von den Klängen verzaubern, die den Raum und unsere Gemüter erfüllten.

Zwar war Gábors Musik, ganz im Gegensatz zu meinem geliebten Heavy Metal, leicht wie ein Frühlingswind und weich wie der Busen meiner Großmutter, aber vielleicht mochte ich diese Momente gerade deshalb so sehr. Denn dann konnte ich meine weibliche, meine sinnliche Seite erleben, was ich schon damals viel zu selten zuließ – wollte ich doch immer die Starke sein.

Ich weiß nicht, wie lange wir so dasaßen, jeder für sich und dennoch zusammen. Jedenfalls verließ ich irgendwann meine Traumwelt und sah meinen Bruder an. Er musste es gespürt haben, denn auch er öffnete die Augen, und eine Träne rollte ihm über die Wange. Gábor weinte. Ich war verwirrt.

«Strodti hat sich von mir getrennt», sagte er beiläufig mit belegter Stimme und stellte die Gitarre vorsichtig in einer Zimmerecke ab.

«Was?», fragte ich entsetzt. «Machst du Witze?» Ich dachte wirklich, er würde scherzen, schließlich waren die beiden schon eine ganze Weile zusammen und stets glücklich und verliebt – so hatte es zumindest den Anschein gehabt.

«Sie ist jetzt mit Holger zusammen», erklärte er mir leise. «Das geht schon ein paar Wochen so, sie haben mir beide nichts gesagt ...»

Holger war sein bester Freund. Ich war schockiert. Gábor legte sich langsam auf sein Bett, drehte sich wie in Zeitlupe auf die Seite, kauerte sich zusammen wie ein Embryo und starrte stumm mit weit aufgerissenen Augen ins Leere. Es sah aus, als würde er ans andere Ende der Welt blicken.

Es war grauenvoll. Noch nie hatte ich meinen großen Bruder so traurig gesehen. Hätte er gebrüllt und getobt, vielleicht sogar seine geliebte Gitarre zerschmettert – all das wäre mir lieber gewesen als diese unerträgliche bedrohliche Stille, die nun herrschte. Ich hatte das Gefühl, als hätte mir jemand gerade das Herz aus dem Leib gerissen. Das Blut schoss mir in den Kopf, und in mein Entsetzen mischte sich Wut. Blanke Wut. Auf Gábors Freundin und seinen besten Freund, die ihm das angetan hatten. Was für eine bodenlose Schweinerei, dachte ich und hätte am liebsten laut geschrien.

Aber das ging nicht, denn es schnürte mir den Hals zu, als

ich meinen Bruder so daliegen und regungslos vor sich hinstarren sah. Sein Blick war so leer! Irgendetwas muss ich tun, dachte ich, das halte ich nicht länger aus. Also stand ich auf, ging zu ihm und streichelte ihm übers Haar.

Da nahm er meine Hand, zog mich zu sich aufs Bett, umklammerte mich wie ein kleines Kind sein Kuscheltier und hielt mich ganz fest. Wir sagten nichts. Ich spürte seine starken Arme um meine Schultern, seine Brust, die sich bei jedem Atemzug weich an meinen Rücken schmiegte, und seine warmen Tränen in meinem Nacken. Ich wagte kaum zu atmen und schloss die Augen.

Als ich sie wieder öffnete, war es hell. Wir hatten die ganze Nacht so dagelegen. Gábor schlief noch, und ich rührte mich nicht vom Fleck, denn ich wollte diesen besonderen Moment noch eine Weile genießen. So traurig diese Begebenheit für Gábor auch war, so wunderschön und innig war sie für mich. Ich fühlte mich geliebt. Ich war zu Hause.

Als wir kurz darauf mit unseren Eltern und Gerrit am Frühstückstisch saßen, blickten wir uns vielsagend an. Gábor sah zufrieden aus, und ich war es sowieso. Ich glaube, in jener Nacht habe ich meinem Bruder ein bisschen von dem zurückgeben können, was er mich bis dahin alles mit ihm zusammen hatte erleben lassen. Natürlich bedeutete ihm Strodti etwas anderes als seine kleine Schwester. Aber vielleicht merkte Gábor durch das nahe Erlebnis mit mir, dass es verschiedene Formen von Liebe mit verschiedenen Menschen gibt, die alle ihre Bedeutung haben und die man nur zulassen muss. Mir hatte es jedenfalls sehr gutgetan, und ich war noch den ganzen Morgen im Unterricht unkonzentriert, weil ich immer wieder an das schöne Erlebnis denken musste.

Als ich mittags nach der Schule bei Susi ankam, stand Maria schon in der Küche. Sie war ebenfalls ein hübscher fünfzehnjähriger Teenager mit ganz normaler Figur und einer langen blonden Mähne. Ein Mädchen, das so wie wir Stärke, Willenskraft und Power ausstrahlte und damit eindeutig «eine von uns». Sie rührte in diversen Kochtöpfen herum und begrüßte mich mit einem strahlenden Lächeln.

«Das Essen ist gleich fertig», sagte sie. «Du musst gar nichts mehr tun.»

«Schön», erwiderte ich gutgelaunt und setzte mich an den Tisch.

Das Essen war köstlich: Es gab Spaghetti bolognese mit viel Butter und noch mehr Sahne – genau wie wir es liebten. Maria hatte gleich diverse Packungen Nudeln und einen riesigen Topf Soße gekocht, und es war mehr als genug für jede von uns da. Wir saßen zusammen, genossen unsere Pasta, aßen jede mindestens drei Riesenportionen, tranken dazu Cola und unterhielten uns über die neuesten Diäten.

Wir waren uns einig, dass jede von uns mindestens zehn Kilo abnehmen wollte, denn inzwischen hatte sich mein Gewicht wieder um einige Kilos erhöht. Der Jo-Jo-Effekt hatte mal wieder voll zugeschlagen. Bei dem Gedanken wurde mir ganz schlecht, wusste ich doch nur allzu gut, wie viel eiserne Disziplin dafür nötig sein würde und welche Entbehrungen und Qualen ich dafür auf mich nehmen musste. Solche Gelage wie heute könnten wir uns dann jedenfalls nicht mehr leisten, und allein diese Aussicht tat fast körperlich weh.

Umso mehr wunderte es mich, dass Susi und insbesondere Maria so fröhlich und optimistisch in die Zukunft blickten. Sie hatten anscheinend nicht die geringsten Zweifel, bald an ihr Ziel zu gelangen, und wickelten fröhlich ihre Spaghetti um die Gabel. Ich fand die Gelassenheit der beiden absolut beneidenswert, denn mir schmeckte es angesichts des Zehn-Kilo-Plans nicht mehr ganz so gut, und irgendwie war ich auch ein bisschen irritiert. Trotzdem nahm unser Mittagessen fröhlich seinen Lauf, und wir berichteten einander eifrig von unseren Erfolgen und Misserfolgen bei verschiedenen bereits erprobten

Abnehmversuchen. Körnerdiät war das Schlimmste, da waren wir drei uns einig.

«Die Soße ist echt superlecker», lobte ich Maria zwischendurch für ihre Kochkünste.

«Italienisch mag ich sowieso am liebsten», meinte Susi und schob sich eine weitere Gabel in den Mund. «Vor allem Spaghetti.»

«Weil sie so leicht, weich und glitschig sind», warf Maria ein.

Ich verstand nicht recht, was sie meinte, und auch den strafenden Blick, den Susi ihrer Freundin zuwarf, wusste ich nicht zu deuten. Komisch, dachte ich nur und widmete mich wieder den Gaumenfreuden.

Nach drei großen Portionen war ich pappsatt und konnte mich kaum mehr rühren. Daher staunte ich nicht schlecht, als die beiden anderen nochmal zugriffen. Susi nahm sich eine halbe Portion, Maria sogar eine ganze. Wow, können die essen!, dachte ich und war zutiefst beeindruckt.

Ich fühlte mich nach diesem Gelage wieder einmal um mindestens zehn Kilo schwerer und entsprechend unwohl. Nichtsdestotrotz unterhielt ich mich mit den beiden weiter angeregt über die Hollywood-Diät, die angesagtesten Klamotten – am liebsten figurbetont, da waren wir uns einig – und die abgefahrensten Heavy-Metal-Bands. Dabei vertilgten wir noch mindestens anderthalb Liter Vanilleeis, das beim Löffeln wunderbar sahnig vor sich hinschmolz.

Nach ein paar Stunden war unsere Fressorgie beendet, und wir waren entsprechend fertig. Vollgestopft bis zum Gehtnichtmehr hingen wir in Susis Zimmer herum, hörten Musik und stöhnten vor uns hin. Ich hatte das Gefühl, bei der kleinsten Bewegung zu platzen, und versuchte, mich möglichst ruhig zu halten. Mein Gott, so voll war mein Magen noch nie gewesen! Ich vermied es, den Speichel zu schlucken, der sich in meinem Mund sammelte, und spuckte in ein Taschentuch. Dabei dachte ich krampfhaft darüber nach, ob es wohl eine Möglichkeit gab, die Speichelbildung zu verhindern. Ich konnte beim besten Willen nichts mehr hinunterschlucken.

An meine Waage, meine alte Weggefährtin, mochte ich in dem Moment gar nicht denken. Vor lauter Frust über mein momentanes Körpergewicht hätte ich sie wahrscheinlich sofort aus dem Fenster geworfen und für immer und ewig aus meinem Leben verbannt. Ich konnte sinnieren, worüber ich wollte, ich fühlte mich unbeschreiblich schlecht: dick, fett, undiszipliniert, unbeherrscht und unendlich voll. Nach einer halben Stunde lag ich immer noch mit heftigen Bauchschmerzen in einer Ecke des Zimmers auf dem Boden und hatte Schuldgefühle. Also beschloss ich, mich abzulenken, und beobachtete meine Leidensgenossinnen.

Die beiden hingen genauso in den Seilen wie ich und machten ebenfalls einen ziemlich gequälten Eindruck. Nach einer Weile stand Maria auf und ging leicht gebückt, um ihre gespannte Bauchdecke nicht noch mehr zu strapazieren, in Richtung Tür. Ihre Miene war schmerzverzerrt, als sie mit einer Geste in Richtung Susi im Flur verschwand. Meine Freundin nickte ihr kurz zu, rührte sich jedoch nicht von der Stelle. Mir fiel allerdings auf, dass ein leichtes Lächeln ihre Lippen umspielte. Komisch, wunderte ich mich, konzentrierte mich dann jedoch wieder darauf, möglichst wenig Speichel zu produzieren. Mir war inzwischen immer noch nicht wohler zumute, ganz im Gegenteil, ich fühlte mich zum Kotzen. Keine Ahnung, wie lange ich so vor mich hin litt, es kam mir wie eine halbe Ewigkeit vor, bis mich ein Türenknallen aus meiner Lethargie riss.

Unsere Freundin Maria kam mit wehender blonder Mähne, in aufrechter Haltung und pfeifend zur Tür hereingeschwebt. Sie schien plötzlich ganz leicht zu sein. Zwar war sie ein bisschen blass um die Nase und hatte Ringe unter den Augen, dennoch wirkte sie auffallend fröhlich und irgendwie befreit. Sie nickte Susi, die immer noch wie erschlagen auf ihrem Bett lag, aufmunternd zu, als wollte sie sagen: «Alles bestens, Baby.» Dann tänzelte sie zur Musik durch den Raum, schnappte sich eine von Susis Zigaretten, hockte sich auf den Schreibtisch, ließ die Beine baumeln und begann genüsslich zu qualmen.

Ich war völlig verunsichert und fragte mich, was denn nur vorgefallen sein könnte. Gerade noch hatte sie sich wie eine Greisin aus dem Zimmer gequält, und jetzt saß sie völlig entspannt da und rauchte auch noch. Allein der Geruch der Kippen brachte mich in diesem Zustand fast um. Und wie viel Speichel ich beim Rauchen wohl produziert hätte – ein Ding der Unmöglichkeit! So lag ich also auf Susis Teppich, hielt mir den Bauch und verstand gar nichts mehr. Ich beneidete Maria zutiefst. Nur zu gerne hätte ich unser Gelage rückgängig gemacht, dann wäre ich ebenso leicht gewesen wie sie.

Diese mysteriöse Maria, so selbstbewusst und locker, frei von Selbstzweifeln und schlechtem Gewissen, so unerklärlich gut drauf und leicht in dieser schweren Lebenslage. Als ich zu Susi hinüberschielte, stellte ich fest, dass sie keineswegs verwundert war. Sie lag einfach nur auf dem Boden und beobachtete Maria, die gerade perfekte Ringe in die Luft blies.

Mir war das alles ein Rätsel, aber in meiner elenden Verfassung konnte ich mir darüber nicht weiter den Kopf zerbrechen. Ich kauerte mich einfach auf dem Boden zusammen wie ein Embryo im Mutterleib – in der Hoffnung, so den Druck auf meinen Bauch ein wenig mildern zu können. Was die beiden anderen taten, war mir inzwischen völlig egal. Ich versuchte mich abzulenken, indem ich darüber nachdachte, ob ich an meinem morgigen Fastentag, den ich gerade einzulegen beschlossen hatte, lieber Kamillen- oder Fencheltee trinken sollte. Logischerweise stimmte mich das auch nicht froher, und das musste Susi gespürt haben.

Sie stand auf, so gut es ging, kam zu mir herüber und beugte sich fürsorglich über mich. «Komm mit», sagte sie, «ich zeig dir was. Danach wird es dir ganz bestimmt bessergehen. Du musst es aber für dich behalten, es ist ein Geheimnis!»

Aha, die beiden hatten also ein Geheimnis, welches anscheinend bewirkte, dass sie sich nach einem solchen Fressgelage wie aus dem Nichts wieder gut fühlten. Was konnte das nur sein? Ich hatte, auch wenn das aus heutiger Sicht unglaublich naiv klingen mag, nicht die leiseste Ahnung. Heutzutage ist man für dieses Thema deutlich sensibler, doch damals wussten die meisten Menschen nicht einmal, was Essstörungen waren, geschweige denn, wie oder woran man sie erkennt.

Nur eines war mir klar: Susis mysteriöse Blicke und ihr zustimmendes Nicken, als Maria das Zimmer verlassen hatte, deuteten darauf hin, dass sie genau wusste, was Sache war. Die beiden waren offenbar ein eingeschworenes Team. Ich war gespannt. Sollte es tatsächlich ein Mittel geben, mit dem ich meine Fressorgien künftig rückgängig machen konnte? Sollten meine innigsten Wünsche und Träume etwa wahr werden? Sollte ich wirklich so viel essen können, wie ich wollte, und hinterher trotzdem leicht und glücklich sein? Sollte ich meine Waage hinterher nicht hassen müssen wie den Teufel?

Allein diese Vorstellung versetzte mich in solch eine Erregung, dass ich meinen schmerzenden Bauch völlig vergaß. In null Komma nichts sprang ich auf und war bereit, Susi zu folgen, wohin auch immer sie mich führen würde. Sie bemerkte meine Begeisterung und marschierte los. Eigentlich schlich sie eher mit ihrem prallen Bauch vor mir her, während ich ihr voller Erwartung folgte. Maria bedachte uns zwischen zwei Qualmringen, die sie im Zimmer verteilte, mit einem kurzen, zustimmenden Blick.

«Wo gehen wir denn hin?», fragte ich neugierig.

Doch Susi spannte mich auf die Folter und sagte bloß: «Das wirst du gleich sehen!»

«Aha», erwiderte ich nur und beschloss, keine weiteren Fragen zu stellen.

Die Spannung stieg, während ich mir die Zukunft bereits in den schillerndsten Farben ausmalte: ich ganz allein über Nacht in einem Supermarkt eingeschlossen. Natürlich gab es dort alles, was man sich nur wünschen kann: Kuchen, Chips, Schokolade, Würstchen, Leberkäse, Nüsse, Pudding, Marshmallows, Weingummi, Käse, Sprühsahne, gegrillte Hähnchen, Croissants, Kekse. Nicht zu vergessen die Kühltruhe, vor der ich mich genüsslich meiner größten Leidenschaft hingeben würde: Eis essen. Wunderschönes, weißes, mit winzigen dunklen Punkten durchsetztes Vanilleeis. Genau wie damals mit Omama bei unserem Lieblingsitaliener. Ich würde stundenlang schlemmen, vielleicht sogar die ganze Nacht. Und all das, ohne mich am nächsten Tag schwer wie Blei und schuldig wie eine Süchtige nach dem Exzess zu fühlen. Was für eine Vorstellung! Ich kam mir vor wie ein Kind, das gleich dem Weihnachtsmann begegnen sollte.

Susi und ich schlichen gebückt die Treppe hinunter und steuerten direkt auf die Tür ganz am Ende des Flures zu – die Tür zum Schlaraffenland?

Plötzlich hielt Susi inne, wandte sich mir zu, sah mir tief in die Augen und sagte: «Kein Wort davon zu irgendwem, kapiert?»

«Klar», erwiderte ich möglichst lässig. Für einen Moment kam ich mir vor wie in einem Krimi und fand es furchtbar aufregend, zur Komplizin zu werden. «Ich werde schweigen wie ein Grab!», versicherte ich ihr noch.

«Gut.» Susi drehte sich wieder um, streckte die Hand aus, packte die Klinke, drückte sie nach unten und stieß die Tür auf.

Da sah ich es vor mir. In voller Pracht, glänzend, blank poliert und strahlend: das Klo – das Klo? Waren wir tatsächlich im WC gelandet? Ich blinzelte, schloss die Augen, öffnete sie wieder und sah tatsächlich eine stinknormale Toilette vor mir. Was sollte das denn nun wieder? Wollte Susi mich auf den Arm nehmen? Spätestens jetzt hätte ich eigentlich merken müssen, was Sache war.

Sie musste mir meine Verwirrung deutlich angemerkt haben, denn sie sagte: «Du willst doch essen können und trotzdem abnehmen, stimmt's?»

Ich nickte stumm.

«Dann stell jetzt keine Fragen, sondern sieh mir einfach zu», fuhr sie mit wichtiger Miene fort. «Ich zeige es dir nur einmal. Es ist ganz einfach, und mit ein bisschen Übung geht es ganz wie von selbst.»

Gemeinsam zwängten wir uns in den kleinen Raum, Susi schloss die Tür hinter uns, und dann waren wir allein. Meine Freundin stellte sich verkehrt herum vor die Toilettenschüssel, machte den Deckel auf, bückte sich ein wenig herunter, sodass ihr Gesicht direkt darüber war, und warf mir noch schnell einen Blick zu. Er besagte so viel wie: Pass jetzt genau auf! Dann drückte sie mit der linken Hand direkt unter dem Magen auf ihren Bauch, machte den Mund auf und steckte sich den rechten Zeigefinger, so tief es nur ging, in den Hals.

Ich war entsetzt! Sollte das hier tatsächlich werden, wonach es aussah? Ein kurzer Moment der Stille entstand, und ich war nicht in der Lage, auch nur einen Ton von mir zu geben. Susi schien auf etwas zu warten, während sie leicht vornübergebeugt dastand, das hübsche Gesicht über der Schüssel, die rechte Hand noch immer im Schlund. Es war ein entsetzlicher Moment, denn spätestens jetzt war auch mir klar, was nun folgen würde. Vor lauter Schock wagte ich nicht, irgendetwas zu sagen, obwohl ich das dringende Bedürfnis verspürte, meine Freundin von ihrer Tat abzuhalten.

Während ich noch mit mir kämpfte und Susi anscheinend mit sich, krümmte sie sich auf einmal. Es war, als ob Blitze ihren jungen Körper durchzuckten, einer nach dem anderen, und mit jedem Zucken gab sie ein Würgegeräusch von sich, immer lauter, immer intensiver. Dabei steckte sie sich den Finger mit jedem Mal ein bisschen tiefer in den Rachen, bis fast ihre ganze Hand darin verschwunden war. Es sah furchtbar aus, und ich wäre am liebsten nach draußen gerannt, dennoch blieb ich die ganze Zeit wie angewurzelt stehen und sah zu, wie Susi würgte. Bald stöhnte sie so laut, dass ich Angst hatte, die Nachbarn könnten uns hören. Ich bekam langsam Panik und wollte dem widerlichen Schauspiel ein Ende bereiten, doch Susi war schneller als ich, und das Grauen nahm seinen Lauf.

Ich musste mit ansehen, wie meine Freundin sich erneut krümmte und sich nun ganz fest in die Magengegend drückte, bis eine Riesenwelle sie durchzuckte. Hastig versuchte sie, die Hand aus dem Mund zu ziehen, war aber nicht schnell genug. Zu spät! Wie aus einer Kanone schoss der Riesenstrahl aus ihrem Schlund, spritzte mit voller Wucht gegen ihre Hand, den Klodeckel und teilweise auch direkt in die Muschel. Ich presste mich in eine Ecke, möglichst weit weg, um bloß nichts abzubekommen. Das Ganze roch nach einem Gemisch aus Eis, Ketchup, Butter, Cola und Magensäure – wie Kotze nun mal riecht. Susi merkte gar nicht, dass es von ihrer rechten Hand heruntertropfte, fasste sich damit an den Bauch und beschmierte ihr Sweatshirt. Als der Strahl aus ihrem Mund abebbte, drückte sie mehrmals mit beiden Händen zu. Jedes Mal kam ein neuer, immer kleiner werdender Strahl hervor, bis die Soße nicht mehr aus ihrer Kehle herausschoss, sondern ihr langsam zwischen den Zähnen aus dem Mund lief.

Die Prozedur dauerte ziemlich lange, und ich konnte kaum glauben, dass all die Massen, deren Susi sich entledigte, in ihrem schmalen Körper Platz gehabt hatten. Mittlerweile stank es in dem ganzen Raum ekelerregend, denn es befanden sich nicht nur Kotzspuren auf Susis Sweatshirt, ihren Händen und dem Gesicht, sondern auch auf dem Klodeckel, der Klobrille, an den Wandfliesen und auf dem Boden.

Es war einfach nur widerlich! Mir wurde übel. Ich merkte,

wie mir das Blut in die Beine sackte, der Speichel noch mehr im Mund zusammenlief und meine Knie weich wurden. Ich sah Sternchen und musste mich an der Türklinke festhalten, um nicht umzufallen. Wie konnte Susi das nur tun? Wie konnte sie sich selbst so quälen? So foltern? Wie konnte man sich überhaupt freiwillig übergeben? Ich war total angeekelt. Von dem Anblick, der sich mir bot, von der warmen, stickigen, stinkenden Luft um mich herum, von dem Gedanken an unser Gelage und von Susi selbst. Wo war nun das Paradies, das ich mir vorgestellt hatte? Wo das Schlaraffenland, in das meine Freundin mich hatte führen sollen?

Dies hier war ein Ort des Grauens. Mein Ekel wuchs noch mehr, als Susi sich wieder aufrichtete, sich mit dem ohnehin schon beschmierten Handrücken über die Lippen wischte und somit auch noch den letzten Rest von Speichel und Kotze in ihrem bespritzten Gesicht verteilte. Dabei grinste sie mich an, als hätte sie gerade die schlimmste Mutprobe aller Zeiten gemeistert.

Sie tätschelte cool meine Schulter – zum Glück mit der sauberen Hand – und meinte: «Das wird schon, ich habe mich zuerst auch geekelt.» Dann schob sie mich zur Tür hinaus, deutete auf ihr Zimmer und blieb in der völlig verdreckten Toilette zurück, wahrscheinlich, um sie sauber zu machen.

Ich wankte zurück in Susis Zimmer, wo Maria vor dem Spiegel saß und sich die blonden Haare mit irgendwelchen pinkfarbenen Lockenwicklern aufdrehte. Wortlos ließ ich mich nieder. Ich muss wohl ziemlich elend ausgesehen haben, denn Maria bedachte mich mit einem kurzen, äußerst mitleidigen Blick und amüsierte sich dann über mich, wie ich im Spiegel beobachten konnte. Dabei fand ich das alles überhaupt nicht komisch und war noch schockierter, als Susi zur Tür hereinkam.

Sie grinste, als hätte sie gerade erfolgreich eine Bank ausgeraubt, sah aber im wahrsten Sinne des Wortes zum Kotzen aus:

tiefe, dunkle Ringe unter den Augen und kreidebleich. Zum Glück hatte sie ein frisches Sweatshirt angezogen, allerdings ein grünes, das ihr überhaupt nicht stand. Ihre Augen waren weit aufgerissen, die Pupillen überdimensional groß. Wie zuvor Maria setzte sie sich auf ihren Schreibtisch und zündete sich eine Zigarette an. Mir fiel auf, dass ihre Hände zitterten und sie Mühe hatte, die Flamme ruhig ans Ende des Glimmstängels zu halten. Als sie merkte, dass mir all das nicht entging, war sie kurz irritiert, überspielte die Situation dann aber. Anscheinend gutgelaunt, plapperte sie über einige demnächst anstehende Heavy-Metal-Konzerte. Zwischendurch zog sie ganz selbstverständlich an ihrer Kippe und gab sich total cool. Ich war so entsetzt, dass ich schleunigst meine Sachen nahm und angeekelt nach Hause lief.

Am nächsten Tag aß ich nichts. Am übernächsten Tag hatte ich eine Essattacke. Ich ging aufs Klo und kotzte.

Große, weite Welt

«Die Symptomatik der Essstörung geht über den engen Bereich der Nahrungsaufnahme hinaus. Die Überforderung und Malträtierung des eigenen Körpers durch exzessive Bewegung, Vernachlässigung und Verletzung gehören zu dem erweiterten Kreis der Symptome.»

GERLINGHOFF/BACKMUND, S. 77

Der Duft der großen, weiten Welt, Land der unbegrenzten Möglichkeiten – das war Amerika für mich. Schon immer habe ich von dieser großen, weiten Welt geträumt. Schon immer verspürte ich diese tiefe Sehnsucht, eines Tages wegzugehen, etwas anderes zu erleben, anders zu sein als alle anderen. Das, was ich kannte, war in Ordnung, dennoch zog es mich in die Ferne.

Seit jenem Tag nach unserer Fressorgie bei Susi, an dem ich mich nach dem Essen zum ersten Mal absichtlich übergeben hatte, waren einige Jahre vergangen. Inzwischen war ich achtzehn, ging in die dreizehnte Klasse, machte gerade meinen Führerschein, und das Kotzen gehörte mittlerweile zu meinem Alltag. Ich hatte mich längst damit arrangiert, obwohl ich natürlich darunter litt, doch die Abläufe hatten sich irgendwann automatisiert. Ich aß und ging danach auf die Toilette – darüber dachte ich inzwischen schon gar nicht mehr nach. Auch das ständige Hungergefühl, das mich nun schon seit Jahren begleitete, da mein Magen die meiste Zeit komplett leer war, war so allgegenwärtig, dass ich es manchmal schon gar nicht mehr wahrnahm. Vielmehr empfand ich es als höchst unangenehm, überhaupt irgendetwas im Magen zu haben, und wenn es nur ein Schokoriegel war. Alles muss raus, lautete die Devise, und so verbrachte ich mehr Zeit auf der Toilette als sonst wo.

Um meinen Körper in Form zu halten, trieb ich außerdem exzessiv Sport. Zum einen spielte ich regelmäßig Tennis, zum anderen ging ich täglich joggen und machte meine Übungen mit eiserner Disziplin, egal, ob es regnete, stürmte oder schneite, ob es eiskalt oder büffelheiß war. Ein Tag ohne Sport war für mich unvorstellbar, und selbst wenn ich krank war, ging ich laufen. Genau wie nachts, wenn ich aufwachte und mich voll fühlte, weil ich mich vorm Schlafengehen nicht vollständig entleert hatte, zog ich meine Turnschuhe an und rannte so lange um den Block, bis mein Bauch flach war. Ich musste das einfach tun, sonst hätte mich das schlechte Gewissen den ganzen Tag oder die ganze Nacht gequält.

Mein Essverhalten war ohnehin schon lange nicht mehr normal. Dennoch war es mir gelungen, mein Geheimnis über die Jahre zu wahren, und selbst mein Freund Marcus wusste nichts davon. Man sah es mir auch nicht wirklich an. Klar war ich ganz schön dünn, aber all die anderen Mangelerscheinungen wie stumpfes, dünnes Haar, aufgerissene Mundwinkel und brüchige Fingernägel waren noch nicht so ausgeprägt, dass ich sie nicht mehr hätte verbergen können. Abgesehen davon lebte ich wie ein ganz normaler Teenager. Ich war in der Heavy-Metal-Szene etabliert, spielte viel Tennis, hing mit meinen Freunden herum und wollte Modedesignerin werden. Ich hatte schon immer viel genäht, war handwerklich begabt, kreativ und werkelte am liebsten in unserem Wirtschaftsraum herum. Doch irgendwann war der Wunsch nach Abenteuer größer, und ich wollte um jeden Preis nach Amerika, in das Land der unbegrenzten Möglichkeiten. Es zog mich mit einer Kraft dorthin, die mir klarmachte: Eines Tages werde ich weggehen!

Schon als kleines Mädchen hatte ich auf den Wellenbrechern in der italienischen Adria gesessen, wenn wir mit der ganzen Familie samt Omama dort im Sommerurlaub waren, und von noch ferneren Ländern geträumt. Die Wellenbrecher bestanden aus aufeinandergetürmten Felsbrocken, zirka hundert Meter vom Strand entfernt. Das Wasser in der Bucht war seicht, ich konnte überall stehen, und so war es nicht gefährlich. Meine Eltern ließen mich gewähren, und selbst wenn sie etwas dagegen gehabt hätten: Ich wäre trotzdem hinausgeschwommen, um allein zu sein mit mir und meinen Sehnsüchten. Jeden Tag kletterte ich in die Felsen und suchte mir einen besonders schönen Stein aus, möglichst groß und flach, sodass ich bequem sitzen konnte. Hoch sollte er sein, damit ich alles im Blick hatte. Ich thronte da oben im Schneidersitz, die Ellenbogen auf die Knie gestützt, das Kinn in die Handflächen gelegt, und lauschte dem Rauschen des Meeres, dem Knistern der Schaumbläschen auf den winzigen Seen, welche die Wellen in den Felsen hinterließen, und träumte. Weg wollte ich, auf die andere Seite des Meeres, bis ans Ende der Welt: am liebsten nach Amerika.

Wieder zu Hause, saß ich stundenlang in meinem Zimmer oder im Garten, blätterte den Weltatlas durch und studierte die exotischen Namen der am weitesten entfernten Länder und Inseln: Elfenbeinküste, Jungfraueninseln, Bora Bora, Hawaii und natürlich USA. Erdkunde war eines meiner Lieblingsfächer, und ich kannte alle Staaten Amerikas auswendig. Ich wusste, wo welche Stadt lag und wie weit L. A. und San Francisco voneinander entfernt waren. Kalifornien gefiel mir irgendwie am besten. Keine Ahnung warum, schließlich war ich noch nie in den Vereinigten Staaten gewesen.

Dennoch stand für mich fest: Da will ich hin. Nach Kalifornien, in den Sunshine-State, wo es immer warm und sonnig ist und die Menschen den ganzen Tag gut drauf sind. Genau so stellte ich mir das vor. Das war mein Ding. Einmal auf einer Harley oder im Cabrio den Highway 101 die Küste entlangrauschen, Wahnsinn! Als Teenie ließ ich mir regelmäßig Kataloge zuschicken und sammelte in sämtlichen Reisebüros von Großburgwedel und Hannover alles zusammen, was ich über die USA finden konnte, um die einzelnen Angebote zu studieren.

Leider war der Flug für meinen schmalen Geldbeutel viel zu teuer. Bei den vier Mark fünfzig, die ich als Babysitterin pro Stunde bekam, hätte ich wohl so lange jobben müssen, bis das Kind erwachsen gewesen wäre, um mir ein Ticket leisten zu können. Aber ich ließ mich nicht entmutigen, hoffte auf bessere Zeiten und war sicher, dass ich irgendwann einmal genug Geld für einen Flug nach Amerika verdiente. Und so war es dann auch. Eines Tages stellte ich mich im Crocodile vor, unserer Dorfkneipe und zugleich *dem* In-Laden von Großburgwedel. Ich bat um einen Job als Bedienung, den ich auch prompt bekam.

In meiner Rolle als Kassiererin und Zapferin hinter der Theke des Crocodile fühlte ich mich wichtiger denn je und verdiente für damalige Verhältnisse ziemlich viel Geld: acht Mark die Stunde. Da mich die Gäste mochten, bekam ich zusätzlich ordentliches Trinkgeld, das ich eisern sparte. Ich freute mich darüber, dass die Summe auf meinem Konto langsam, aber sicher zu einem stattlichen Betrag heranwuchs. Damit konnte ich nicht nur den Flug nach Amerika, sondern für ein Weilchen auch eine Unterkunft bezahlen. Wie lange dieses Weilchen wohl dauern mochte, wusste ich zwar nicht, doch für ein paar Tage, vielleicht sogar Wochen sollte es schon reichen.

Da ich aus meinem Traum kein Geheimnis machte, erfuhr auch der Besitzer des Lokals bald von meinen Plänen. Jörg war Anfang dreißig, ein witziger, immer gutgelaunter, aufgeschlossener Typ mit blonden Locken. Er war ein echter Sonnyboy, mit sich und seinem Leben zufrieden, aß für sein Leben gern und wog mindestens hundertzwanzig Kilo. Wenn mal nicht so viel los war, saß er bei mir an der Theke, und wir redeten stundenlang über Amerika. Denn wie es der Zufall so wollte, war auch er ein eingefleischter Kalifornien-Fan.

Überhaupt war die Belegschaft im Crocodile wie eine große Familie. Auch meine Brüder saßen oft in dem Laden herum, und meine Mutter brachte am Wochenende regelmäßig ihren begehrten Apfelstrudel vorbei, der über die Theke ging wie warme Semmeln. Bald verbrachte ich meine gesamte Freizeit dort, und wir hatten alle jede Menge Spaß miteinander.

Eines Tages, als Jörg mal wieder bei mir an der Theke saß und mir von Amerika vorschwärmte, beugte er sich zu mir herüber. «Sag mal, hast du nicht Lust, mich auf meinem nächsten Trip nach Los Angeles zu begleiten?», fragte er.

«Ich?», fragte ich völlig verdattert und hätte beinahe die Wasserflasche fallen lassen, die ich gerade in der Hand hielt.

«Ja klar!», erwiderte er. «Ich habe ein paar Geschäfte dort zu erledigen, und wenn du willst, kommst du einfach mit.»

Ich war sofort Feuer und Flamme, schließlich kannte er sich dort bestens aus und konnte mir alle wichtigen Tipps und Insiderinformationen über Land und Leute geben, die ich brauchte. Da mein Fernweh ungebrochen war, stellte ich meine Idee, Modedesign zu studieren, hintenan und rief spontan: «Super, danke! Sehr gern.» Amerika war geritzt.

Zum Glück war Jörg zeitlich flexibel, und so warteten wir noch mein Abi ab, bei dem ich ohne den Ansporn, danach in die weite Welt hinauszuziehen, ziemlich sicher durchgerasselt wäre. Mit Amerika als Ziel vor Augen büffelte ich wie noch nie in meinem Leben und bestand problemlos.

Ein paar Wochen später war es dann endlich so weit. Wir buchten die Flüge, packten die Koffer und machten uns auf und davon. Den Rückflug ließen wir noch offen, da Jörg nicht wusste, wie lange es dauern würde, seine Geschäfte zu erledigen. Er hatte im Crocodile einen Vertreter eingesetzt und war unbesorgt. Ebenso wie meine Eltern, die mich guten Gewissens ziehen ließen. Schließlich kannten und mochten sie Jörg und waren erleichtert, dass ich mit ihm und nicht ganz allein in die weite Welt zog. Gegen meine Abenteuerlust hätten sie ohnehin nichts ausrichten können. Mein Bruder Gerrit freute sich für mich, und ich musste ihm versprechen, regelmäßig anzurufen und ihn über die Ereignisse in Amerika auf dem Laufenden zu halten. Ihm wünschte ich viel Glück für sein letztes Schuljahr, denn ihm stand das Abitur noch bevor. Gábor, der inzwischen in Hannover Medizin studierte und in einer eigenen Wohnung lebte, kam am Tag vor meiner Abreise noch einmal zu Hause vorbei, um mir ein Geschenk in die Hand zu drücken.

«Pass auf dich auf, Schwesterlein», sagte er und wünschte mir alles Gute.

«Klar doch. Außerdem habe ich ja Jörg dabei», beruhigte ich ihn.

Daraufhin ließ er es bei ein paar guten Ratschlägen bewenden und drückte mich zum Abschied noch einmal ganz fest.

Selbst Marcus, mit dem ich immer noch zusammen war, akzeptierte meine Entscheidung ohne Wenn und Aber. Wir führten ohnehin eine recht lockere Beziehung, und so war es kein Thema, dass ich meinen Weg verfolgte, auch wenn er mich von ihm wegführte.

Der Abschied von meiner Familie, meinen Freunden und Marcus fiel mir nicht sehr schwer, lag doch – so hoffte ich – ein unglaubliches Abenteuer vor mir. So war es dann auch. Ich erlebte in Amerika das größte Abenteuer meines Lebens, und zwar in jeder Hinsicht.

Während des langen Fluges studierte ich den Reiseführer über L. A., den Gábor mir geschenkt hatte, von vorne bis hinten, damit mir auch ja nichts entging, und war viel zu aufgeregt zum Schlafen. Je mehr wir uns L. A. näherten, desto aufgekratzter wurde ich. Anne, eine alte Bekannte von Jörg, sollte uns vom Flughafen abholen. Sie war als Achtzehnjährige von Norddeutschland aus mit US-Soldaten auf einem Schiff nach Amerika gefahren und hatte seitdem nie wieder deutschen Boden betreten. Sicher fuhr sie in einem pinkfarbenen Cadillac durch die Gegend, stellte ich mir vor.

Beim Landeanflug klebte ich förmlich am Fenster und sog

alles in mich auf, was ich erkennen konnte. Die Landschaft, teils hügelig, teils flach, die unglaublich große Stadt mit den vielen Wolkenkratzern in Downtown und den Palmen am Meer. Die waren natürlich das Wichtigste, denn: kein Sunshine-State ohne Palmen. Und dann die zahllosen Free- und Highways, die sich wie pulsierende Adern durch die sich unendlich weit ausdehnende Stadt schlängelten. Was für ein Gewirr von Straßen, Brücken, Tunnels und Zubringern. Ob ich da jemals durchblicken würde?

Mir fiel mein erster Abstecher nach der frischbestandenen Führerscheinprüfung in die Innenstadt von Hannover ein. Ich hatte mich gnadenlos verfranzt, war auf irgendeiner Autobahn statt bei McDonald's gelandet und hatte vier Stunden und eine ganze Tankfüllung gebraucht, bis ich wieder zu Hause war. Und jetzt das: eine Stadt, die zigmal größer war als das provinzielle Hannover. Doch zum Glück waren die Boulevards und Avenues parallel angeordnet, und ich kam problemlos zurecht.

Was den amerikanischen Slang betraf, wurde ich gleich beim Zoll jeder Illusion beraubt, auch nur ein Wort dieser Sprache zu beherrschen, mit der man sich hier verständlich machte. Zwar hatte ich Englisch als Prüfungsfach im Abi, doch ohne meinen Begleiter hätte ich wohl alle meine Koffer auspacken müssen. Der Zollbeamte filzte nämlich jeden, der ihn nicht verstand, und nur dank Jörgs Erfahrung blieb mir die Prozedur erspart. Während er sich genauso anhörte wie die Einheimischen, wenn er redete, verstand ich so gut wie kein Wort. Egal, Hauptsache, ich war endlich hier, am Ziel meiner Träume: LAX, Los Angeles Airport.

Ich kam mir vor wie Kolumbus, der die Neue Welt entdeckte. Allein diese unendlich langen Rollbänder in den Flughafengängen. Ich hatte gar nicht gewusst, dass es so etwas überhaupt gab. Und dieses Völkergemisch! Hier tummelten sich wirklich Menschen aller Nationen: Afrikaner, Europäer, Amerikaner,

Asiaten, Verschleierte und Halbnackte – alle in den unterschiedlichsten Looks. Models mit ihren Schminkköfferchen in der Hand liefen neben Hippies mit langen Bärten und Gitarren auf dem Rücken die Gänge entlang. Ich kam aus dem Staunen gar nicht mehr heraus. Es duftete bereits am Flughafen gewaltig nach großer, weiter Welt!

Jörgs alte Freundin «Äään», wie sie sich mir vorstellte, wirkte auf mich wie die Inkarnation des amerikanischen Frauenklischees. Sie war etwa Mitte vierzig, mindestens zweimal geliftet, hatte auftoupierte, blondgefärbte Haare und war geschminkt, als käme sie geradewegs von einem Fototermin. In Jogginganzug und Turnschuhen lief sie selbstbewusst vor uns her, frei nach dem Motto: «Kinderchen, folgt mir, ich hab alles voll im Griff.» Sie begrüßte Jörg überschwänglich und plapperte die ganze Zeit über die guten alten Zeiten mit ihm.

Als ich ihre knallroten, superlangen Fingernägel bemerkte, mit denen sie erstaunlich geschickt umzugehen verstand, konnte ich mir eine Bemerkung nicht verkneifen.

«Die sind ja superschön, aber stören die dich nicht?», fragte ich und bemühte mich, mein Englisch ziemlich lässig klingen zu lassen. Mir war es ein Rätsel, wie man freiwillig mit solch einer «Behinderung» leben konnte, und ich versuchte, mir vorzustellen, wie man mit diesen Krallen wohl die einfachsten Dinge des Lebens meistern sollte. Wie Anne es schaffte, einen Tampon zu benutzen, wagte ich dann doch nicht zu fragen, obwohl es mich durchaus interessiert hätte.

«Kein Problem», erwiderte sie lächelnd. «Nur mit den Hosenknöpfen von engen Jeans habe ich ab und an mal Schwierigkeiten, aber das ist nicht der Rede wert.» Dabei wickelte sie einen Kaugummi aus dem Papier, ohne ihn auch nur einmal mit den Nägeln zu berühren – eine äußerst interessante Technik.

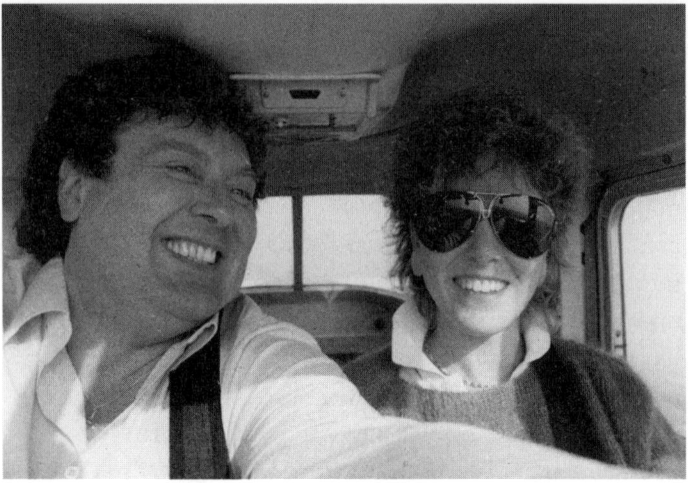

Mit Jörg im Flugzeug in L. A.

Anne war echt amerikanischer als jede Amerikanerin, obwohl sie Deutsche war, und holte uns tatsächlich mit einem alten Caddie ab. Der war allerdings nicht pinkfarben, sondern beige mit braunen, völlig abgewetzten Ledersitzen. Es war das hässlichste Beige, das ich je gesehen hatte, und die zerschlissenen Polster waren das Werk von Dick, Annes Deutscher Dogge.

«Ich habe den Hund at home gelassen, you know», erklärte sie uns. «Dick verträgt Menschenmassen nämlich very schlecht und wird dann immer ganz nuts.»

«Verstehe», sagte ich nur und dachte: Na, das kann ja heiter werden.

Allerdings war ich froh, dass Anne, die wirklich ohne Punkt und Komma redete, zumindest ab und an mal ein paar deutsche Brocken einfließen ließ. So empfand ich zumindest ein bisschen Vertrautheit, und das tat gut, denn hier war doch alles sehr fremd, und ich war verdammt weit weg von zu Hause. Für einen kurzen Moment überfiel mich ein Anflug von Heimweh, das aber gleich wieder verschwand, sobald ich aus dem Autofenster sah. Ich überließ Anne und Jörg das Reden und amüsierte mich darüber, dass zwei Deutsche in Anwesenheit einer dritten Deutschen Amerikanisch miteinander sprachen.

Bald schweiften meine Gedanken ab, und noch immer konnte ich es kaum glauben. Wie oft hatte ich mir gewünscht, eines Tages einmal in Kalifornien zu sein. Wie toll hatte ich mir dieses Land vorgestellt, es mir in den schillerndsten Farben ausgemalt. Und nun war ich tatsächlich hier! Ich betrachtete die Menschen, die in den Autos neben uns saßen, und fragte mich, ob ihnen eigentlich klar war, wie gut sie es hier im Land der unbegrenzten Möglichkeiten hatten. Ich hegte nicht den geringsten Zweifel daran, dass es sich hier tausendmal besser leben ließe als in Deutschland.

Allein schon wegen des Wetters. Der Sommer in Großburgwedel war üblicherweise ein grün angestrichener Winter, trübe Tage mit Dauernieselregen. Sich stundenlang in der Sonne aalen oder gar baden gehen – meistens Fehlanzeige. Und erst der Winter: nur öde und trist bei Temperaturen kurz über dem Gefrierpunkt. Ich hatte das deutsche Wetter schon immer gehasst und die Kalifornier um die vielen Sonnentage beneidet. Nun konnte ich sie ebenfalls genießen. Umso befremdlicher fand ich es, dass Anne ihr Haus in den Hügeln von L. A. grundsätzlich per Klimaanlage auf zwölf Grad Celsius herunterkühlte, um dann den Kamin anzuzünden, während die Menschen draußen im Bikini am Pool lagen und ihre Körper bräunten. Anne fand das gemütlich, denn es erinnere sie immer an «the old land», wie sie Europa nannte. Mit diesen Worten führte sie uns ihren Kamin stolz vor, als wir bei ihr auf einen Kaffee Station machten.

Jörgs deutsche Freundin lebte mit ihrer Dogge Dick und ihrem mexikanischen Hausmädchen, an dem sie kein gutes Haar ließ, allein in ihrem großen Haus. Äään war geschieden – klar, denn bei der Rasanz, mit der sich das Leben hier im Melting-Pot Amerikas veränderte, gehörte eine Scheidung Minimum schon beinahe zum guten Ton. Sie freute sich riesig, Besuch zu haben, kümmerte sich rührend um uns und bot uns ihre Hilfe an. Außerdem sah es ganz so aus, als wäre sie in Jörg verliebt, denn sie ließ ihn keine Sekunde aus den Augen, verwöhnte ihn mit selbstgemachtem Cheesecake und verpasste nicht die geringste Gelegenheit, sich von ihrer besten Seite zu zeigen. Sobald sie sich von ihrem Stuhl erhob, warf sie den Kopf nach hinten und schüttelte ihr Haar, das sich wegen des vielen Haarsprays allerdings kaum bewegte, stellte sich mit eingezogenem Bauch und herausgestreckter Brust in Position und strahlte. Und das in ihrem Jogginganzug, der aussah, als hätte sie ihn gerade nochmal aus der Schmutzwäsche gefischt. Anscheinend war ihr mexikanisches Hausmädchen tatsächlich nicht besonders gewissenhaft.

Was ich an Anne besonders beeindruckend fand, war ihre Figur. Sie war groß, schlank, hatte lange Beine und einen außergewöhnlich schönen Busen. Er war relativ üppig, aber nicht zu ausladend, und sah prall und fest aus wie der eines jungen Mädchens. Es war mir ein Rätsel, wie eine Frau in ihrem Alter einen so perfekten Busen haben konnte. Anne fand ihn wohl auch ziemlich toll, denn sie umfasste ihre Brüste ständig und hob sie von unten mit den Handflächen nach oben, als wollte sie die beiden zurechtrücken – was nun wirklich nicht nötig war. Wahrscheinlich will sie, dass Jörg noch häufiger hinsieht, dachte ich und beneidete sie, denn mein Busen maß höchstens ein Viertel von ihrem.

Nach einer Weile fuhr sie uns dann zu unserem Domizil, einer schicken Anlage mit dem exotischen Namen Oakwood Appartements gleich neben den Universal Studios von L. A. Jörg hatte für uns dort noch von Deutschland aus ein kleines Appartement gemietet, ohne zu wissen, in welch prominenter Nachbarschaft wir uns befanden. Erst war ich skeptisch, denn mein Geld hätte mal gerade für vier oder fünf Nächte dort gereicht. Doch nachdem Jörg mehrfach betont hatte, dass er in

L. A. immerhin auf Geschäftsreise sei und auch ohne mich hier eingezogen wäre, hatte ich keine Bedenken, mir meine Unterkunft von ihm bezahlen zu lassen. Außerdem wollte ich mindestens ein paar Wochen und nicht nur vier oder fünf Tage bleiben, und diese Anlage gefiel mir so gut, dass ich auf gar keinen Fall woanders hinwollte. Sie lag nicht nur neben den Filmstudios, sondern auch direkt unter dem weltberühmten Hollywood-Schriftzug.

Ich dachte daran, was wohl Marcus sagen würde, wenn ich ihm am Telefon erzählte, dass ich mitten in den Hollywood Hills residierte, schließlich kennt ein jeder die riesigen Buchstaben von zahlreichen Postkarten, aus Berichten und unzähligen Filmszenen. War das aufregend! Da thronte das Wahrzeichen der Traumfabrik tatsächlich über mir, in voller Größe und mit allen Verheißungen, die davon ausgingen. Ich konnte es vom Pool aus sehen, der ebenso wie ein Jacuzzi unter freiem Himmel, ein kleines Fitnessstudio und eine Tennisanlage zu dem Appartementkomplex gehörte. Ich konnte es kaum glauben.

Begeistert lief ich herum, sah mir alles genau an, genoss die warme Sonne, die vom kalifornischen Himmel herunterbrannte, und die coole Atmosphäre um mich herum. Ich hatte das Gefühl, in einer dieser Hochglanz-Fernsehserien zu sein, die ich zu Hause so oft mit Wehmut auf dem Bildschirm verfolgt hatte. Was für eine tolle Stimmung hier herrschte! Braungebrannt lagen die Männer und Frauen am Pool, auf einmal fing jemand an zu singen, ein anderer stimmte ein, der Nächste begann, den Rhythmus dazu zu klatschen, der Rest machte mit, und plötzlich befand ich mich mitten in einer improvisierten Jamsession.

«Die sind hier so was von locker drauf», erzählte ich Gábor euphorisch, als ich eines Samstags zu Hause anrief und ihn zufällig am Apparat hatte. «In Deutschland sind die Leute für solche Aktionen viel zu verklemmt.» Dass ich selbst nicht gewagt hatte, bei dieser Session mitzumachen, weil ich nämlich auch zu verklemmt war, verschwieg ich.

«Freut mich, dass es dir so gut geht, Schwesterlein», sagte er, «was hast du …»

Doch ich ließ ihn gar nicht erst ausreden, die Worte sprudelten nur so aus mir heraus. «Ich beneide die Amerikaner um ihre Spontaneität und Ungezwungenheit», rief ich. «Dieses Gefühl von Freiheit, das die Menschen hier ausstrahlen, das will ich auch haben!»

Gábor fand mich süß.

«Außerdem sehen die alle hier auch noch super aus. Was für Figuren die Frauen haben: schlanke Taillen und große, feste Brüste. Du wärst sicher begeistert.»

«Na, na, na, jetzt mach mal halblang», sagte er nur.

«Ich frage mich, ob amerikanische Ladys grundsätzlich besseres Bindegewebe haben als europäische Frauen», philosophierte ich weiter, und wir redeten noch etwa zehn Minuten, bevor er mir meine Eltern und Gerrit gab, damit sie auch ein paar Worte mit mir wechseln konnten.

Wie es um das Aussehen der Durchschnittsamerikaner wirklich bestellt war, erkannte ich schon einen Tag später bei meinem ersten Ausflug in ein amerikanisches Einkaufscenter. Da kamen mir Hausfrauen mit pinkfarbenen Lockenwicklern auf dem Kopf, Turnschuhen und super Hot Pants entgegen, aus denen das Fett und die Orangenhaut nicht nur unterhalb, sondern auch oberhalb der heißen Höschen herausquollen. Die BHs unter den bauchfreien, ärmellosen T-Shirts konnten kaum bändigen, was sich unter und neben ihnen befand, und ich bewunderte die Gleichgültigkeit, mit der diese Frauen meinen staunenden Blicken begegneten. Ich wäre wahrscheinlich lieber gestorben, als mich so aus dem Haus zu wagen.

Auf jeden Fall wurde mir klar, dass die Frauen in den Oakwood Appartements ganz und gar nicht dem amerikanischen Durchschnitt entsprachen, sondern anscheinend den ganzen

Tag nichts anderes taten, als ins Fitnessstudio zu gehen, in der Sonne herumzuliegen und nichts zu essen. Mehr als einmal fragte ich mich, welche Übungen sie wohl machten, um ihre straffen, großen Brüste zu trainieren, denn die würde ich auch gerne in mein Fitness-Programm aufnehmen. Ansonsten stand ich ihnen in nichts nach, schließlich quälte auch ich mich seit Jahren regelmäßig beim Joggen oder im Studio. Wie schon in Großburgwedel verging auch hier kein Tag, an dem ich nicht trainierte.

As big as possible

«Mit der Essstörung verstärkt sich die Verzerrung der Körperwahrnehmung. Diese wiederum verstärkt die Essstörung. Bei Magersüchtigen wächst die Angst vor einer minimalen Gewichtszunahme umso stärker, je mehr sie abnehmen. Sie fürchten, ‹wie ein Hefekloß› aufzugehen. Bei Bulimie und Binge-Eating-Störung nehmen Ekel und Ablehnung oft zu. Eine Heilung von einer Essstörung ist nur zu erreichen, wenn die Körperwahrnehmung realistischer und die Gefühle und Gedanken weniger negativ werden.»

REICH/GÖTZ-KÜHNE/KILLIUS, S. 82

Ich war inzwischen knallhart gegen mich selbst, lebte in Amerika wie schon zu Hause mit totaler Disziplin und hatte mich voll im Griff. Natürlich muss man beim Sport oft den inneren Schweinehund überwinden, doch ich überwand nicht nur ihn, sondern auch mich selbst: aufhören, wenn ich müde war? Undenkbar! Weitermachen, hieß die Devise, noch einen Kilometer, noch hundert Meter. Noch zehn Sit-ups, noch zehn Liegestütze, das schaffe ich schon, ich bin schließlich stark!, sagte ich mir immer wieder. Meist empfand ich erst dann Befriedigung, wenn ich nicht mehr konnte. Wenn sich meine Muskeln anfingen zu verkrampfen. Wenn das Herz in meinem Körper pochte, der Schweiß mir aus allen Poren lief, mir schwindelig wurde. Erst wenn Sternchen vor meinen Augen tanzten, war ich Herrin über meinen Körper. Letztlich war ich beim Sport ebenso exzessiv wie beim Essen: noch ein halbes Kilo abnehmen, obwohl mir die Kleider in Größe 34 schon viel zu weit waren und ich nur noch in der Kinderabteilung shoppen konnte. Noch einmal mehr zur Toilette gehen und mich entleeren.

Der einzige Mensch, der in dieser Zeit einen genaueren Einblick in mein unnatürliches Essverhalten hätte haben können, war Jörg, schließlich war er fast jeden Tag mit mir zusammen. Doch zum Glück ließ er sich nicht davon irritieren, dass ich doppelt so viel aß wie er, dafür aber nicht mal die Hälfte von ihm wog. Er verlor kein Wort darüber, dass ich zwei Hauptgänge und noch eine Nachspeise zu mir nahm und nach jedem Essen als Erstes die Toilette aufsuchte. Wahrscheinlich lag es daran, dass er selbst ein gestörtes Verhältnis zum Essen und daher sowieso keine Ahnung hatte, welche Portionen normal waren. Genau wie ich.

Eine weitere Gemeinsamkeit, die das Essen betraf, war unsere Vorliebe für die Cheesecake Factory, die wir bald am Rodeo Drive in Beverly Hills entdeckten. Einfach göttlich, dieser Käsekuchen! Es gab ihn in allen erdenklichen Variationen: vanilla-pecanut, chocolate-vanilla-cream, double fudge-nut-honey-cream und so weiter und so fort. Die Stücke waren riesengroß, und ich hätte mich reinsetzen können, so lecker waren sie. Ob mit oder ohne Sahne, ob mit Himbeersirup oder Schokoladensoße – ich aß immer drei Stücke hintereinander. Irgendwann traute ich mich kaum mehr in den Laden, weil die Kellner mich schon kannten und lauthals blödelnd ihre Witze über meine Maßlosigkeit machten. Die anderen Gäste drehten sich dann nach mir um und musterten mich von oben bis unten. Ich versuchte, die Show mitzumachen und alles ins Lächerliche zu ziehen, dennoch wird sich das Personal seinen Teil gedacht haben. Meine Güte, war mir das peinlich! Am liebsten wäre ich gar nicht mehr in meine geliebte Cheesecake Factory gegangen. Doch ich konnte einfach nicht widerstehen, sie zog mich magnetisch an. Wie sehr habe ich mich damals für meine Triebe und meine Gier gehasst, der ich nicht Herrin wurde. Außerdem habe ich mich geschämt – maßlos geschämt!

Dabei war das eigentlich gar nicht nötig, denn wie ich bei

fast jedem Toilettengang feststellte, war ich nicht die Einzige, die sich ihrer Cheesecakes auf die schnelle Art und Weise entledigte. Ich roch die Spuren meiner Leidensgenossinnen in der Luft, und ich fand sie überall – im Wasser, unter dem Klo, am Toilettendeckel. Fast alle amerikanischen Damen-WCs spiegelten diese grauenhafte Sucht wider.

Ich war überrascht. Zu Hause in Deutschland gehörte ich einer Minderheit an, hier in Hollywood dagegen schien die Ess-Brech-Sucht wesentlich weiter verbreitet zu sein. Immer wieder beobachtete ich, wie junge Frauen riesige Portionen verschlangen und dabei spindeldürr waren. Meistens sahen sie extrem gut aus und wirkten so, als legten sie großen Wert auf ihr Äußeres, denn sie waren gut gestylt und perfekt geschminkt – genau wie ich. Doch wenn ich genauer hinsah, fielen mir ihre Ringe unter den Augen auf, ihre brüchigen oder künstlich aufgeklebten Fingernägel, das matte Haar, die gequält fröhliche Ausstrahlung. Mir fiel auch auf, dass sie nicht glücklich aussahen, wenn sie lachten. Ihr Gesichtsausdruck wirkte unecht, wie bei einer Maske. Wenn ich ihnen in die Augen sah, erkannte ich darin keine Tiefe, sie hatten eher was von Kraftlosigkeit und Leere.

Mich schockierte es zutiefst, wenn ich bemerkte, mit welcher Gier – die nicht das Geringste mit Genuss oder Lust zu tun hatte – diese Frauen ihr Essen wahllos in sich hineinstopften. Dabei sahen sie immerzu verschämt nach links und rechts, um zu prüfen, ob sie bei ihrem Fressgelage beobachtet wurden. Wenn sich unsere Blicke trafen, schauten sie schnell weg, legten die Gabel hin, schoben den halbvollen Teller beiseite und taten so, als wären sie satt. Wenn sie sich nach einem Weilchen wieder unbeobachtet fühlten, schlugen sie erneut zu.

Gierige Raubtiere, Löffel und Teller fest im Griff; der Kuchen die gerade erlegte Beute, die ihnen nichts und niemand entreißen durfte. Dazu tranken sie Milchkaffee oder Tee – logisch, damit sich im Magen alles gut mischte und eine dickflüssige, gut bewegliche Masse bildete, die sie leicht wieder herauswürgen konnten. Es war immer dasselbe Ritual: Wenn die jungen Frauen mit ihrem Gelage fertig waren, musste man nicht mal bis zehn zählen, bevor sie aufstanden und sich – leicht gebückt, weil der volle Bauch spannte – Richtung Ladies' Room bewegten.

Was dort passierte, war sonnenklar, denn die Spuren waren sichtbar: Spritzer von Erbrochenem, Fettfilme auf dem Spülwasser, Geruch nach Halbverdautem in der Luft.

Wenn die Girls dann zurückkamen, unter der frischen Schminke kreidebleich, zittrig und wegen der Schwindelanfälle etwas wacklig auf den Beinen, taten sie gequält locker und fröhlich. Als wäre nichts gewesen, bestellten sie ein Wasser, um den schlechten Geschmack hinunterzuspülen, der ihnen noch im Halse klebte.

Bei ihrem Anblick musste ich jedes Mal an mein Erlebnis bei Susi zu Hause denken, als Maria genauso wackelig ins Zimmer gewankt war und so getan hatte, als sei alles ganz easy und in bester Ordnung. Die armen Mädchen, dachte ich, wie müssen sie leiden! Plötzlich erfasste mich Panik, denn ich hielt ebenfalls ein Wasserglas zum Runterspülen nach meinem Toilettengang in der Hand. Ich zitterte genauso wie damals Maria und all die essgestörten jungen Frauen hier. Ich zitterte sogar so sehr, dass das Wasser in meinem Glas fast überschwappte.

Mein Gott, du bist auch nicht besser als die anderen, wurde mir mit einem Schlag bewusst. Du rennst genauso auf die Toilette und kotzt dich leer, nachdem du für Unmengen von Dollar Unmengen von Cheesecake in dich reingestopft hast. Du wankst genau wie sie und bewegst dich wie eine Scheintote, die aus der Hölle in die Welt hinausgeht und ihre Show abzieht. Auch du tust fröhlich, gibst dich ausgelassen und glücklich, dabei geht es dir zum Kotzen. Ein Leben kurz vor dem Exitus, ein Leben in der Hölle der Bulimie.

Doch der Schock war wohl nicht tief genug, und die trüben

Gedanken hielten nicht lange an, zu sehr war ich von Amerika und meiner Abenteuerlust gepackt. Es gelang mir sogar, zu verdrängen, dass sich mein körperlicher Zustand zunehmend verschlechterte. Ich wollte es schlicht und ergreifend nicht wahrhaben, suchte mir immer wieder Ablenkung von außen und spülte meine Probleme einfach das Klo hinunter.

Während Jörg tagsüber viel unterwegs war, um seinen Geschäften nachzugehen, blieb ich die meiste Zeit in meinem amerikanischen Zuhause. Zwar fuhr ich mal zum Shoppen in die City, traf mich mit Anne oder sah mir die eine oder andere Sehenswürdigkeit an, doch die meiste Zeit verbrachte ich in der Anlage, spielte ab und zu Tennis oder lag wie die anderen am Pool. Je länger ich das Treiben dort beobachtete, desto klarer wurde mir, warum all diese Menschen mit ihren gepflegten Körpern ausgerechnet hier am Fuße der Hollywood Hills versammelt waren. Die Schönen, die Tätowierten, die Verrückten, die am Pool ihrer Kreativität und ihrer Lust auf Selbstdarstellung freien Lauf ließen: Sie alle kamen hier neben den Universal Studios zusammen, weil sie Models, Musiker, Sänger oder Schauspieler oder alles auf einmal waren. Sozusagen Glücksritter der Traumfabrik. Sie kamen von überall her, aus ganz Amerika oder gar aus dem Ausland. Die meisten hatten jahrelang darauf hingearbeitet und gespart, eines Tages ins Filmbusiness einsteigen zu können. Sie alle wollten ganz groß rauskommen und ließen keine Gelegenheit aus, aller Welt ihre Starqualitäten zu zeigen.

Und ich, Gundis Zámbó aus dem hohen Norden, «from the old land», war nun mittendrin in dieser Szenerie – einfach so. Jörg hatte beim Buchen unserer Unterkunft gar nicht überlegt, wo unser Appartement lag, umso größer und angenehmer war die Überraschung nun. Ständig fragten mich die anderen, ob ich denn auch Schauspielerin oder Model sei. Ausgerechnet ich! Nicht im Traum hätte ich gewagt, an so etwas zu denken. Viel zu weit weg, viel zu unerreichbar schien mir dieser Gedanke, ja geradezu utopisch.

Ich erinnerte mich daran, wie ich als kleines Mädchen beim Abendessen diesen Wunschtraum geäußert hatte.

«Ich will übrigens Schauspielerin werden», verkündete ich meinen erstaunten Eltern und biss von meinem Käsebrot ab.

Gerrit fing an zu prusten, während Gábor mir nur einen überraschten Blick zuwarf.

«Das liegt nicht in der Familie», sagte mein Vater nur und aß weiter. Damit war das Thema für mich erledigt gewesen.

Dennoch schmeichelte es mir, dass mich unsere Nachbarn als eine der ihren betrachteten. Überhaupt gefiel es mir von Tag zu Tag besser in der Stadt der Engel. Die anfänglichen Anflüge von Heimweh waren wie weggeblasen, ich verschwendete immer weniger Gedanken an zu Hause und meldete mich auch nur noch sehr unregelmäßig, selbst bei Marcus.

Ich war einfach viel zu abgelenkt und fasziniert von der Glitzerwelt um mich herum. Als ich dann auch noch erfuhr, dass die Schweizer Heavy-Metal-Band *Krokus* gleich nebenan wohnte, war ich mir völlig sicher, genau am richtigen Ort zu sein. Als eingefleischter Metal-Fan liebte ich ganz besonders auch *Krokus*, die noch vor einem halben Jahr ein Konzert in Hannover gegeben hatten. Natürlich hatte ich mir das nicht entgehen lassen und mich zusammen mit meinem Bruder Gerrit in die erste Reihe gequetscht, um den Jungs auf der Bühne zuzujubeln.

Und jetzt wohnten die Musiker, die in L. A. gerade eine neue Platte produzierten, gleich neben mir. Ab und zu unterhielten wir uns, wenn wir uns zufällig vor der Haustür trafen, ganz locker von Nachbar zu Nachbar. Wenn das die Jungs und Mädels zu Hause wüssten, dachte ich und fand es einfach nur sensationell. In was für eine Welt war ich da nur hineingeraten! Mitten in die Film- und Showwelt von Hollywood – wer hätte das gedacht! All der Glitzer und Glamour gefielen mir. Und der Luxus um mich herum gefiel mir auch.

Anscheinend hatte hier jeder Geld im Übermaß, fuhr ein dickes Auto, trug Designerklamotten, fette Goldketten und Rolex-Uhren. Und alle erzählten sie von irgendwelchen Luxushäusern in Beverly Hills, Yachten in mondänen Häfen und Ferienhäusern in Europa. Irgendwie beeindruckte es mich, dass die Leute hier nur mit riesigen dunklen Sonnenbrillen herumliefen, um nicht erkannt und belästigt zu werden. Also legte ich mir auch gleich eine zu.

Als ich eines Nachmittags wieder mal gemeinsam mit Anne die Stadt erkundete, sah ich auf dem Sunset Boulevard zum ersten Mal in meinem Leben einen echten Rolls-Royce. Leider konnte ich nicht erkennen, welcher Star sich da herumkutschieren ließ, denn die Scheiben waren getönt, damit man nicht in die Luxuskarosse hineinsehen konnte. Auf jeden Fall mussten hier überall Filmstars unterwegs sein bei den unzähligen Stretchlimousinen mit Chauffeur, die hier ganz selbstverständlich zum Straßenbild gehörten. Ich kam mir vor wie im Film.

Nach zweieinhalb Wochen in Los Angeles traf ich eine Entscheidung. Ich beschloss, selbst ein fester Bestandteil meiner neuentdeckten Welt zu werden: Ich wollte Film- oder Fernsehstar werden. Zwar wusste ich noch nicht genau wie, aber das war mir in diesem Moment egal, Hauptsache, ich war dabei! Damit war auch klar, dass ich erst einmal hierbleiben würde. Ich hatte zwar nicht die leiseste Ahnung, wie ich das anstellen sollte, aber mein Wunsch zu bleiben war stärker als jeder Zweifel.

Am nächsten Morgen erzählte ich Jörg beim Frühstück von meinen Plänen.

«Ich weiß zwar noch nicht, wie ich an das nötige Kleingeld oder eine Greencard kommen soll, aber irgendwie werde ich das schon schaffen», berichtete ich ihm voller Überzeugung und war gespannt auf seine Reaktion.

«Echt klasse!», sagte er sofort begeistert. «Was du immer für Ideen hast. Ich mag spontane Menschen.»

«Das wäre echt mein größter Traum. Deutschland ist auf einmal so weit weg, ich kann mir gar nicht vorstellen, zurückzugehen und irgendeine öde Ausbildung zu machen, wie Susi oder Maria.»

«Mach dir mal keine Sorgen. Ich kann dir da sicher helfen. Wie wäre es, wenn ich mit dir hierbleibe und dich manage?» Offenbar fand er die Idee, ins Showbusiness einzusteigen, mindestens so spannend wie ich und sah sich wohl schon als Manager im dunklen Nadelstreifenanzug durch die Produzentenbüros Hollywoods laufen. «Gemeinsam können wir es locker schaffen. Und das Crocodile ist in guten Händen, mich zieht momentan auch nichts zurück in die Heimat.»

Ich überlegte nicht lange, denn so eine Chance bot sich mir sicher nie wieder. Also nahm ich Jörgs Angebot an, informierte noch am selben Tag meine Eltern und Marcus, dass ich länger in Amerika bleiben würde, und kümmerte mich um mein neues Ziel. Schon eine Woche später immatrikulierte ich mich an der University of California für den Kurs «Acting for film and television», der zufällig gerade begann. Ich war ein echter Glückspilz.

In dem Kurs war es wie in *Fame*. Unser Lehrer, Don Richardson, war ein alter Hase in der Branche, mit einem langen weißen Rauschebart und verschmitzten Augen. Sie strahlten jedes Mal, wenn er von seiner Arbeit bei *Bonanza* oder seiner heißen Liebesaffäre mit Grace Kelly erzählte. Ich war baff und wollte kaum glauben, dass der kleine Mann, der da vor mir stand, tatsächlich der Regisseur von *Bonanza* gewesen war. Als Kind hatte ich diese Serie geliebt, Little Joe fand ich immer besonders toll. Wenn das Feuer im Vorspann die Cowboy-Landkarte wegbrannte, wenn der dicke Hoss und die anderen Cartwrights durch die Prärie galoppierten, dann war im Hause Zámbó *Bonanza*-Zeit angesagt. Die Erkennungsmelodie habe ich noch heute im Ohr. Und nun war jemand, der an dieser Kultserie maßgeblich beteiligt war, ausgerechnet mein Lehrer.

So hockte ich mit knapp zwanzig amerikanischen Träumern in meiner «class» und staunte über all die Anekdoten aus der Welt der Stars und Sternchen, die good old Don uns wild gestikulierend erzählte. Ich kaufte mir alle Bücher, die er erwähnte, lernte sämtliche Szenen in- und auswendig, die wir behandelten – auch wenn ich nur die Hälfte davon verstand –, und probte fleißig mit meinen Mitschülern.

Die Szenenaufführungen vor der Klasse waren freiwillig, dienten oft der allgemeinen Belustigung und wurden im Anschluss ausführlich analysiert. Daher dauerte es ewig, bis ich es wagte, mich dafür zu melden. Anfangs hatte ich Hemmungen, gab keinen Mucks von mir und hörte nur zu. Doch nachdem so ziemlich alle meine Mitschüler mindestens zwei- bis dreimal vorgespielt hatten, packte mich der Ehrgeiz. Ich wollte auch auf den Brettern stehen, die damals die Welt für mich bedeuteten, nämlich auf dem quietschenden grünen Linoleumboden unseres Klassenzimmers. Ich fasste mir ein Herz, tat mich mit einer Gruppe anderer Mutiger zusammen, übernahm die Rolle der Ninotschka, die Don mir zuwies, übte mit meinen Mitschülern zwischen den Unterrichtsstunden, sprach dem begeisterten Jörg zu Hause meinen Part vor und fühlte mich schon fast wie ein echter Profi.

Aber je näher die Unterrichtsstunde rückte, in der ich dran war, desto nervöser wurde ich. Ich verstand meinen Text nur halb, hatte keinen Plan, worauf die Szene hinauslief, wusste nicht, wann und wie ich lachen, weinen, gestikulieren oder sonst was tun sollte, und hatte Angst, mich lächerlich zu machen.

Dennoch war ich fest entschlossen, die Nummer durchzuziehen, denn aufgeben wäre feige gewesen. Außerdem gab es so schnell keinen Ersatz für mich, und ich konnte die anderen nicht einfach im Stich lassen. Gundis, go for it!, dachte ich und ging am nächsten Montag mit dem Mut der Verzweiflung in meine «class». Als meine Gruppe aufgerufen wurde, schlich ich als Letzte auf die Linoleumbühne, und bald war nichts anderes mehr im Raum zu spüren als erwartungsvolle Stille und das auffordernde Räuspern unseres Lehrers. Da begann mein Herz noch mehr zu rasen als vorher, und mir wurde ganz flau im Magen.

O Gott, dachte ich, wie geht nochmal mein Text? Ich hatte ihn vergessen. Ich konnte mich noch so sehr anstrengen, mich konzentrieren und überlegen, die Zeilen wollten mir nicht mehr einfallen. Dabei hatte ich so intensiv gelernt, selbst bei der Vorbereitung zum Abitur war ich nicht so fleißig gewesen. Sicher zwanzigmal hatte ich meinen Text fehlerfrei und ohne Stocken laut aufgesagt. Und jetzt das: alles weg – totaler Blackout. Ich brach in Panik aus. Anstelle meines Textes schossen mir tausend Gedanken durch den Kopf: Was soll ich sagen? Was soll ich tun? Wo soll ich wann stehen? Wohin mit meinen Händen? Ich wusste gar nichts mehr. Am liebsten wäre ich einfach aus dem Raum gerannt.

Doch dann kam die Rettung: Marc. Der kleine, schüchterne Mexikaner, der kaum älter war als ich und auch zum ersten Mal vor der Klasse stand, hatte den ersten Part. Okay, Gundis, dachte ich, hör ihm erst mal zu, mal abwarten, was dann passiert. Ich sah also zu meinem Klassenkameraden hinüber und stellte erleichtert fest, dass die Blicke der anderen auf ihn gerichtet waren und nicht auf mich. Marc wiederum sah mir in die Augen, dann Stephen, dem Dritten in unserem Bunde, danach den anderen Mitschülern und zuletzt hilfesuchend unserem Lehrer.

Mittlerweile war es im Raum mucksmäuschenstill geworden, auch Don hatte mit seinem Räuspern aufgehört, und die Spannung stieg. Als der Lehrer Marc mit einem Kopfnicken aufforderte, nun endlich mit der Szene zu beginnen, brach dieser in Panik aus. Er wurde blass, seine Hände zitterten, und während er nervös von einem Bein auf das andere hüpfte, begann er zu schreien: «*I can't, I can't, I can't!*» Damit rannte er hinaus, knallte die Tür hinter sich zu, sodass sie beinahe aus dem Rahmen gebrochen wäre, und ward nie mehr gesehen.

Die Klasse war entsetzt, Don sauer, Stephen frustriert, weil er nicht zum Zuge gekommen war, und mir fiel ein ganzer Felsbrocken vom Herzen. Die Aufführung fiel aus, ich war erlöst. Ich dankte dem Himmel und Marc, dass er sich für mich geopfert hatte. Ich war also nochmal davongekommen. Glück gehabt!

Bei der nächsten Szene, für die Don mich einteilte, damit ich nun endlich mal zu meinem Recht kam und mein Können unter Beweis stellen konnte, war ich weitaus ruhiger. Denn ich hatte ja nun schon einmal da vorne gestanden. Glücklicherweise blieb ich von Blackouts und anderen Hindernissen verschont, und spielte meine Szene gar nicht mal so schlecht.

«Gundis, du hast Talent», bemerkte Don zufrieden. «Wenn du fleißig übst und Sprechunterricht nimmst, um deinen Akzent loszuwerden, stehen die Chancen für dich ganz gut.»

«Danke», hauchte ich nur.

«Vielleicht kommst du sogar irgendwann mal ganz groß raus», fügte er lächelnd hinzu.

Na, immerhin! So blieb ich also dabei und machte mich regelmäßig auf zum Schauspielunterricht auf dem Campus der UCLA.

Jörg freute sich sehr über meinen ersten kleinen Erfolg und fing an, Pläne für eine gemeinsame Zukunft hier in den USA zu schmieden. Immer wieder sprach er davon, was wir nun alles tun würden, und ich gewann den Eindruck, als hätte er nur auf eine Gelegenheit gewartet, Deutschland den Rücken zu kehren und in den USA noch einmal neu anzufangen. Seine Ideen reichten von «Wir müssen die richtigen Leute kennenlernen und auf die entsprechenden Partys gehen» über «Wir müssen professionelle Fotos von dir machen lassen» bis hin zu «Wir müssen ein Haus mit viel Platz und einem Büro finden». Er war offenbar bereit, all das in mich zu investieren, und hoffte, dass ich eines Tages tatsächlich groß rauskam – und mir war es nur recht.

Also machte Jörg Termine mit Maklern. Wir traten bei Hausbesichtigungen in Beverly Hills und Venice Beach als Paar auf und taten so, als wollten wir tatsächlich eines dieser unglaublichen Häuser kaufen. Ich spielte das Spiel mit, nahm es allerdings nicht weiter ernst, denn allein die Kaufpreise von drei bis fünf Millionen Dollar waren ein absoluter Witz. Es amüsierte mich, durch die Gemächer, Gärten und Poolanlagen dieser Anwesen zu wandeln. Ich kam aus dem Staunen nicht mehr heraus und konnte es kaum fassen, dass es wirklich Menschen gibt, die in solchen Luxusvillen leben. Dennoch tat ich so, als wäre das alles ganz normal und selbstverständlich für mich. So lobte ich zum Beispiel die außergewöhnliche Innenausstattung, kritisierte aber die Tatsache, dass ich durch den Avocadobaum vorm Schlafzimmerbalkon leider genau das Stückchen vom Strand nicht sehen könne, das ich so gerne morgens beim Aufwachen betrachten wollte. Genau dieses Argument brachte ich bei einer Villa in den Hügeln von Malibu vor, die wir uns eines sonnigen Nachmittags ansahen und die Jörg schon so gut wie gekauft hatte, ohne sie sich jemals leisten zu können. Mir war nichts Besseres eingefallen, um aus der Nummer wieder herauszukommen.

Es machte mir Spaß, so zu tun, als sei ich es gewohnt, als Luxusweibchen durchs Leben zu gehen. Und nachdem Jörg bei jeder Gelegenheit erzählte, ich sei ein Star aus Germany, der nun Hollywood beehrte, legte ich meine anfängliche Schüchternheit ab und fand allmählich Gefallen daran, die Menschen mit dieser Story zu beeindrucken.

Stargeflüster war allseits beliebt in L.A., und je mehr Jörg vom Leder zog, desto mehr Aufmerksamkeit und Bewunderung wurden mir zuteil, und es fiel mir immer leichter, meine Rolle zu spielen. Jedes Mal, wenn wir Häuser besichtigten, über den Rodeo Drive in Beverly Hills schlenderten oder zum Dinner gingen, warf ich mich in Schale. Ich schminkte und stylte mich, so gut ich konnte, machte mir aufwendige Frisuren, trug den teuersten Schmuck, den ich besaß, und gab mir alle Mühe, meine Garderobe so zu kombinieren, dass es möglichst nicht auffiel, wenn ich ständig die gleichen Teile trug. Für teure Designerklamotten fehlte mir nämlich das nötige Kleingeld, und ich wollte Jörg, der schon so viel für mich tat, nicht auch noch darum bitten.

Jedenfalls bekam ich ständig und von allen Seiten Bestätigung, da die Amerikaner sich nicht scheuen, ihrer Bewunderung Ausdruck zu verleihen, und freute mich sehr über diese unerwartete Anerkennung. Ich nahm mir die Aussage eines Models zu Herzen, die ich am Pool aufgeschnappt hatte, und machte sie zu meinem Leitspruch: «Always try to look your best. In any situation!»

Doch der Preis, den ich für meine scheinbare Perfektion und die damit verbundene Anerkennung zahlte, war hoch. Mein Leben war nichts als Show, ich spielte mich, oder besser noch, eine Projektion von mir. Ich hatte mich damals ziemlich weit von mir selbst entfernt, hatte kein Verhältnis zu meinem Körper und betäubte mich mit all dem Schein im Grunde nur selbst. Ich war den Verlockungen Amerikas erlegen und hatte mich dabei verloren.

Das galt auch in puncto Essen, denn in diesem Land schien sich alles ums Essen zu drehen. Jederzeit war etwas verfügbar, und es boten sich mir unendlich viele Gelegenheiten, meiner Fressgier nachzugehen. An jeder Ecke gab es Fast-Food-Läden, in denen man doppelte und dreifache Hamburger, Pommes frites in XL und dazu ganze Milchshake-Eimer bestellen konnte

– jederzeit bequem und schnell erreichbar. Einfach vorfahren, bezahlen, verschlingen.

Fast genauso einfach war es mit den Eisdielen. Zwar konnte man bei denen nicht vorfahren, aber es gab ständig genügend freie Parkplätze vor jedem dieser Icecream-Himmel. Auch hier alles ganz easy. Und lecker! Bei keiner einzigen italienischen Gelateria in ganz Deutschland habe ich jemals so viele verschiedene Eissorten auf einmal gesehen. Zwar konnten die amerikanischen College-Girls, die hinter dem Tresen standen, bei weitem nicht so geschickt mit dem Eiskugelformer umgehen wie der italienische Kellner, den ich als Kind so sehr bewundert hatte, wenn ich mit meiner Großmutter Eis essen gegangen war. Aber dafür gab es eine deutlich größere Auswahl.

Die zahllosen Möglichkeiten, die man hier hatte, mal eben unbemerkt und auf die Schnelle etwas zu essen, kamen mir sehr gelegen. Bulimiker essen nämlich lieber anonym als in Gesellschaft, weil sie sich ständig schämen und Angst haben, erkannt zu werden, anhand der Massen, die sie bei einer Mahlzeit so in sich hineinschlingen. Die staunenden Blicke der Umsitzenden, die einen um die Fähigkeit beneiden, Riesenportionen essen zu können, ohne dick zu werden, sind ganz schön unangenehm. Schließlich will man auch nicht ständig erklären, warum man so viel isst.

Außerdem ist es mühsam, sich immer wieder neue Lügenmärchen auszudenken und diese glaubhaft rüberzubringen. Immer wieder erfindet man Geschichten von irgendwelchen Schilddrüsenfehlfunktionen oder sagt: «Ich kann nun mal essen, so viel ich will, ohne zuzunehmen. Das war schon immer so», oder: «Bei dem vielen Sport, den ich mache, verbrenne ich das alles wieder.» Natürlich ist es furchtbar peinlich, wenn man merkt, dass einem die Show, die man gerade abzieht, nicht abgekauft wird. Dann ist es das Beste, ganz schnell das Thema zu wechseln.

Jedenfalls wollte ich so gut rüberkommen wie möglich, und dafür – so dachte ich – brauchte ich eiserne Disziplin und die perfekte Figur.

Also besuchte ich statt wie bisher einmal nun zweimal täglich das Fitnessstudio in der Appartementanlage und ging zwischendurch joggen. Dabei ignorierte ich meine Schwindelanfälle, überklebte meine brüchigen Fingernägel mit künstlichen Nägeln – das war hier ohnehin total hip, auch wenn meine nicht ganz so lang waren wie Annes. Außerdem ließ ich mir blonde Glanzsträhnchen in meine immer matter und feiner werdenden Haare färben. Und ich hing mindestens fünfmal am Tag über der Kloschüssel. Die Bulimie wurde wieder schlimmer, ich verlor zunehmend das Gefühl für mich selbst, die Verbindung zu meinem wahren Ich, die Verbindung zu meinem Körper. Ich behandelte ihn wie einen Fremden.

Dabei hatte ich einen tollen Body. Nur sah ich das selbst nicht, sondern hatte ständig etwas auszusetzen, insbesondere an meinem Bauch, den ich für viel zu dick hielt. Mit einem anderen Körperteil war ich ohnehin von Anfang an todunglücklich: mit meinem Busen. Als Teenie fand ich ihn unerträglich präsent, jetzt dagegen viel zu flach, denn er war einfach zu klein und damit nicht stargerecht. Da war ich mir absolut sicher, denn ich hatte das Aussehen der großen Hollywood-Stars sehr genau beobachtet – ob im Fernsehen, in den Printmedien, auf den Plakaten am Sunset Boulevard oder in natura. Ich studierte ihr Make-up, die Frisuren, die Kleider, ihr Lächeln und ihre Figuren und stellte deprimiert fest: Keine von ihnen hatte einen so kleinen Busen wie ich. Damit konnte ich nie ein wirklich großer Star werden, bildete ich mir ein, und es frustrierte mich maßlos, dass meine Brust nicht größer war.

Verrückt! In der Schule hatte ich mich dafür geschämt, als die ersten Ansätze zu sehen waren, und hätte sie am liebsten versteckt. Damals hatte ich Komplexe wegen meiner frühen Weiblichkeit, denn meine Freundinnen waren alle später dran als ich. Und nun hatte ich wieder Komplexe wegen der kaum vorhandenen Weiblichkeit. Dennoch kam meine knabenhafte Figur, die ich mir mit jahrelangem Fitnesstraining, unzähligen Diäten, Fressanfällen und anschließenden Kotzorgien herangezüchtet hatte, allgemein sehr gut an. Jeder bewunderte meine schmale Taille und meinen knackigen Po, und auch meine Beine waren schön – zwar nicht superlang, dafür gerade, muskulös und ohne Orangenhaut. Aber der Busen – der war einfach zu klein. Da halfen auch keine Diäten, kein Fitnesstraining oder andere Quälereien. Er war, wie er war. Wie frustrierend!

Jedes Mal, wenn ich Anne begegnete, beneidete ich sie um ihre Brüste: groß und prall und fest, sodass sie selbst beim Laufen kaum wippten. Die hätte ich auch gerne gehabt! Jedes Mal, wenn Anne die geöffneten Handflächen behutsam wie Schalen unter ihre Weiblichkeit hielt, um die schönen Rundungen gefühl- und lustvoll zurechtzurücken, hätte ich sie am liebsten gefragt, ob sie mir nicht zumindest eine davon abgeben könne. Wie sehr ich Jörgs Freundin beneidete. Sie musste überglücklich sein, malte ich mir aus, denn sie hätte das Zeug zum Star gehabt. Zumindest, was ihren Körper betraf.

So saß ich also immer wieder da und staunte. Anne muss es gemerkt haben, denn eines Tages nahm sie mich zur Seite und vertraute mir ein Geheimnis an.

«A secret between women», sagte sie. «Du darfst es Jörg nicht verraten.»

«Geht klar», erwiderte ich und war gespannt, was sie mir da anvertrauen wollte. «Ich werde garantiert dichthalten.»

«These tits are not real», begann sie. Dann hob sie ihr pinkfarbenes Sweatshirt hoch und streckte mir zwei kugelrunde Bälle entgegen. «Aren't they beautiful?»

Ich nickte stumm.

«Im letzten Herbst habe ich mir meinen Traum erfüllt. Für

zehntausend Dollar bei Doktor Maguire. You may touch them, if you like.»

Ich mochte meinen Augen und Ohren kaum trauen. Annes Busen war nicht echt? Unglaublich! So etwas Schönes kann man sich einfach kaufen?, dachte ich. Einmal schnell unters Skalpell, ein paar Tage Bettruhe und fertig? Das mag aus heutiger Sicht weltfremd klingen, schließlich ist es mittlerweile auch in Deutschland gang und gäbe, seiner Schönheit chirurgisch etwas nachzuhelfen. Damals allerdings waren die Zeiten anders, und ich wäre – zumindest zu Hause in Großburgwedel – niemals auf die Idee gekommen, einen solchen Schritt auch nur im Entferntesten in Erwägung zu ziehen.

«War die Operation denn nicht furchtbar?», fragte ich zögerlich, während ich den Blick nicht von ihren runden Brüsten abwenden konnte.

«Keine Schmerzen», klärte Anne mich auf. «Der Arzt macht lediglich einen kleinen Schnitt unter der Achselhöhle, aber der verschwindet sowieso fast unsichtbar in der Beuge. That's it.»

«Wirklich? Das klingt ja unglaublich.»

«Aren't they nice?», fragte sie abschließend.

«Ja, die boobs sind nice – indeed!», erwiderte ich.

Dass sie Anne außerdem glücklich machten, war nicht zu überhören. Sie sprach von ihnen, als wären sie ihre geliebten Babys.

Ich war begeistert. So easy ging das also. Natürlich, dachte ich, das hier ist immerhin das Land der unbegrenzten Möglichkeiten. Amerika ist einfach geil! Mein Entschluss stand fest: Ich muss zu diesem Dr. Maguire. Und zwar sofort. Das einzige Problem waren die zehntausend Dollar. Ganz schön viel Geld, aber für zwei solche Prachtexemplare war es das allemal wert! Ich würde die Summe schon irgendwie zusammenkratzen.

Am nächsten Tag berichtete ich Jörg von meinen Plänen, mir die Brust operativ vergrößern zu lassen, natürlich ohne Annes Geheimnis preiszugeben. Ich hätte mich mit einem der

Models aus der Appartementanlage darüber unterhalten, behauptete ich einfach. Mal wieder war er sofort Feuer und Flamme. Er betrachtete das «Unternehmen big boobs», wie er es nannte, als Investition in meine berufliche Zukunft und bestand darauf, die Kosten als mein Manager zu übernehmen.

«Am besten, wir machen gleich einen Termin bei diesem Doktor Maguire für dich aus», schlug er vor.

«Das kann ich unmöglich annehmen, Jörg», widersprach ich voller Zweifel.

«Betrachte es als Geburtstagsgeschenk zu deinem neunzehnten», überging er meine Bedenken. Den Gedanken, was wohl meine Eltern oder Marcus zu meinem Entschluss sagen könnten, wischte ich rasch beiseite und sagte nur: «Okay, warum nicht?»

Gleich am nächsten Tag vereinbarte ich einen Gesprächstermin beim Doc und freute mich auf mein neues Leben mit einem perfekten Körper.

Je näher der Termin bei Dr. Maguire rückte, desto aufgeregter wurde ich. Zwar hatte ich inzwischen schon die eine oder andere Statistenrolle ergattert, und Jörg war sehr zufrieden damit, wie sich meine Karriere als Schauspielerin anließ. Doch ich stellte mir mein Leben mit großen Brüsten noch besser, einfach wundervoll vor und wollte sie so schnell wie möglich haben.

Bisher kaufte ich mir regelmäßig die *Drama-Logue*, eine Casting-Zeitung, die wöchentlich am Pressestand des Hollywood Boulevard auslag. Darin fanden sich seitenweise Ausschreibungen für die sogenannten «Extra Works», Statistenjobs ohne Text, die man auch als Nichtmitglied in der Actor's Guild, der amerikanischen Schauspielergewerkschaft, annehmen durfte. Wie alle Ausländer ohne gültige Greencard war ich kein Mitglied und steckte in dem üblichen Teufelskreis. Denn eine Greencard bekam man nur, wenn man ein regelmäßiges Arbeitsverhältnis nachweisen konnte. Und ein regelmäßiges Arbeitsverhältnis bekam man nur mit Greencard. Aber für den Anfang genügten mir diese Statistenjobs, und mit ein paar Schnappschüssen und einem Lebenslauf, den Jörg mir am PC gebastelt hatte, bewarb ich mich regelmäßig auf die Anzeigen im *Drama-Logue*.

Dann war es endlich so weit. Gemeinsam mit Jörg machte ich mich auf den Weg nach Downtown, wo der Arzt seine Praxis hatte. Alles war genau so, wie ich es mir vorgestellt hatte. Die Praxis lag im zehnten Stock, man hatte einen traumhaften Blick über die ganze Stadt bis hin nach Venice, und man konnte sogar den Ozean sehen. Die Atmosphäre war ruhig, freundlich und angenehm. Die Arzthelferin am Empfang begrüßte mich mit einem wissenden und zustimmenden «Good morning, Miss». Es war, als wollte sie sagen: Nur hereinspaziert, keine Angst, Sie sind hier in guten Händen. Der Doktor macht die schönsten Brüste der ganzen Stadt!

Wände und Decken des Wartezimmers waren in Apricot gehalten. Überall standen große Vasen mit passenden Rosensträußen, ein Fenster war offen, und der leichte Hollywood-Wind spielte mit den Vorhängen.

Auf den eleganten Schwingstühlen saßen überaus attraktive Frauen und blätterten ohne aufzusehen in irgendwelchen Hochglanz-Magazinen. Die meisten von ihnen hatten Sonnenbrillen auf, und eine der Damen trug zum eleganten Chanelkostüm einen Gipsverband auf der Nase. Sie sah so skurril aus, dass ich mir das Lachen verkneifen musste. Zu gerne hätte ich einen Blick unter ihren Gips geworfen, um das Werk von Doc Maguire zu überprüfen. Eine andere Schönheit fiel mir durch ihr Dekolleté auf, das unter ihrem Nadelstreifenanzug und der fast bis zum Bauchnabel aufgeknöpften Bluse einfach nur bombig aussah. Zwei gigantische Rundungen wölbten sich darunter, umspielt von schwarzer Spitze, sodass Jörg und ich den Blick kaum abwenden konnten. Dieses Dekolleté sah filmreif aus.

Vielsagend blickten wir uns an und lächelten uns verheißungsvoll zu, während wir beide das Gleiche dachten: Es dauert nicht mehr lange, dann werde ich ebenfalls so aussehen. Die Ladys um mich herum waren alle wesentlich älter als ich, allerdings irritierte mich das nicht weiter. Je früher ich meine Karriere mit perfektem Aussehen beginne, desto besser, dachte ich. Mit meinen neunzehn Jahren fühlte ich mich genau im richtigen Alter für mein Vorhaben. Also nahm ich Platz im Kreise der feinen OP-Gesellschaft, griff ebenfalls nach einem dieser Hochglanz-Magazine und tat genauso selbstverständlich wie die anderen.

Aber natürlich war ich höllisch aufgeregt, und beim Anblick der schönen Modelkörper in der Zeitung schlug mein Herz noch höher. Endlich rief die Arzthelferin mich auf, und kurz darauf saßen wir dem Arzt gegenüber. Dr. Maguire war ein attraktiver Mann: dunkle Augen, ein sonnengebräuntes Gesicht, die Schläfen leicht graumeliert, was ihm einen Anschein von Lebenserfahrung und Weisheit verlieh. Dazu eine tiefe, sonore Stimme, die etwas Beruhigendes hatte, und ein Lächeln, das wohl jede Patientin im Handumdrehen dazu brachte, sich vertrauensvoll in seine Hände zu begeben. Der Doc, wie Anne und auch seine Assistentinnen ihn zu rufen pflegten, hatte etwas Väterliches und zugleich Verführerisches. Er verkörperte den Inbegriff des Arztes, der weiß, was Frauen wollen, und war somit die beste Adresse in Sachen Beauty. Nun war mir klar, warum das Wartezimmer so voll war, und ich war froh, bei ihm gelandet zu sein.

Nachdem er mich kurz untersucht hatte, bat er Jörg wieder herein und begann mit dem ausführlichen Beratungsgespräch. Ich hörte mir seine medizinischen Erklärungen, von denen ich kaum die Hälfte verstand, mit halbem Ohr an, betrachtete gebannt die Fotos seiner schönsten «Werke» und drückte zur Probe an einem der Vorführobjekte herum. Im Grunde hat mich das damals alles gar nicht interessiert, und ich habe das Gespräch eher als lästige Pflicht empfunden. Ich war von dem Gedanken, bald einen perfekten Körper zu haben, so sehr fasziniert, dass ich – fast – alles dafür getan hätte. Die Objekte, an denen Dr. Maguire seine Kreativität auslebte, sahen nicht nur äußerlich wunderschön aus, sondern strahlten auch von innen heraus. Seine Patientinnen wirkten rundherum glücklich und zufrieden, bildete ich mir damals ein, das konnte ja nur Gutes bedeuten.

Eine Woche später fand dann die OP in seiner Praxis statt. Sie war bereits nach zwei Stunden beendet, und nachdem ich mich eine weitere Stunde unter Aufsicht von dem Eingriff erholt hatte, durfte ich bereits wieder nach Hause gehen. Jörg holte mich ab, zahlte die Rechnung und fuhr mich gemeinsam mit einer Krankenschwester mit weißgestärktem Kittel und steifem Häubchen im Rollstuhl durch das elegante Gebäude, in dem ich mich hatte verschönern lassen. Ich weiß noch, dass mir die geschniegelten Männer und Frauen in Businesskleidung, die wohl gerade von der Mittagspause zurück in ihre Büros eilten, nicht besonders viel Beachtung schenkten. Anscheinend waren sie den Anblick von halbnarkotisierten jungen Frauen gewohnt, die im Rollstuhl die Praxisräume des Busendoktors verließen.

Während wir im Auto zurück zur Appartementanlage fuhren, fiel mir wieder ein, wie ich vor wenigen Stunden mit grünen Tüchern abgedeckt auf dem OP-Tisch gelegen hatte. Während die Beruhigungsspritze mich allmählich in einen Dämmerzustand versetzte, antwortete ich auf die Frage des Doktors, wie groß die Investition in meine berufliche Zukunft denn ausfallen solle, nur leise: «As big as possible, please.» Hoffentlich hält er sich daran, dachte ich noch und dämmerte auch schon weg.

Stunden später wachte ich in meinem Bett in Oakwood auf, den Oberkörper auf mehreren Kissen hochgelagert, damit auch alles schön in Position blieb, und musste mich erst einmal orientieren. Von Jörg, der mich wie immer mit einem strahlenden Lächeln begrüßte, ließ ich mich aufklären, wo ich war und was überhaupt geschehen war. Als er das Zimmer wieder verlassen hatte, hob ich die Bettdecke an, um an mir herunterzusehen. Ich platzte fast vor Neugier und wollte einen Blick auf mein neues Glück wagen. Viel sah ich da aber nicht, denn meine Brust war gut verpackt – unter einer riesigen Mullbinde in meinem BH. Irgendwie fühlte sie sich komisch an, und ich musste an die Männer denken, die sich im Fasching als Frau verkleiden, indem sie sich Luftballons in überdimensionale Büstenhalter stopfen und sich darüber amüsieren. Mir allerdings war nicht zum Lachen zumute.

Vielmehr war mir kotzübel. Meine Brust schmerzte zwar nicht direkt, das Betäubungsmittel zeigte wohl noch Restwirkung, aber ich spürte, dass Dr. Maguire da doch eine Menge an mir verändert hatte und mein Körper wohl eine ganze Weile brauchen würde, um wieder richtig fit zu werden. Trotzdem wollte ich sie nun unbedingt sehen, meine neuen Brüste, und stand langsam und vorsichtig auf. Ich wagte es kaum, mich zu bewegen, denn ich hatte Angst, ohnmächtig zu werden oder dass etwas an eine Stelle rutschen könnte, an die es nicht hingehörte. So viel hatte ich von Dr. Maguires fachmedizinischen Erklärungen nämlich mitbekommen: Die Silikonimplantate waren zwar weich wie echtes Brustgewebe, dennoch mussten sie nach oben hin Platz haben, um sich bei entsprechender Berührung bewegen zu können. Deshalb hatte er zwei große Taschen in das Brustgewebe geschnitten und die Implantate darin eingebettet. Bei der nächsten Kontrolluntersuchung wollte Dr. Maguire mir dann noch genauer erklären und zeigen, was ich tun konnte, damit diese Taschen nicht wieder zuwuchsen. Denn nur dann blieb das Implantat weich und beweglich, und es bestand nicht die Gefahr, dass die Dinger bei Druck platzten.

Direkt nach der OP hatte ich jedoch auf das genaue Gegenteil zu achten, denn die Implantate durften unter keinen Umständen bewegt werden. Sie sollten für ein paar Tage durch die Mullbinde nach unten gedrückt werden, damit sie auch da blieben, wo sie hingehörten.

Ich brauchte ewig, bis ich endlich im Bad vor dem Spiegel stand. Ich war auf den WC-Deckel geklettert, um mich in voller Größe mustern zu können. Den Spiegel im Flur wollte ich nicht benutzen, denn mir war nicht danach, diesen intimen Augenblick, in dem ich zum ersten Mal meinen neuen Busen betrachtete, mit Jörg zu teilen. Nun war er also gekommen, der große Moment!

Mir war klar, dass ich eigentlich noch nichts auspacken und anfassen durfte, aber ich war zu gespannt und neugierig. Langsam zog ich mir mein Sweatshirt über den Kopf und war froh, dass es einen großen Ausschnitt hatte und ich problemlos hinausschlüpfen konnte. Die Ärmel waren ebenfalls weit genug, sodass ich die Arme kaum strecken musste. Als ich nun mit fast freiem Oberkörper dastand und ganz vorsichtig den großen BH mit zwei Fingern anfasste und ihn langsam wegzog, um herauszufinden, was sich darunter befand, traute ich meinen Augen kaum.

Hatte ich wirklich richtig gesehen? Ich knipste das Licht über dem Spiegel aus und wieder an, dann kniff ich die Augen ein paarmal ganz fest zu und öffnete sie wieder. Vielleicht konnte ich ja aufgrund der Narkose noch nicht wieder deutlich sehen. Blödsinn, um mich herum war alles ganz klar zu erkennen: das Waschbecken, mein Schminkzeug, selbst die Shampooflasche, die hinter der milchigen Duschkabinentür stand. Mit meinen Augen war ganz sicher alles in Ordnung. Dann hatte ich also doch richtig gesehen. Ich beschloss, einen zweiten Blick zu wagen.

Wieder zog ich den BH, diesmal auf der anderen Seite, ganz behutsam von meinem Körper weg, und wieder sah ich sie. Statt weißem Mull und Watte, die ich im BH vermutet hatte, prangte er mir entgegen, mein neuer Busen: prall, kugelrund und riesengroß. Keine Spur von Verband oder anderen Fremdkörpern, es handelte sich auch um keine optische Täuschung. Es war die blanke Haut mit allem, was nun darunter verborgen war, was ich da vor mir in meinem Spezial-BH vorfand.

Sofort öffnete ich den Verschluss, der sich vorne in der Mitte befand, und endlich sah ich sie in ihrer vollen Größe: zwei unglaubliche, wunderschöne, riesengroße, pralle Brüste.

«Wow!», entfuhr es mir. Die waren absolut filmreif. So hatte ich sie mir in meinen kühnsten Träumen nicht vorzustellen gewagt. Meine Brüste waren für mich in jenem Moment schöner als alles, was ich bisher gesehen hatte. Ich war entzückt. Am liebsten hätte ich vor Freude und Begeisterung gesungen und getanzt, doch dazu war ich noch zu schwach. Stattdessen drehte und wendete ich mich auf dem Toilettendeckel, so gut es ging, um meine Prachtexemplare von allen Seiten zu begutachten. Ich musste an Anne und ihre selbstverliebte Art denken, mit der sie ihre Brüste ständig in Bewegung hielt.

Am liebsten hätte ich meine Rundungen auch so angefasst, wie sie das immer tat, wusste aber, dass es dafür noch zu früh war. Ganz sanft und vorsichtig – es war wirklich nur der Hauch einer Berührung – legte ich die Hände um meine neue Weiblichkeit. Das heißt, ich umfasste knapp das untere Drittel meiner Pracht, denn selbst die größten Pranken eines Holzfällers aus den Rocky Mountains hätten wohl nicht gereicht, sie ganz zu umschließen. Immerhin hatte ich nun Körbchengröße 70 D. Das jüngste Werk des Dr. Maguire lag wirklich gut in der Hand, und ich war mehr als zufrieden mit seiner Arbeit.

Noch immer leicht benebelt, stieg ich von der Toilette und wankte glücklich und zufrieden zurück ins Bett.

Die Wunden verheilten gut, ich hatte kaum Schmerzen und konnte mich von Tag zu Tag besser bewegen. In jener Zeit versuchte ich, möglichst viel Suppe und weiche Sachen wie Eis oder Apfelmus zu essen, um meinen Oberkörper beim anschließenden Gang auf die Toilette zu schonen. Schließlich hatte ich Angst, dass die Wunden aufrissen, und wollte unter keinen Umständen ein Risiko eingehen.

Nach acht Tagen musste ich nochmal zum Check-up, und diesmal lief ich gleich mit Sonnenbrille in der Praxis ein. Schließlich war ich Profi und wusste, wie sich ein angehender Star in der Öffentlichkeit und beim Schönheitschirurgen zu verhalten hatte. Dementsprechend selbstverständlich nahm ich in dem apricotfarbenen Wartezimmer Platz, das Modemagazin schon beim Eintreten in der Hand, und blätterte genauso desinteressiert darin herum wie die anderen Ladys. Dennoch konnte ich es mir nicht verkneifen, ab und zu über den Rand meiner Brille zu schielen, um die anderen Schönen und noch nicht ganz so Schönen unter die Lupe zu nehmen.

Ich stellte fest, dass ich auch heute wieder die Jüngste in der Runde und mit Abstand die mit dem schönsten Vorbau war. Nun hatte ich tatsächlich ein richtiges Stardekolleté. Wenn ich von oben an mir herabsah, sprangen mir meine beiden Schätze geradezu entgegen. Ich trug an diesem Tag einen Hosenanzug mit bis zum Bauchnabel aufgeknöpfter Bluse, wie ich es bei einer der Patientinnen gesehen hatte, als ich zum ersten Mal hier gewesen war. Nur die schwarze Spitze fehlte bei mir, denn noch musste ich den Spezialbüstenhalter mit dem besonderen Druckeffekt tragen, damit meine Kurven in Form blieben.

Ich fühlte mich wichtig und schön und war stolz auf die tiefe Rille, die sich nun in der Mitte meines Oberkörpers gebildet hatte. Dauernd blickte ich an mir hinunter, um sie zu betrachten. Sie erinnerte mich an meine Großmutter, die eine ganz tiefe Rille zwischen ihren Brüsten hatte. Als Kind liebte ich es, meinen Finger hineinzulegen, denn dadrin war es weich und warm, und das vermittelte mir Geborgenheit. Oft hatte ich auf Omamas Schoß gesessen und die Hände in ihrem Dekolleté vergraben. Sie ließ mich gewähren, und ich glaube, es gefiel ihr mindestens so gut wie mir, wenn wir auf diese Art und Weise Zärtlichkeiten austauschten.

Jetzt hatte ich selbst einen so großen Busen. Allerdings war das Verhältnis zu meiner Oberweite weniger von Geborgenheit und Zärtlichkeit geprägt. Vielmehr betrachtete ich meine neuen Körperteile mit Sachlichkeit und Abstand, da sie mir noch ziemlich fremd waren und mir ihnen gegenüber noch die Vertrautheit fehlte. Ich kam mir immer noch vor wie einer dieser Karnevalsvögel mit den Luftballons im BH. Sicher wird sich das im Laufe der Zeit noch ändern, beruhigte ich mich selbst, wenn erst mal alles abgeheilt ist.

Auch der Doc redete mir gut zu und bestätigte meine Vermutung.

«Ich fühle mich so komisch», erklärte ich ihm, «ich spüre meine Brüste eigentlich gar nicht.»

«Bald werden Sie meinen, niemals ohne die beiden existiert zu haben. You will see, just trust me», fügte er hinzu und fing an, sein Werk zu überprüfen.

Er betrachtete meinen Busen von vorne, oben, unten und von der Seite, tastete erst vorsichtig, dann etwas bestimmter daran herum und demonstrierte, wie ich meine Implantate ab jetzt in Bewegung zu halten hatte. Mit den Fingern packte er sie von unten, drückte sie zusammen und schob somit den Inhalt meiner Brüste nach oben.

Mann, das tat vielleicht weh! Kein Wunder, immerhin war es gerade mal ein paar Tage her, dass er mir die Dinger eingesetzt hatte. Am liebsten hätte ich dem Kerl eine geknallt, doch tapfer biss ich die Zähne zusammen und dachte: Was sind schon ein paar Minuten Schmerz im Vergleich zu dem wunderbar perfekten Körper, den ich nun für immer haben werde. Also ließ ich den Mann im weißen Kittel, der heute besonders gut erholt und gebräunt wirkte, ohne jeden Mucks tun, was zu tun war.

«Das müssen Sie von nun an täglich tun, sonst besteht die Gefahr, dass sich das Gewebe verhärtet und der Busen steif und fest wird. Und das fühlt sich gar nicht gut an», erklärte er.

«Okay», sagte ich nur und nahm mir fest vor, mich an seine Vorgaben zu halten, um das bestmögliche Ergebnis zu erzielen.

«Besonders viel Vergnügen bereitet diese Art der Massage übrigens, wenn Sie ein wenig Öl verwenden. Babyöl zum Beispiel ist besonders zart», fügte er hinzu, lächelte vielsagend und forderte mich auf, mich wieder anzuziehen. «Es ist alles in bester Ordnung», betonte er zufrieden und gratulierte mir zu meiner neuen Oberweite.

«Vielen Dank», sagte ich noch, als er mich zur Tür begleitete, um mich zu verabschieden.

«Much fun with your new toys», sagte er noch.

Dann war ich entlassen.

Als ich eine knappe Stunde später im Wohnzimmer auf dem Sofa lag, hatte ich zum ersten Mal seit langem das Bedürfnis, meine Eltern anzurufen. Ich hatte mehrere Wochen nichts von ihnen, meinen Brüdern und auch Marcus gehört und wäre jetzt gerne bei ihnen gewesen. Meine Brust schmerzte, und ich spürte einen Stich im Herzen, als ich mir vorstellte, mit ihnen in ihrem schönen Garten zu sitzen, Kaffee zu trinken, den leckeren Apfelstrudel meiner Mutter zu essen oder mit meinem Vater Holz für den Kamin zu hacken. Nach all den Wochen, in denen ich kaum an zu Hause gedacht hatte, überkam mich auf einmal entsetzliches Heimweh, und ich wollte meinen Eltern unbedingt sagen, dass es mir gutging.

Doch ich konnte nicht. Natürlich hatte ich ihnen noch immer nichts von meiner Brustvergrößerung gesagt, da ich genau wusste, dass sie dagegen gewesen wären. Wenn ich in meinem Zustand angerufen hätte, dann hätte meine Mutter sofort gemerkt, dass ich in keiner besonders guten Verfassung war. Also verkniff ich mir das Telefonat und versuchte, mich mit Lektüren, die Don Richardson uns empfohlen hatte, um einen besseren Einblick in die Filmwelt zu bekommen, ein bisschen abzulenken. Glücklicherweise gelang mir das auch, und spätestens bei der Biographie von Marilyn Monroe hatte mich die Faszination Hollywoods wieder gepackt.

Ich war zuversichtlicher denn je, als ich Marilyns Busen mit meinem verglich, und lernte täglich mit großem Elan meinen Text für den Schauspielunterricht. Nach einigen Tagen hatte ich kaum noch Schmerzen bei der täglichen Massage. Es ging mir immer besser, ich genoss meine Erscheinung und die Bestätigung, die mir von allen Seiten zuteil wurde. Nun war ich endlich eine vollbusige Blondine und sah aus wie ein echtes Californian Beach Girl.

Genau wie meine Umwelt fand ich mich mit meiner neuen Oberweite einfach sensationell. Wo ich auch war und mit wem ich auch zu tun hatte, überall machte ich großen Eindruck. Dass nicht alles gottgegeben war, sondern der Doc ein wenig nachgeholfen hatte, spielte keine Rolle. Anne war ebenfalls Feuer und Flamme, freute sich wahnsinnig, als ich ihr stolz meine Brüste zeigte, und schenkte mir schwarze Spitzenunterwäsche. Auch bei meinen Bewerbungs- und Vorstellungsgesprächen machte sich meine neue Optik bemerkbar. Ich bekam auf einmal wesentlich mehr Einladungen zu Castings, und die Agenten musterten mich aufmerksamer als vorher. Natürlich starrten sie alle auf mein Dekolleté statt auf den schauspielerisch wertvollen Ausdruck meines Gesichtes. Aber das war mir damals vorerst egal. Hauptsache, ich habe einen Fuß in der Tür, dachte ich nur.

Ich hatte große Freude an meinen Erfolgen, und es war, als hätte ich die erste Stufe der Karriereleiter erklommen. Auch Jörg war hellauf begeistert, dass sich seine Investition tatsächlich gelohnt hatte. Zwar war uns beiden klar, dass ich mir mit meiner neuen Oberweite keine Greencard kaufen konnte, aber wir hatten unsere Visa verlängert und waren voller Zuversicht.

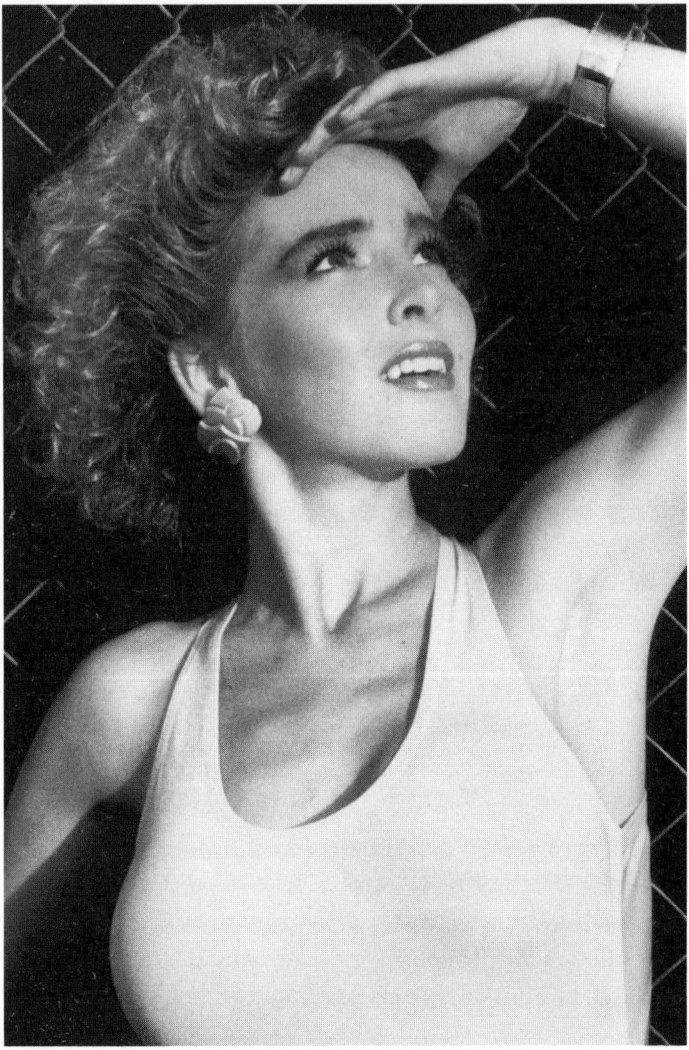

Beim Fotoshooting in L. A.

So versuchte ich fleißiger denn je meine Schauspielkünste zu verbessern, schrieb Bewerbungen, besuchte ein Casting nach dem nächsten, trainierte im Fitnessstudio und genoss meine Rolle als deutsches Starlet. Nur eine Sache warf einen kleinen

Schatten über meine neugewonnene Lebensfreude: Es irritierte mich, dass ich meine Weiblichkeit zwar optisch, aber nicht emotional phantastisch fand. Um genau zu sein: Ich konnte meine Brüste noch immer nicht fühlen. Sie waren mir nach wie vor fremd, gehörten einfach nicht zu mir, waren eben nicht mein eigen Fleisch und Blut.

Immer wieder kamen mir diese Karnevalsmänner mit den riesigen Luftballons in den Sinn. Grinsend und blödelnd tanzten sie mit ihren überdimensionalen Büstenhaltern, die sie wahrscheinlich heimlich aus den Dessous-Schubladen ihrer Ehefrauen geklaut hatten, vor meinem inneren Auge herum. Ich sah, wie sie sich gegenseitig begrapschten und befummelten, sich auslachten und ihre Ballons mit ihren großen, behaarten Männerpranken bearbeiteten, bis sie platzten.

Irgendwann fingen diese Bilder an, mich zu verfolgen. Sie irritierten mich, und sosehr ich auch versuchte, sie zu verdrängen, es wollte mir nicht gelingen. Ich hatte schon Angst davor, nachts von diesen Karnevalsmännern zu träumen. Anfangs konnte ich mir diese eigenartigen Gedanken und Gefühle gar nicht erklären, schließlich war ich mit meinem Körper voll und ganz zufrieden, alle fanden ihn toll. Doch irgendwas war da, was mich irritierte. Irgendein ungutes Gefühl, das ich nicht wahrhaben wollte. Dennoch versuchte ich, alles zu verdrängen, was nicht in das Erfolgskonzept eines Californian Beach Girls passte, und konzentrierte mich auf die Film- und Fernsehwelt, die mich so sehr begeisterte.

Im Grunde lief alles ganz wunderbar in L. A.: Mein Englisch wurde zunehmend besser, ich verstand inzwischen alles, was um mich herum gesprochen wurde, und tauchte immer mehr ein in die Tiefen des Showgeschäfts. Da ich jung, blond, hübsch und inzwischen auch mit der passenden Oberweite ausgestattet war, wurde ich immer öfter engagiert. Ich fand die

Jobs nach wie vor toll, fühlte mich wichtig, sozusagen als Teil der Glamourwelt – wenn auch so ziemlich der kleinste –, und freute mich über die fünfzig Dollar pro Engagement.

Immerhin hatte ich mittlerweile schon einige dieser Jobs als Statistin absolviert und war sogar in einer Flughafenszene mit Jane Fonda in deren neuem Kinofilm zu sehen. Ich «spielte» darin eine Passagierin – unglaublich! – und hatte es meiner Meinung nach schon ganz schön weit gebracht. Als ich den Streifen Jahre später in Deutschland im Kino sah und mich in der entsprechenden Szene in dem Menschenpulk suchte und nicht fand, war ich schon ein wenig enttäuscht. Aber ich wusste ja, dass ich dabei gewesen war und mit der großen Jane Fonda gespielt hatte.

Ich werde nie vergessen, wie sie in ihrem Stuhl saß – in so einem Regiestuhl, bei dem der Name des Stars hinten auf der Lehne steht. Sie studierte ihren Text, sah wunderschön aus und wurde von allen begehrt. Die Maskenbildner, von denen sie gleich drei oder vier hatte, die Tontechniker, der Regisseur, ein paar andere Typen, die wichtig aussahen – alle scharwenzelten um sie herum. Die einen warteten auf den richtigen Moment, um ihre blonden Locken zurechtzuzupfen, die anderen wollten ihre Lackpumps noch einmal polieren oder ihr den Kaffeebecher halten. Sie hatte etwas Unnahbares, aber trotzdem Menschlich-Sympathisches, und das imponierte mir. Und was für einen schönen Busen sie hatte, stellte ich fest – neidlos, denn den hatte ich ja auch.

So war ich durch mein berufliches Engagement und die kleinen Erfolge abgelenkt und verdrängte meine Essstörung. Ich merkte gar nicht, was ich meinem Körper und meiner Seele zumutete. Dabei war die Bulimie inzwischen die Hölle für mich, schlimmer als je zuvor. Ich suchte Geborgenheit und Trost, einen Ersatz für Liebe und Bestätigung mit dieser Fresserei, ein Mittel gegen die Einsamkeit. Und bis zu zehnmal täglich ging ich kotzen. Es gab Tage, an denen Jörg von morgens bis abends unterwegs war und ich nichts zu tun hatte, weder Castings noch Szenen lernen. An diesen Tagen tat ich nichts anderes als essen und mich anschließend wieder erbrechen. Geregelte Mahlzeiten gab es in meinem Leben schon lange nicht mehr, und da auch Jörg nicht kochte, aß jeder von uns, wann und wie es ihm beliebte.

Mit unbändigem Heißhunger stürzte ich mich auf alles Essbare, was ich auftreiben konnte, und ging, wenn nicht einmal mehr Platz für einen Keks in meinem Magen war, auf die Toilette, um Platz für die nächsten Kekspackungen zu schaffen. Das Ganze lief völlig übergangslos ab – so lange, bis ich dermaßen entkräftet und matt war, dass ich mich hinlegen musste. Nach kurzer Zeit wachte ich vor Hunger wieder auf, und das Spiel ging von vorne los. An solchen Tagen verließ ich unser Appartement nicht für eine Sekunde, denn so, wie ich dann aussah, hätte ich mich nicht unter die Leute gewagt.

Ich fühlte mich dann einfach nur schuldig, unfähig, schwach, nicht liebenswert, hässlich und viel zu fett. Ich ekelte mich vor mir selbst. Ich hasste mich und meinen Körper. Den Kontakt zu Anne mied ich, und Jörg erklärte ich meinen Zustand damit, dass ich meine Tage hatte und mich deshalb so schlecht fühlte. Wie ich diese Zeit überstanden habe, weiß ich nicht, aber noch heute danke ich dem lieben Gott dafür, dass ich nicht irgendwann einfach umgefallen oder im Dämmerzustand gegen einen Baum gerast bin. Zum Glück gab es ja nicht so viele Bäume an den Straßen von L. A.

Nach einem Dreivierteljahr kündigten meine Eltern ihren Besuch in Los Angeles an. Sie wollten die Gelegenheit nutzen, um selbst Land und Leute genauer kennenzulernen, und planten einen sechswöchigen Trip nach Kalifornien. Ich sah ihrem Urlaub mit gemischten Gefühlen entgegen. Einerseits wollte ich in meiner Traumwelt nicht gestört werden, andererseits hatte ich immer mehr Heimweh und Sehnsucht nach meiner Familie. In letzter Zeit hatte ich mich auch wieder häufiger bei Marcus gemeldet und mit Gábor telefoniert. Wenn ich mal nicht in der Anlage oder zu Jobs unterwegs war und zur Ruhe kam, wurde ich traurig und fühlte mich einsam. Jörg war zwar ein guter Freund, und auch Anne war rührend, aber eben doch eine ausgeflippte Fremde, und beide konnten Freunde und Familie nicht ersetzen. Freundschaften hatte ich kaum geschlossen, zwar waren alle Menschen, die ich traf, furchtbar nett, und man kam gleich mit ihnen ins Gespräch, doch blieben die meisten Begegnungen sehr oberflächlich.

Jedenfalls wusste ich genau, dass nicht alles, was ich hier tat und lebte, meine Eltern begeistern würde. Insbesondere mein Vater hatte mit meinen Träumereien noch nie viel anfangen können und hätte mich lieber an einer deutschen Universität gesehen als hier in Hollywood im Heer der hunderttausend Namenlosen, die von der großen Filmkarriere träumen und ihrem Glück womöglich ein Leben lang hinterherlaufen. Und dann war da ja auch noch die Sache mit meiner OP. Ich war mir ganz sicher, dass meine Eltern aus allen Wolken fallen würden, wenn sie mich mit meiner Wahnsinns-Oberweite zu Gesicht bekämen.

Wie würde mein Vater reagieren? Sicher wäre ihm die ganze Angelegenheit furchtbar peinlich. Was würde meine Mutter sagen? Ausrasten vielleicht, weil ich an meinem jungen, gesunden Körper hatte herumschnippeln lassen, ohne ihr etwas davon zu sagen. Ich hatte starke Bedenken, den beiden unter diesen Umständen unter die Augen zu treten. In meinem tiefsten Inneren wusste ich nur zu genau, dass der American Way of Life nicht gerade meine Persönlichkeitsentwicklung förderte, wenig authentisch und obendrein ziemlich ungesund war.

Aber da mein Heimweh immer mehr zunahm, je länger ich mich in L. A. aufhielt, überwog dann doch die Freude, als meine Eltern in den USA ankamen. Am Flughafen rannte ich ihnen entgegen, schloss sie in die Arme und konnte mich plötzlich nicht länger beherrschen. Vor lauter Freude und Erleichterung, nicht mehr allein zu sein, heulte ich los wie der sprichwörtliche Schlosshund. Zum ersten Mal, seit ich hier war, ließ ich meine Maske fallen, kümmerte mich weder um andere Leute und das, was sie von mir denken mochten, noch um verschmierte Wimperntusche und ließ meinen Gefühlen einfach freien Lauf.

«Ich bin ja so froh, dass ihr da seid», schluchzte ich.

«Endlich sehen wir uns wieder», sagte auch meine Mutter. «Wir haben dich so vermisst.»

«Wir sollen dir ganz viele Grüße bestellen, von ...», begann mein Vater, doch ich fiel ihm ins Wort.

«Wie geht es Gerrit?», rief ich. «Und Gábor? Wie läuft es bei ihm? Ich habe ihn schon so lange nicht gesprochen.»

Meinen großen Bruder vermisste ich irgendwie am meisten von allen.

«Wunderbar», erwiderte mein Vater. «Dein Bruder hat sein Studium mit Auszeichnung abgeschlossen und will in Süddeutschland seine Ausbildung zum Facharzt machen.» Ich hörte ihm deutlich an, wie stolz er auf Gábor war. «Und Gerrit hat inzwischen auch bald sein Abitur.»

«Kommt, lasst uns zum Auto gehen», meldete sich meine Mutter zu Wort. «Ihr habt noch genug Zeit, alle Neuigkeiten auszutauschen», sagte sie und drückte mir ihren Koffer in die Hand. «Ist Jörg denn nicht mitgekommen?»

«Nein, er hatte einen dringenden Termin», erwiderte ich, und wir gingen in Richtung Parkdecks.

Meine Eltern und ich verbrachten sechs wundervolle Wochen zusammen. Voller Stolz zeigte ich ihnen mein Hollywood mit allem, was dazugehörte: den Universal Studios, dem Campus der UCLA, Beverly Hills mit seinen Starvillen, den In-Restaurants am Sunset Boulevard, dem Muscle Beach in Venice. Dort sahen wir den Stärksten der Starken zu, die Arnold Schwarzenegger nacheiferten und – von wasserstoffblonden Beach-Girls bewundert und beklatscht – ihre Muskeln stählten. Ich fuhr mit Jörg und meinen Eltern zum Grand Canyon, nach Las Vegas, stellte ihnen Anne vor und präsentierte ihnen meine neue bonbonfarbene Zuckerbäckerwelt. Sie waren beeindruckt! Dennoch blieben sie gelassen, konnten alles mit Abstand betrachten und trotz der Begeisterung objektiv bleiben und auch Kritik üben.

Was ich ihnen gar nicht erst großartig zeigen musste, weil es nicht zu übersehen war, und was sie wie erwartet überhaupt nicht begeisterte, war meine optische Typveränderung. Sie waren entsetzt und konnten kaum glauben, dass ich in der Lage war, einen derart einschneidenden Schritt zu tun, ohne es ihnen zu sagen. Allerdings gingen sie mit dem Thema auf eine Art und Weise um, die mir zu denken gab. Sie sagten mir deutlich ihre Meinung, und damit hatte es sich. Danach fiel nie wieder auch nur ein Wort zu Schönheitsoperationen, Silikonimplantaten, Dr. Maguire und riesigen Oberweiten. Auch nicht darüber, ob sie mich denn nun schön, hässlich, unvernünftig oder clever fanden.

Was hätten sie auch sagen sollen? Es war, wie es war, die Sache war gegessen und fertig. Mir war das alles auf einmal furchtbar peinlich, und ich schämte mich vor ihnen. Auf einmal fragte ich mich auch, was wohl meine Brüder und Marcus zu meiner neuen Oberweite sagen würden, und ich wollte es mir gar nicht ausmalen.

Bei einem unserer Abendessen in einem Steakrestaurant wunderten sich meine Eltern über die riesigen Portionen, die ich verschlang. Offenbar waren sie inzwischen noch größer als früher, was ich übrigens gar nicht einschätzen konnte, da ich inzwischen jedes gesunde Maß verloren hatte.

«Wie kommt es, dass du trotz der Mengen, die du isst, kein Gramm zugenommen hast?», fragte meine Mutter und sah mich über den Tisch hinweg kritisch an.

Ich merkte, dass sie besorgt war, und versuchte, ihr auszuweichen.

«Ach, ich mache fünfmal die Woche Fitnesstraining», erklärte ich so beiläufig wie möglich, «deshalb werde ich nicht dicker.»

Meine Mutter schien nicht wirklich überzeugt. «Solche Mengen, das kann doch nicht sein», wiederholte sie nur und schüttelte den Kopf.

Mein Vater äußerte sich nicht dazu. Ich glaube, sie wussten beide nicht so recht, was sie denken sollten. Sie waren sichtlich überfordert, deshalb gaben sie sich wohl erst mal mit der Erklärung zufrieden, ich sei eben ein «guter Futterverwerter».

Bulimie war damals noch kein bekanntes Thema, und man wusste kaum etwas darüber. Die Fassade, die ich im Laufe der Jahre errichtet hatte, war offenbar überzeugend. Zwar wunderte sich der eine oder andere, doch niemand kam ernsthaft auf die Idee, ich könnte Probleme mit mir haben, geschweige denn essgestört sein. Nicht einmal Jörg, mit dem ich immerhin unter einem Dach lebte, wusste Bescheid.

Eines Tages, wir machten gerade einen Ausflug in einen der zahlreichen Nationalparks, nahmen meine Eltern mich auf die Seite.

«Du kannst doch so nicht weiterleben», begann mein Vater. «Auf Kosten eines fremden Mannes, in einer fremden Welt, ohne Wurzeln und Basis. Wo soll das denn hinführen?»

Ich schwieg und starrte zu Boden.

«Diese Umstände sind doch völlig ungeeignet, deine hochgesteckten Ziele zu verwirklichen», fuhr er fort.

«Genau», stimmte meine Mutter ihm zu. «Wie soll denn ein junges Mädchen von noch nicht einmal zwanzig Jahren das alles alleine bewerkstelligen, ohne Schaden davonzutragen?»

Ich zuckte die Achseln und wusste nicht, was ich darauf erwidern sollte, doch sie spürten deutlich, dass ich mich bereits ein ganzes Stück von mir entfernt hatte. Ich kam ins Grübeln. Zum ersten Mal, seit ich in Amerika war, drängte sich mir der Gedanke auf, dass vielleicht doch nicht alles so toll war, wie ich es mir stets zurechtlegte. Zum ersten Mal übte jemand Kritik an mir und ließ sich nicht von dem Glanz Hollywoods, von überlangen Limousinen, Gold und Diamanten und perfekt gestylten Körpern blenden. Zum ersten Mal kamen mir Begriffe wie Oberflächlichkeit, Unehrlichkeit, Inhaltslosigkeit und Scheinwelt in den Sinn. Ja, das hier war mehr Schein als Sein.

Die Fassade bröckelte. Ich ahnte unterbewusst, dass ich nach falschen Werten lebte, nach Dingen strebte, die äußerlich zwar etwas hermachten, aber innerlich nicht die Glückseligkeit bedeuteten, nach der ich mich so sehr sehnte. Ich spürte, dass ich mich nicht nährte, und nicht nur meinen Körper, sondern auch meine Seele dauerhaft Schaden nähme, wenn ich meine Einstellung mir selbst gegenüber nicht dramatisch änderte.

Meine Eltern hatten meinen wunden Punkt getroffen, sie hatten den Finger genau in die Wunde gelegt und damit etwas in mir ausgelöst. Doch als sie nach sechs wunderschönen Wochen wieder abreisten, kehrte ich alle Zweifel unter den Teppich, oder, besser, ich spülte sie nach alter Gewohnheit die Toilette hinunter und führte mein Leben weiter wie bisher. Irgendwie war ich damals nicht bereit, mich wirklich mit mir und meinem Leben auseinanderzusetzen, und wollte mich nicht – durch nichts und niemanden – von meinem Ziel abbringen lassen. Nach wie vor strebte ich nach Schönheit, Erfolg und Anerkennung.

«Ich will ein Star werden, und damit basta!», sagte ich trotzig zu mir selbst, als ich eines Vormittags am Strand von Venice entlangschlenderte und an die Worte meines Vaters denken musste. «Dafür muss ich nun mal schlank sein.»

Ich nahm meinen Alltag wieder auf, ging ins Fitnessstudio,

zur Acting Class, zu Castings und Vorstellungsgesprächen und schlüpfte zurück in meine Rolle als deutsche Schauspielerin in Amerika.

Doch von Tag zu Tag fiel mir mein Leben in Hollywood schwerer. Ich war ausgepowert, fühlte mich schwach und glanzlos. Anscheinend war ich wirklich zu dünn und ernährte meinen Körper nicht ausreichend. Weder mit Vitaminen noch mit Liebe. Ich spürte, dass mir die Aufmerksamkeit meiner Umwelt nicht das geben konnte, wonach ich suchte. Es war zwar angenehm und toll, gut behandelt und mit Komplimenten überhäuft zu werden, doch irgendwas fehlte: Geborgenheit und wahre Liebe zu mir selbst.

Die Welt um mich herum war in bester Ordnung: Die kalifornische Sonne strahlte vom blauen Himmel, die Menschen um mich herum wirkten alle wie Happy People. Ich beobachtete zwei Mädchen, die gackernd vor mir herliefen, und mir wurde bewusst, wie schlecht es mir tatsächlich ging. Plötzlich war mir klar: Ich musste etwas ändern. Ich musste weg.

Weg von meiner Scheinwelt und weg von der Bulimie. Mir wurde immer mehr bewusst, dass ich zu schlecht mit mir umging. Ich behandelte meinen Körper und meine Seele lieblos, lebte nur in Zwängen, verwöhnte mich nie mit dem, was mir eigentlich guttat. Ich wusste nur eins: So konnte ich auf Dauer nicht weitermachen. Schon lange war mein Körper nicht mehr in der Lage, die täglichen Qualen und den Entzug von dem, was Menschen normalerweise am Leben erhält, zu ertragen.

Auch der berufliche Stillstand frustrierte mich immer mehr. Ich nahm zwar nach wie vor jede Menge Castingtermine wahr und spielte eine Szene nach der anderen vor, bekam aber partout keine einzige Rolle. Dafür boten die Produzenten mir mittlerweile verstärkt Parts in zwielichtigen Filmen an, in denen ich nichts sagen, dafür aber halbnackt am Strand her-

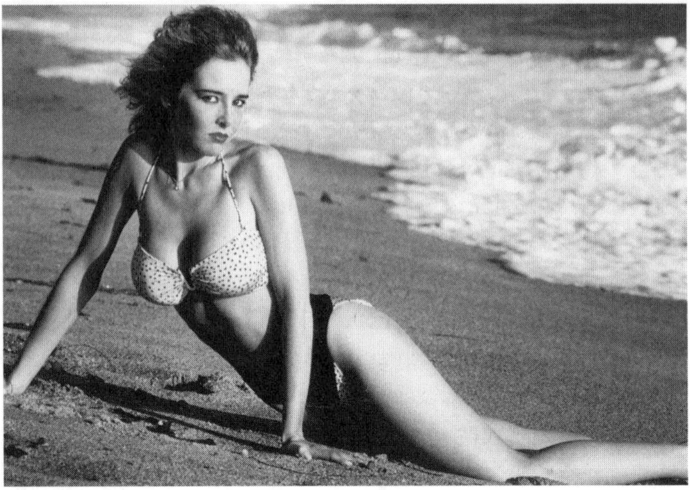

Bei Fotoaufnahmen am Venice Beach

umspringen sollte. Auch für Wet-T-Shirt-Contests und Synchronisationen von Pornofilmen wollte man mich wiederholt buchen. Ich hätte ja so eine erotische Stimme, und bei dieser Art von Filmen spiele auch mein deutscher Akzent keine Rolle. Ich wurde immer mehr auf meine Oberweite reduziert. Es war unglaublich. Mein Leben als vollbusige Blondine war ein komplett anderes als vorher.

Nicht nur Casting-Agenten und Filmproduzenten, auch alle anderen Männer, mit denen ich zu tun hatte, starrten zuerst auf meinen Busen und sahen mir dann erst in die Augen. Noch während sie mir die Hand drückten, ließen sie den Blick erst einmal in mein Dekolleté gleiten. Dann drückten sie mir die Hand noch ein bisschen fester als vorher und lächelten lüstern. Wenn ich mich mit ihnen unterhielt, wanderte ihr Blick immer wieder nach unten. Ich weiß nicht, was sich in dem Moment in ihren Köpfen abspielte; was sich in ihren Hosen regte, war mir dagegen sehr wohl klar. Sie hörten mir nämlich ganz offensichtlich gar nicht zu, wenn ich ihnen die Geschichte meiner bewegten filmischen Vergangenheit in Deutschland erzählte. Anstatt mir meine Fragen zu dem Projekt, für das ich mich vorgestellt hatte, zu beantworten, nickten sie nur und murmelten «Yes, yes», wo es gar nicht hinpasste. Dann beendeten sie das Vorstellungsgespräch oder vielmehr die Fleischbeschau mit der Frage nach meiner Privatnummer und dem Hinweis, alles Weitere könnten wir ja bei einem gemeinsamen Dinner besprechen.

Es kotzte mich zunehmend an, dass die Produzenten meinen mit so viel Mühe zusammengestellten Lebenslauf keines Blickes würdigten. Er interessierte sie schlicht und ergreifend nicht. Genauso wenig wie mein Gesicht, meine Ausstrahlung, meine Persönlichkeit, mein Talent oder meine Ausbildung. Das Einzige, was einen jeden Big Boss interessierte, waren meine «big boobs». Wenn ich die Casting-Büros wieder verlassen hatte, wussten die Agenten wahrscheinlich noch nicht einmal, welche Augenfarbe ich hatte oder aus welchem Land ich und mein Akzent stammten.

Zu meinem Entsetzen machte ich diese Erfahrung jedoch nicht nur mit den Männern der Branche. Auch die wenigen Casting-Agentinnen, mit denen ich zu tun hatte, boten mir nichts anderes an als barbusige Statistenrollen, Lehrvideos unter dem Titel «How to Be A Real Man» und andere erotische Highlights der Filmbranche. Na toll, das war ja genau das, was ich wollte! Langsam zweifelte ich daran, dass diese Schönheitsoperation tatsächlich eine gute Idee gewesen war. Es half nichts, ein Job musste her, und zwar ein alles andere als zwielichtiger. «Warum versuchst du es nicht mal als Model?», fragte Jörg mich, als ich ihm mein Leid klagte.

«Meinst du wirklich?», erwiderte ich skeptisch.

«Na klar, du suchst dir einfach die Adressen der Agenturen raus und klapperst sie der Reihe nach ab», schlug er vor.

Das tat ich dann auch. Doch leider wiesen sie mich immer wieder darauf hin, dass sie mich ohne Fotomappe gar nicht erst kennenlernen wollten, und so suchte ich mit Jörgs Hilfe eine Fotografin, die mich ablichtete. Er besorgte mir jemanden über eine der Agenturen, und ich machte gleich einen Termin mit ihr aus. Sie wollte ebenfalls einen Fuß in die Tür bekommen und war auf der Suche nach jemandem, der ihr Modell stand. Ich wurde professionell geschminkt und gestylt, und wir arbeiteten einen ganzen Tag lang. Am Schluss hatte ich fünf wunderbare, völlig unterschiedliche Motive, die aussahen, als entstammten sie einem der Hochglanz-Magazine, die ich bei Dr. Maguire durchgeblättert hatte.

Wir waren beide völlig begeistert, und die Fotografin schlug vor, gleich am nächsten Tag mit den Bildern zu der Agentur zu gehen, für die sie hauptsächlich arbeitete. Toll, dachte ich und fühlte wieder Hoffnung in mir aufsteigen. Die Bilder waren jedenfalls sehr gelungen, und ich wartete ganz gespannt auf den Anruf meiner Fotografin, die mir gleich berichten wollte, was ihre Agentin zu mir sagte.

Umso frustrierter war ich, als sie mir mitteilte, dass ihre Agentin zwar ganz begeistert von den Aufnahmen war und auch mein Gesicht bemerkenswert und aussagekräftig fand, mich aber gar nicht erst zum Vorstellungsgespräch einladen wollte. Mit diesem Riesenbusen könnte ich nie und nimmer als Model arbeiten, hatte sie wohl behauptet.

Dann tat ich das einzig Richtige, was ich in diesem Moment tun konnte: Ich beschloss, Amerika zu verlassen.

Als Jörg am Abend fröhlich wie immer nach Hause kam und mit mir einen besonders gelungenen Geschäftsabschluss feiern wollte, schenkte ich ihm statt Champagner reinen Wein ein.

Er war entsetzt, schließlich war damit auch sein Traum von einem Leben als Manager erst mal geplatzt. Dennoch reagierte er, wie nur Jörg reagieren konnte. Er nahm mich in den Arm, um mich zu trösten, besorgte mir einen Rückflug und ließ mich ziehen.

Drei Tage später packte ich meine Siebensachen, meine Erfahrungen und Träume in einen großen Koffer, verabschiedete mich von dem noch immer verdatterten, aber verständnisvollen Jörg ebenso wie vom Land der doch begrenzten Möglichkeiten und flog nach Hause.

Wie eine Fremde

«Menschen mit Essstörungen schämen sich, empfinden Schuldgefühle und Selbstekel. Auch deswegen ziehen sie sich von anderen zurück. [...] Bulimikerinnen können [...] das Gefühl haben, andere könnten ihnen ihren Essanfall und das Erbrechen ansehen [...] Dies verstärkt Tendenzen zum sozialen Rückzug. Der mangelnde Austausch mit anderen macht noch unsicherer. Kontakte werden dadurch schwieriger [...] Sie fallen allmählich aus den sozialen Bezügen heraus und vereinsamen.»

REICH/GÖTZ-KÜHNE/KILLIUS, S. 86/87

Nach dem Jahr in Amerika fühlte ich mich in Großburgwedel wie eine Fremde. Das Haus meiner Eltern, wo ich mein altes Zimmer wieder bezogen hatte, kam mir leer und verlassen vor. Nach Gábor, der inzwischen nach Süddeutschland gezogen war und nur noch selten zu Besuch kam, war nun auch Gerrit nach dem Abitur ausgezogen. Er hatte zunächst ein Praktikum im Ausland absolviert und studierte jetzt in Österreich Ingenieurwesen für Erdöl und Erdgas.

Meine Eltern freuten sich sehr über meine Rückkehr und waren erleichtert, dass ich – in ihren Augen – zur Vernunft gekommen war. Sie versuchten alles, damit ich mich wohlfühlte, doch mit meinem Berufswunsch galt ich in meiner Heimatstadt als völlig durchgeknallt. Mein amerikanisiertes, lässiges Auftreten samt dazugehörigem Look mit Hut, Baseballhose und Lederstiefeln tat ein Übriges, mich als Exotin zu outen. Außerdem hatte ich nicht die geringste Ahnung, wie ich hier meine Ziele, ins Film- oder Fernsehgeschäft einzusteigen, auch nur ansatzweise hätte realisieren können.

Ich hing also erst mal total in der Luft und entschied mich

nach langem Überlegen und Zögern schließlich für ein Orientierungsjahr auf einer Handelsschule. Dort machte ich eine Ausbildung zur staatlich geprüften Fremdsprachenkorrespondentin für Englisch und Spanisch. Englisch lag nach dem Jahr in Kalifornien nahe, Spanisch hatte ich schon immer gemocht und im Abitur sogar als Prüfungsfach gehabt. Ich war meinen Eltern dankbar, dass sie mir nicht nur meinen Amerika-Aufenthalt zum Teil finanziert hatten, sondern mir nun auch dieses Jahr ermöglichten.

In dieser Phase der Orientierung wurde ich mir zunehmend meines umgestylten, mir immer noch fremden Körpers bewusst. Meine Brüder hatten wie erwartet mit Entsetzen auf meine Brust-OP reagiert, zwar sagten sie kein Wort, doch ich konnte ihren Mienen deutlich ansehen, was sie über ihre «bekloppte» Schwester dachten. Gábor stand die Sorge regelrecht ins Gesicht geschrieben. Und auch Marcus, mit dem ich mich wieder öfter traf, obwohl wir uns ziemlich voneinander entfernt hatten, war alles andere als begeistert. Dabei stand er eigentlich auf Frauen mit großem Busen. Keine Ahnung, ob es daran lag, jedenfalls sahen wir uns kaum noch, und bald hatten wir eher freundschaftlichen Kontakt, was mir ganz recht war.

Jedenfalls war das Leben mit meiner neuen, nicht zu übersehenden Oberweite ein anderes. Es war vor allem nicht meins. Beispielsweise bin ich immer gerne gejoggt. Vorher lief ich leichtfüßig durch den Wald, jetzt schlug mir der Busen bei jedem Schritt fast unters Kinn – so kam es mir zumindest vor. Ich war immer schon ein Hintern-Typ, und vorher war mein Po der herausragende Teil meines Körpers gewesen, jetzt war es auf einmal der Busen. Wenn ich mich in einer Menschenmenge bewegte, hatten mich die anderen vorher an den Schultern oder der Hüfte angerempelt, jetzt berührten sie mich am Busen. Ich schlief gern auf dem Bauch. Vorher war das gemütlich, jetzt unmöglich. Ich mag Blicke.

Vorher sah man mir immer zuerst in die Augen, jetzt starrte mir jeder aufs Dekolleté. Die Meinung anderer Menschen war und ist mir wichtig. Vorher sahen sie in mir das hübsche Mädchen von nebenan, jetzt die Sexbombe. Aber das war ich nicht. Das war nicht ich. Das war nicht mein Leben.

Es dauerte nicht lange, und ich fing an, mich für meinen großen Busen zu schämen. Bald zog ich nur noch weite Oberteile an, mied Schwimmbäder und Saunen. Plötzlich waren mir die hilfsbereiten Verkäuferinnen, die mit der Frage «Kommen Sie zurecht?» in die Umkleidekabinen schauten, ein Gräuel. Ich gab sogar das Tennisspielen auf, einen Sport, den ich sehr mochte. Die Blicke der Zuschauer, wenn ich beim Aufschlag die Arme in die Luft und somit meinen ganzen Körper streckte und die Brüste abstanden, als hätte ich mir zwei Völkerbälle in den BH gesteckt, konnte ich nicht mehr ertragen.

Doch das war nicht alles, denn ich veränderte sogar unmerklich meine Haltung. Dank des jahrelangen Ballettunterrichts hatte ich einen aufrechten, geraden graziösen Gang, jetzt saß ich mit krummem Rücken und vorgezogenen Schultern am Tisch, um meinen Busen zu verstecken. Ich fühlte mich beobachtet und spürte die abwertenden Blicke, zumal die Menschen in Deutschland grundsätzlich nicht auf «big boobs» abfahren wie die Amerikaner, bei denen ohnehin jederzeit und überall gilt: Je größer, umso besser! Obendrein war für jedermann ersichtlich, dass mein Busen nicht echt war – Kleidergröße 32 und Körbchengröße 70 D passten nun mal nicht zusammen. Obendrein waren Schönheitsoperationen in den Achtzigern nicht verbreitet, sondern verpönt.

Zu allem Übel begann sich trotz meiner täglichen Massagen eine der Brüste zu verkapseln, woraufhin das Implantat einwuchs. Es hatte innerhalb der Tasche, in die es eingebettet war, keinen Bewegungsfreiraum mehr. Die Brust wurde hart wie ein Fußball und tat bei jeder Berührung höllisch weh. Auf einmal fühlte ich mich total unecht, schämte mich gar vor mir selbst und meinen Mitmenschen, dass ich mich so unüberlegt und überhastet einer Brustvergrößerung unterzogen hatte. Auch vor dem lieben Gott hatte ich ein schlechtes Gewissen.

Wie konnte ich nur meinen gesunden Körper freiwillig den Gefahren einer solchen Operation aussetzen und ihn derart verunstalten! Zumal ich ohnehin seit Jahren Raubbau an ihm betrieb. Meine Essgewohnheiten waren in Amerika völlig aus dem Ruder gelaufen. Zwar aß ich nun regelmäßig gemeinsam mit meinen Eltern zu Mittag oder zu Abend, doch dazwischen hielt ich immer wieder wahre Fressorgien ab. Still und heimlich natürlich und ständig in der Angst, entdeckt zu werden. In L. A. war ich häufig alleine gewesen, hier dagegen fühlte ich mich unter ständiger Beobachtung und machte mir so zusätzlich Stress. Außerdem hasste ich mich dafür, dass ich meinen Körper wie ein Werkzeug missbrauchte, um meine Sehnsüchte zu stillen, was mir allerdings weder mit meiner angehungerten schmalen Taille noch mit dem künstlich vergrößerten Busen gelang. Zwar war ich mitunter selbst erstaunt darüber, was mein Körper alles aushielt, doch ich wusste: Werkzeuge kann man neu kaufen, wenn sie nicht mehr funktionieren, einen Körper nicht. Mir war klar, dass ich so nicht weiterleben wollte.

Nach einigem Zaudern beschloss ich, mich Gábor anzuvertrauen, immerhin war er Arzt. Ich erzählte ihm von meinem Problem mit dem großen Busen – die Essstörung dagegen erwähnte ich mit keinem Wort – und endete mit den Worten: «Du musst mir helfen, bitte. Ich weiß sonst nicht mehr weiter.»

Zwar war er von meiner Eröffnung schockiert, doch er erkannte den Ernst der Situation. «Mach dir mal keine Sorgen. Die Implantate kann man sicher auch wieder entfernen.»

«Meinst du wirklich?», fragte ich.

Er nickte. «Ich kenne da einen hervorragenden Unfallchirurgen. Den werde ich mal ansprechen, und dann sehen wir weiter.»

Tröstend fuhr er mir durchs Haar und nahm mich in den Arm, wie er es früher schon immer getan hatte. Plastische Chirurgen waren damals eine Seltenheit, doch ich war sicher, dass mein Bruder den richtigen ansprach. Ich vertraute ihm blind und schöpfte Hoffnung, dass es mir bald besserging.

Irgendwie brachte ich den Rest des Schuljahres hinter mich und landete in den Sommerferien schließlich in der Krebsabteilung der Klinik, in der Gábors Bekannter als Unfallchirurg arbeitete. Nach einer dreieinhalbstündigen, nicht ganz komplikationslosen Operation wachte ich zwischen drei kahlköpfigen Brustkrebspatientinnen wieder auf. Ich hatte drei große Schnitte auf jeder Seite, denn der Chirurg hatte die Brustwarzen neu platzieren und eine große Menge Haut wegnehmen müssen, da sie sich durch die großen Implantate übermäßig gedehnt hatte. Mir war schlecht. Als ich sah, mit welchen Problemen die Frauen um mich herum zu kämpfen hatten, fühlte ich mich noch elender. Die eine Patientin hatte nur noch eine Brust, bei der anderen verfärbte sich die dem Oberschenkel entnommene, zur Brustwarze umfunktionierte Haut zum zweiten Mal schwarz und drohte abzusterben. Der erste Versuch war bereits fehlgeschlagen. Der dritten Frau hatten sie gerade die zweite Brust abgenommen. Es wunderte mich nicht, dass mir das Ärzteteam bei der morgendlichen Visite mit Verständnislosigkeit und Kopfschütteln begegnete. Schließlich hatte ich mich mit meinen gerade mal knapp zwanzig Jahren freiwillig in diese missliche Lage gebracht und war nicht, wie meine Mitpatientinnen, Opfer einer heimtückischen und lebensbedrohlichen Krankheit.

Es erschreckte mich, zu erleben, wie sich die Werte der Menschen – in diesem Fall meine – verschieben, wenn Schönheit, Bewunderung und Anerkennung zum Wahn werden. Nach einer Woche in der Klinik war ich wieder zu Hause und dankte dem Himmel, dass ich von meinem Ausflug in die Welt der Busenwunder außer ein paar Narben keine bleibenden Schäden zurückbehalten hatte. Dass nicht nur die Narben auf meiner Haut, sondern auch die auf meiner Seele dazu beitrugen, mein Selbstwertgefühl noch mehr zu schwächen, war für mich in diesem Moment zweitrangig. Ich hatte ein enorm schlechtes Gewissen und verurteilte mich mehr und mehr für diese «Jugendsünde».

In Amerika hatte ich die Busen-OP für normal und notwendig erachtet und sie Jörg ebenso wie mir selbst als Investition in meine berufliche Zukunft verkauft. Hier in Deutschland fand ich diese Aktion nur noch schwachsinnig und peinlich, denn ich erlebte um mich herum ausschließlich Verständnislosigkeit und fühlte mich auf einmal entsetzlich dumm. Sosehr ich mich für meine in meinen Augen erst unterentwickelte und dann überdimensionale Oberweite geniert hatte, so sehr genierte ich mich jetzt für die zurückgebliebenen Narben. In die Sauna oder ins Dampfbad traute ich mich gar nicht mehr, ich vermied Situationen mit Freundinnen, in denen ich mich vor ihnen hätte ausziehen müssen, und trug nur noch breite Tops statt sexy Bikinioberteile, damit ja nicht irgendwo auch nur ein Ansatz meiner Narben zu erahnen war. Nächtliches Nacktbaden mit Freunden, Sonnenbäder oben ohne – an solche Späße, die ich vor meinem USA-Aufenthalt liebend gern gemacht hatte, war nun gar nicht mehr zu denken.

Doch auch sonst fiel es mir nicht leicht, mich wieder einzugewöhnen. Zwar war ich inzwischen schon wieder über ein Jahr in Deutschland und freute ich mich sehr, meine Familie wieder um mich zu haben, dennoch fühlte ich mich in Großburgwedel überflüssig und irgendwie fehl am Platz.

Als ich eines Nachmittags in meiner Baseballhose, schwarzen Stiefeletten und einem roten Hut im Crocodile an der Bar saß, kam Maria herein.

«Hallo, Gundis», sagte sie und musterte mich von oben bis unten mit kritischem Blick. «Auch mal wieder im Lande?»

«Hey, schön, dich zu sehen», erwiderte ich und stand auf, um sie zu umarmen. «Wie geht's?»

«Ganz gut, und dir?»

«Alles bestens», entgegnete ich und erzählte Maria von meiner Schauspielausbildung und meinem Wunsch, in Deutschland in die Filmbranche einzusteigen.

«Du hast ja 'nen schönen Knall», sagte sie daraufhin nur kopfschüttelnd und ließ mich stehen.

Wieder mal war ich verletzt und traurig, denn Maria war nicht die Einzige, die so reagierte. Und je komischer meine Freunde und Bekannten sich mir gegenüber verhielten, desto seltsamer benahm ich mich – wahrscheinlich aus Wut und Trotz und dem unbändigen Willen, es allen zu zeigen. Wieder einmal spürte ich, dass ich an diesem Ort nicht bleiben konnte, und eröffnete meinen Eltern, dass ich weggehen würde. Sobald ich meine Prüfung vor der Industrie- und Handelskammer bestanden hatte, wollte ich meine Matratze in mein neues kleines Auto packen und mich auf den Weg machen. Für die Verwirklichung meiner Träume kamen in Deutschland drei Städte in Frage: Berlin, Hamburg und München.

In München war ich, abgesehen von einem Zwischenstopp auf dem Weg in den Urlaub nach Österreich und Italien, noch nie gewesen. Doch da der Süden mich schon immer magnetisch angezogen hatte, fuhr ich als frischgebackene Fremdsprachenkorrespondentin eines schönen Samstagmorgens nach München. Wie immer handelte ich intuitiv und verließ mich auf mein Gefühl, und mein Mut zum Abenteuer war nach wie vor ungebrochen. Zum einen wollte ich wieder einmal Neuland entdecken, zum anderen gefiel mir die Nähe zu Österreich und Ungarn, jenen Ländern, aus denen meine Mutter und mein Vater stammen. Das Mittelmeer war von München aus auch nicht weit, und die Berge hatten mich seit jeher mehr fasziniert als das flache, platte Land, wo ich aufgewachsen war. Es war eine gute Entscheidung, denn ich liebte meine neue Wahlheimat von der ersten Sekunde an.

Als ich nach acht Stunden Fahrt über die Autobahn in München eintraf, hatte ich das gleiche Gefühl wie in L. A. Ich kam, um die Welt zu erobern, und war aufgeregt, voller Neugier und Freude. Durch Zufall landete ich direkt auf der Leopoldstraße mitten in Schwabing, Münchens In-Viertel. Wieder einmal war ich am «place to be», diesmal nur nicht ganz so weit weg von zu Hause. Hier tobte das Leben. Hier trafen sich Menschen, die was bewegten, die andere Wege gingen – wo auch immer diese hinführen mochten. Hier gaben sich die Kreativen förmlich die Klinke in die Hand. Das war der Platz, an dem ich sein wollte. Ein bisschen wie Klein-Hollywood.

Doch so klein war das hier alles gar nicht. Die Leopoldstraße war gesäumt von saftig grünen Pappeln, deren Spitzen sich weit oben im typisch blau-weißen bayerischen Himmel in der Sommerbrise wiegten, und mündete direkt in das herrschaftliche Siegestor, das nicht nur Sieg und Macht, sondern auch die geschichtliche Größe Bayerns dokumentierte. Außerdem war sie mindestens so lang, breit und voller Leben wie die Boulevards in Westwood Village, dem Studentenviertel von Los Angeles. Ich war begeistert und wollte sofort eintauchen in diese neue Welt.

Also stellte ich mein vollgepacktes Auto in der nächstbesten Parklücke ab, betrat ein Eiscafé, setzte mich zu einem coolen farbigen Typen und seiner Freundin an den Tisch und bestellte einen Cappuccino. Wir kamen sofort ins Gespräch. Er war Amerikaner und arbeitete in München als Fotograf.

Als ich ihm erzählte, warum ich hierhergekommen war, fragte er: «Hast du denn schon eine Bleibe hier in München?»

Ich schüttelte grinsend den Kopf.

«Wenn du willst, kannst du erst mal in meinem Studio übernachten. Dort steht eine gemütliche Couch.»

Fast hätte ich meinen Ohren nicht getraut. «Ehrlich?», fragte ich ungläubig.

Er nickte. «Kein Problem. Wir beide pennen im Schlafzimmer, du kommst uns schon nicht in die Quere», fügte er noch hinzu.

Ich nahm dankend an und fühlte mich schon mittendrin in meinem neuen Leben.

Glücklicherweise gestaltete sich die Schlafaufteilung tatsächlich so, wie der Fotograf behauptet hatte. Dennoch war mir ein wenig mulmig zumute, als ich am nächsten Morgen in einer fremden Stadt bei einem fremden Kerl auf einem fremden Sofa aufwachte. Daher packte ich hastig meine Sachen, hinterließ einen Dankeszettel und suchte das Weite.

Die nächsten drei Nächte verbrachte ich bei der Sekretärin eines Freundes von Freunden meiner Eltern aus Großburgwedel, die ich ebenfalls nicht kannte. Doch dann ergatterte ich ein Zimmer in einer WG und hatte schneller als gedacht ein neues Zuhause. Als ich mich an der Uni pro forma für BWL einschrieb, entdeckte ich am Schwarzen Brett einen Anschlag für einen Schauspielkurs, den ein farbiger Amerikaner in den Pfarrräumen von St. Paul an der Theresienwiese gab. Außerdem nahm ich Gesangsunterricht bei einer alten Dame, die selbst mal auf der Bühne gestanden hatte und jetzt mit ein paar Schülern ihre Rente ein wenig aufbesserte. Und ich besorgte mir die *Red Box*, die Bibel aller Medienschaffenden, in der sämtliche Adressen von Produktionsfirmen, Sendern und Agenturen verzeichnet sind. Wie schon in Hollywood bewarb ich mich für ein Vorstellungsgespräch und Casting nach dem anderen.

Meine Eltern hatten mir zum Glück die gleiche finanzielle Unterstützung zugesagt wie meinen beiden studierenden Brüdern.

«In Gottes Namen, mach etwas daraus!», hatte mein Vater gesagt.

«Von einem ordentlichen Beruf können wir dich ja sowieso nicht überzeugen», fügte meine Mutter schulterzuckend hinzu.

Das Geld war mein großes Glück, denn so musste ich nicht jeden Tag als Bedienung oder Verkäuferin arbeiten, sondern konnte mich auf meine Aktivitäten vor der Kamera konzentrieren, meinen Privatunterricht finanzieren und trotzdem die Miete zahlen. Wie schon in L. A. gelang es mir auch in München, immer mal wieder als Statistin und ab und zu auch als Model zu jobben. So machte ich meine Erfahrungen und kam dank der Unterstützung von zu Hause in der teuren bayerischen Metropole ganz gut über die Runden. Ich konnte mir sogar zusätzlich die Monatsbeiträge für ein Fitnessstudio leisten – schließlich musste ich jetzt mehr denn je an meinem Aussehen arbeiten.

Meine Essgewohnheiten hatte ich nach wie vor nicht im Griff, dennoch war Aufhören zu jener Zeit kein Thema. Ich schämte mich noch immer so sehr, dass ich mich niemandem anvertrauen wollte, und sagte mir immer wieder, ich müsse es selbst schaffen, von dieser Sucht loszukommen – nur wusste ich beim besten Willen nicht wie. Also verdrängte ich das Ganze, lenkte mich ab und kotzte weiter.

Ich hatte ja auch mehr als genug zu tun. Wenn ich nicht damit beschäftigt war, Bewerbungen zu schreiben, Texte zu lernen, Sport zu treiben oder zu essen, sah ich mich in der Szene um. Erste Station war immer die Leopoldstraße. Diese Prachtmeile mündet direkt in die Ludwigstraße, von der die Schellingstraße abgeht. Ich weiß noch genau, wie ich diese das erste Mal entlangspazierte, den Duft der großen, weiten Welt schnupperte und mich dem Haus mit der Nummer vierundvierzig näherte. Schon von weitem sah ich die große rote Zahl an der Fassade hängen. Genauer gesagt waren es zwei, eine an

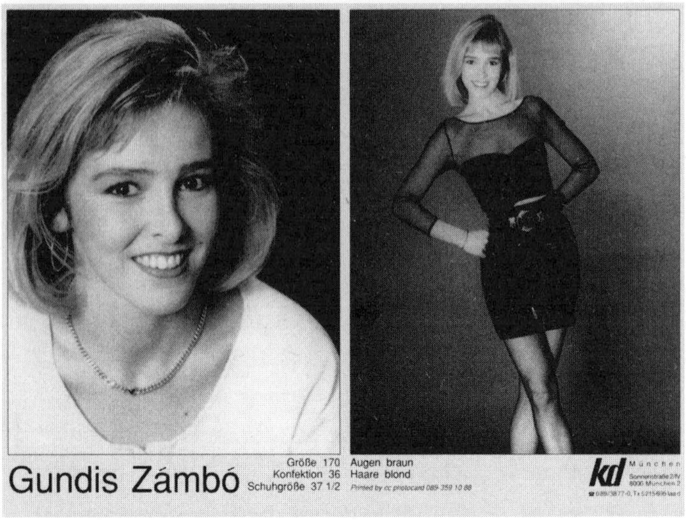

Meine erste Set-Card in München

der vorderen Hausecke und eine zweite an der hinteren. Mein Herz begann höherzuschlagen, ich verlangsamte meine Schritte, und als ich vor dem Gebäude ankam, blieb ich stehen.

Wie ein Kind, das zwischen den Beinen von Erwachsenen herumirrt und irgendwann den Kopf in den Nacken wirft, um nachzusehen, was sich denn in der Welt dort oben abspielt, warf auch ich den Kopf gespannt in den Nacken. Da war sie direkt über mir, die Vierundvierzig, die Verkörperung meiner Träume. Mächtig und auffällig prangte sie an der Hausmauer. Ich fand sie wunderschön, diese große klobige Zahl, obwohl sie vom Straßenverkehr total verschmutzt war. Am liebsten hätte ich sie angefasst, um zu prüfen, wie sie sich anfühlte, aber dafür hing sie einfach zu hoch. Für mich unerreichbar – war das ein Omen? Na, und wennschon, dann klettere ich eben über eine Leiter hinauf zu meinem Traum!, dachte ich.

Wir schrieben das Jahr 1988, eine Zeit, in der RTL und SAT.1, die ersten beiden deutschen Privatsender, gerade mal vier Jahre existierten. Tele 5, beheimatet in der Schellingstraße 44, war aus dem Sender Musicbox hervorgegangen und hatte am 11. Januar 1988 Premiere. Der Name des Senders leitete sich von den Firmennamen der beiden Anteilseigner ab: zum einen von Herbert Kloibers Tele München Gruppe und zum anderen von dem italienischen Sender Canale 5, der Silvio Berlusconi gehörte. Musik blieb auch nach der Zusammenführung ein wesentlicher Bestandteil des Programms, bald kamen jedoch auch Spielfilme, Serien und Nachrichten hinzu. Bundesweit bekannt wurde Tele 5 zudem durch zahlreiche Gameshows und das sympathische Kinderprogramm mit der Maus Bino.

In den vier Jahren seiner Existenz von 1988 bis 1992 war Tele 5 stets ein Hort für Visionäre, Pioniere und Kreative gewesen, eben für Fernsehschaffende, die neue Wege beschreiten wollten. Nicht wenige Kritiker haben viele dieser Versuche als mediale Hirngespinste abgetan. Aber der Teamgeist und die Atmosphäre bei Tele 5 waren zu dieser Zeit einmalig. Genau da wollte ich hin! Bei diesem Sender wollte ich meine Karriere als Moderatorin starten.

Als ich an jenem Tag vor dem Gebäude stand und die riesige Hausnummer betrachtete, beschloss ich, einfach hineinzumarschieren, «Hallo» zu sagen – wem auch immer – und zu versuchen, irgendwie einen Fuß in die Tür zu bekommen. Schließlich heißt es nicht umsonst «Frechheit siegt», dachte ich und stiefelte los.

Mein Plan ging auf, wenngleich nicht ganz so, wie ich es mir vorgestellt hatte. Es war nämlich unmöglich, die Räumlichkeiten unangekündigt zu betreten. Die erste Hürde war die Empfangsdame, die mich keines Blickes würdigte, als ich sie freundlich begrüßte. Sie war völlig versunken in ihre Tageszeitung und ließ mich erst einmal eine Weile herumstehen.

«Haben Sie einen Termin?», fragte sie mich nach einer halben Ewigkeit, ohne mich eines Blickes zu würdigen.

«Leider nicht», setzte ich an, «aber ...»

Mit einem gelangweilten «Na, dann mal einen schönen Tag noch» wies sie mich ab und deutete auf die Tür.

«Wiedersehen», sagte ich noch und ging enttäuscht nach draußen.

Vom Bordstein aus beobachtete ich dann, was sich in den heiligen Hallen so abspielte. Das Hauptstudio befand sich nämlich hinter einer großen Fensterfront und war für die Passanten einsehbar. Bei Tele 5 gab es sozusagen Fernsehen zum Anfassen. Ich spähte über die Schultern der anderen Neugierigen, in der Hoffnung, dass gerade eine Sendung lief. Begeistert stellte ich fest, dass sich in dem gläsernen Studio tatsächlich etwas tat. Super, dachte ich, dann kann ich ja doch ein bisschen Studioluft schnuppern – wenn auch nur von außen. Ich drängelte mich, so gut es ging, durch die Schaulustigen hindurch, um möglichst nah am Geschehen zu sein, und war total begeistert, als ich Thommy, einen der Tele-5-Moderatoren, in Aktion vor mir sah.

Ich war völlig hin und weg. Thommy war nicht nur der Schwarm meiner Freundinnen und ihrer Mütter, sondern auch meiner. Mann, sah der gut aus, der Typ! Er hatte ein unglaublich süßes Lächeln, ein bisschen schüchtern und doch selbstbewusst. Das gefiel mir. Außerdem trug er Jeans, Cowboystiefel und einen Mecki. Dieser Igelhaarschnitt war sein Markenzeichen. Und er hielt sein Mikro mit dem dicken Windschutz und dem Tele-5-Logo darauf so souverän und lässig in der Hand, als hätte er nie etwas anderes getan, und wirkte nicht nur wichtig, sondern auch verdammt frisch und locker.

Einmal neben ihm sitzen und mitmoderieren dürfen, dachte ich sehnsüchtig. Sofort bekam ich eine Gänsehaut und spürte, wie mein Gesicht die Farbe des Senderlogos annahm. Verlegen blickte ich mich um, um zu prüfen, ob einer der Umstehenden meine utopischen Gedanken mitbekommen hatte. Sicher hätten sie mich für völlig übergeschnappt erklärt – warum sollte jemand wie dieser Typ ausgerechnet mit mir moderieren? Zum Glück konnte niemand meine Gedanken lesen, und keiner der Passanten bemerkte meine Scham über das, was mir durch den Kopf ging.

Überhaupt nahm kein Mensch Notiz von mir, und das war auch kein Wunder. Schließlich starrten alle wie gebannt in das gläserne Studio. Thommy saß, ein Bein lässig über das andere gelegt, auf einer knallgelben Couch und plauderte ungezwungen drauflos. Hoffentlich sah er nicht hinaus auf die Straße und bemerkte mein errötetes Gesicht! Nein, wohl kaum. Er guckte sowieso nicht ein einziges Mal zu den Passanten hinüber, sicher war er viel zu konzentriert. Ich blieb also allein mit meinen Gedanken inmitten der vielen Menschen um mich herum und beobachtete aufmerksam das Geschehen im Studio.

Der Moderator sprach seinen Text in die Kamera, nur leider konnte man ihn draußen auf der Straße nicht hören. Die Verantwortlichen hätten ruhig Lautsprecher aufstellen können, wenn man schon die Möglichkeit hat, zuzusehen, überlegte ich. Beim Reden sah Thommy hin und wieder auf die blauen Karten, die er in der Hand hielt. Ich wusste, dass es sich dabei um Moderationskarten handelte, auf denen seine Texte standen. Es imponierte mir, dass er dies wirklich nur selten tat, anscheinend hatte er alles, was er sagte, im Kopf. Das möchte ich auch können, dachte ich.

Als er mit seiner Ansage, die auch ohne Ton wahnsinnig sympathisch durch die dicke Glasscheibe rüberkam, fertig war, ging im Studio eine Tür auf, und eine Frau trat herein. Sie sah aus wie eine echte Barbiepuppe: hübsch, jung, mit langen blonden Haaren. Sie trug ein knallrotes Kostüm, fast so schön wie das Rot der Hausnummer, mit einem ziemlich kurzen Mini. Wie kann sie nur in einem derart kurzen Rock in die Sendung gehen?, fragte ich mich. Ich fand das unmöglich und dachte gleichzeitig: Den hätte ich auch angezogen! Sie stöckelte durchs Studio, setzte sich auf die Couch, schlug ihre langen Beine übereinander, ließ ihre roten hochhackigen Pumps kreisen und wandte sich erwartungsvoll ihrem Gastgeber zu. Ich fand, dass sie sich viel zu dicht neben ihn setzte. Zu gerne hätte ich an ihrer Stelle auf der Couch Platz genommen, und bestimmt hätte ich mich noch ein bisschen näher zu Thommy gesetzt.

Sie begannen ein Gespräch, das beide sehr zu amüsieren schien. Sie lachten, redeten, tranken das Wasser, das ihnen während des Talks gereicht wurde, redeten und lachten wieder. Während ich ihnen so zusah, bekam ich ebenfalls Durst. Schließlich stand ich seit einer ganzen Weile hier in der Hitze herum, und die späte Nachmittagssonne knallte uns Zuschauern ganz schön auf die Köpfe. Doch so heiß wie in dem Studio konnte es im Freien gar nicht sein. Andauernd erschien eine Maskenbildnerin, sobald die MAZen, also die Zuspielfilme, liefen, um dem Moderator und seinem Talkgast die Stirn abzutupfen, damit sie nicht glänzten. Wobei der attraktive Kerl auch ohne zu schwitzen glänzte!

Wie gerne hätte ich ihm die Stirn gepudert, denn er sah seine Maskenbildnerin so süß dabei an – und sie ihn natürlich auch. Ja, sie legte es geradezu darauf an und flirtete ungeniert mit ihm herum. Und das auch noch vor Publikum. Es schien ihr sichtlich Spaß zu machen und ihm auch! Warum kann der Mensch keinen männlichen Maskenbildner haben, der ihn nicht so von seiner Arbeit ablenkt?, fragte ich mich und wurde ärgerlich. Schließlich flirtete er gerade mit einer Frau, während eine andere Frau neben ihm auf dem Sofa saß und eine dritte Frau draußen auf dem Bürgersteig vor sich hin dürstete – nach einem Glas Wasser und der großen weiten Fernsehwelt. Ich wollte unbedingt dazugehören, und ich war mir sicher: Eines Tages würde es so weit sein. Dann würde ich an der Stelle dieses attraktiven Moderators sitzen und von all den Menschen auf der Straße bewundert werden, die sich die Nasen an der Studioscheibe platt drückten.

Ich dachte an meinen Leitspruch, der mich schon seit ein paar Jahren begleitete: «Wer keinen Mut zum Träumen hat, hat keine Kraft zu kämpfen.» Ich hatte ihn in einer Sammlung philosophischer Weisheiten entdeckt, auf einen Zettel geschrieben und auf das Lenkrad meines Autos geklebt, damit ich ihn tagtäglich vor Augen hatte. Da hing er dann so lange, bis sich der Kleber vom Lenkrad löste und der Zettel unter einem der Sitze oder der Fußmatte verschwand. Inzwischen brauchte ich ihn auch nicht mehr, denn ich hatte den Spruch längst so sehr verinnerlicht, dass ich ihn ohnehin ständig vor Augen hatte. Ich werde den Kampf aufnehmen, dachte ich damals vor dem Tele-5-Studiofenster und fühlte mich bereit.

Dass der Beruf zwar viele schöne, aber auch zahlreiche unschöne Seiten hatte, war mir nicht klar. Noch romantisierte ich die TV-Welt. Und selbst, wenn es mir bewusst gewesen wäre, hätte ich keinen anderen Weg eingeschlagen, denn ich kann mir keinen anderen Beruf für mich vorstellen. Der Gedanke an muffige Büroräume, in denen die Angestellten zwanzig Jahre und länger ihr Dasein Tag für Tag mit den immergleichen Tätigkeiten, Konversationen und Kantinenzeiten fristen und nichts anderes im Kopf haben als den heißersehnten Feierabend, bedeutete für mich schon immer das pure Grauen. Ich wusste, was ich wollte. Ich hatte einen Traum, eine Vorstellung, ein Ziel. Und ich war dankbar dafür.

An jenem Nachmittag in der Schellingstraße blieb ich noch ein Weilchen stehen und schaute meinem «zukünftigen Kollegen» zu. Ich beobachtete alles, was er tat, ganz genau und versuchte, mir jedes Detail einzuprägen. Schon als Kind hatte ich auf dem Tennisplatz, wenn ich guten Spielern bei einem Match zuschaute, mindestens so viel gelernt wie beim Training. Mit dem Fernsehjob sollte es genauso sein, und da es seinerzeit so etwas wie Moderatorentraining sowieso nicht gab, sah ich noch ein bisschen aufmerksamer hin.

Die Fernsehsender veranstalteten damals ein- bis zweimal

im Jahr ein großes Casting, um zu sichten, was der Markt so an neuen, frischen Gesichtern hergab. Ich hatte mich überall als Moderatorin beworben und bekam als Erstes eine Einladung von einem öffentlich-rechtlichen Sender, dem ehrwürdigen Bayerischen Rundfunk. Ich war perfekt vorbereitet und hatte meinen Lebenslauf zusammen mit einem Schwarzweißfoto eingereicht. Da ich in Deutschland so gut wie keine Berufserfahrung hatte, hob ich in meiner Vita vor allem meine zahlreichen Statistenrollen in L. A. hervor, in der Hoffnung, es möge nicht weiter auffallen, dass ich bisher weder größere Schauspielrollen noch Moderationserfahrung nachweisen konnte.

Jedenfalls sah mein bestens durchgestylter Lebenslauf auf den ersten Blick echt toll aus: Ich hatte selbst die kleinsten Theaterengagements in den unbedeutendsten Hinterhoftheatern von L. A. aufgeführt. Dazu alle meine Rollen beim US-Fernsehen, den Kinofilm mit Jane Fonda sowie diverse Engagements bei privaten Veranstaltungen wie Modenschauen und Autohauseröffnungen, sämtliche Workshops, die ich je belegt hatte, die Gesangsstunden und die Schauspielausbildung an der UCLA. Auf Letztere war ich besonders stolz, denn das klang auf alle Fälle beeindruckend. Der Kurs machte wirklich etwas her in meinem Lebenslauf, den ich nach amerikanischer Sitte mit «Résumé» überschrieben hatte, da ich fand, dass es besonders international und bedeutend wirkte.

Das Highlight meiner Biographie war ein Auftritt in *Derrick*, dem wohl berühmtesten deutschen Fernsehkrimi, und tatsächlich war jeder, der meinen Lebenslauf las, davon beeindruckt. Dass sich meine Rolle auf das Öffnen einer Tür, das Hereinbitten eines Patienten mit den tragenden Worten «Bitte schön» und das entsprechend nette Vorzimmerdamenlächeln beschränkt hatte, behielt ich für mich. Ich blieb bei meinem Standpunkt «Learning by doing» und ließ mich durch nichts und niemanden davon abbringen. Dennoch fühlte ich mich verständlicherweise bei jedem Casting oder Vorstellungsgespräch etwas unwohl, da es mir trotz allem an Moderations- und Schauspielerfahrung mangelte. Hin und wieder plagten mich schon Zweifel, ob der Weg, den ich so mutig eingeschlagen hatte, denn auch der richtige war.

Wann immer es mir nicht gutging, aß ich. Ich belohnte mich mit «verbotenen» Leckereien wie Eis, Kuchen, Sahne und Schokolade, die ich am Ende jedoch genauso herunterschlang wie alles andere. Zwar ging es mir dann für einen Moment besser, und ich spürte den vermeintlichen Trost, den die Fressorgien mir vermittelten, doch hinterher war alles noch schlimmer.

Die Zeit war geprägt von Aufs und Abs, und tatsächlich hätte es ein TV-Boss, bei dem ich eines Vormittags vorsprechen sollte, auch fast geschafft, mich zu entmutigen und mich von meinen Plänen, zum Fernsehen zu gehen, abzubringen. Im Sender angekommen, nahm ich im Vorzimmer Platz und wartete zusammen mit den anderen Bewerberinnen auf meinen Auftritt. Die Atmosphäre war angespannt, und mir war auf einmal ganz flau im Magen, schließlich wusste ich nicht, was auf mich zukam.

Mit meinem Äußeren war ich allerdings rundherum zufrieden, denn ich hatte mich so gestylt, wie ich es mir für eine Fernsehmoderatorin vorstellte: Kostümchen in frischem Froschgrün mit einem ziemlich kurzen Mini, um meine schlanken Beine zu betonen, dazu hohe Pumps, damit meine Beine noch ein bisschen länger wirkten. Außerdem wusste ich, dass bei hohen Schuhen genau die Muskelstränge zur Geltung kommen, die ein Frauenbein ausdrucksstark und erotisch aussehen lassen. Helmut Newton hat deshalb alle seine Models – auch, wenn sie sonst splitternackt waren – grundsätzlich mit High Heels abgelichtet. Die Haare hatte ich mir auftoupiert und an den Spitzen nach außen geföhnt. So wippten sie beim Gehen und gaben mir das Gefühl, beschwingt und ständig in Bewegung zu sein. Das motivierte mich.

Die Mappe mit meinen Fotos in allen möglichen Outfits und Looks, die eigentlich eher für eine Modelagentur von Interesse gewesen wären, trug ich lässig unterm Arm. Auf den Fernsehmacher, mit dem ich mich gleich über meine Zukunft als Moderatorin unterhalten sollte, war ich sehr gespannt. Ich stellte ihn mir als jungen, dynamischen TV-Yuppie vor, im schicken Armani-Anzug, mit T-Shirt drunter oder vielleicht sogar in Jeans und Cowboystiefeln.

Nach langem Warten, bravem Klopfen und einem befehlerisch klingenden «Herein» öffnete ich die Tür zum Castingbüro und war erst mal sprachlos. Ich stand einem TV-Mann gegenüber, wie ich ihn mir in meinen kühnsten Träumen nicht vorzustellen gewagt hätte. Er war klein, was auch der protziggläserne Schreibtisch, hinter dem er saß, nicht verbergen konnte. Außerdem hatte er eine unübersehbare Wampe, trug einen mausgrauen zerknitterten Anzug mit Hosenträgern und hatte diese typische Glatzen-Versteck-Frisur, mit der man nicht in den Wind gehen darf, weil bereits die kleinste Brise das große Geheimnis lüften würde.

Das Bemerkenswerteste an meinem vermeintlichen TV-Yuppie war allerdings sein Gesichtsausdruck. Darin war nicht die geringste Spur von lässig-cooler, innovativer Ausstrahlung zu erkennen. Er hatte blasse, fette Backen, zu Schlitzen zusammengekniffene Augen, durch die er sicher nicht mal die Hälfte seiner Umgebung wahrnehmen konnte, und einen Mund, dessen Winkel schlaff und lustlos nach unten hingen. Zu allem Übel entdeckte ich in seinen Mundwinkeln etwas Gelbliches, das aussah wie verklebte Speisereste oder angetrockneter Speichel. Seine Lippen waren dick und prall, sodass ich sie wie unter Zwang ansehen musste, wenn er sprach. Somit entging mir auch seine feuchte Zungenspitze nicht, die bei jedem «s» an die vordere Zahnreihe stieß. Ich hatte große Mühe, den winzigen Wassertröpfchen auszuweichen, die beim Sprechen wie kleine Giftpfeile zwischen seinen Schneidezähnen hervorschossen.

Der Mann verzog beinahe schmerzverzerrt die Miene, als er versuchte, mich zur Begrüßung anzulächeln. Nach einem unverständlichen Gebrummel, was wohl so viel heißen sollte wie «Grüß Gott», und einer flüchtigen Begutachtung meiner Person richtete er seinen Blick gleich wieder auf seinen übervollen Schreibtisch, statt mir in die Augen zu sehen, und bot mir mit flackerndem Blick einen Platz an. Dabei fuchtelte er ziellos in der Luft herum, doch da nur ein weiterer Stuhl vorhanden war, der aussah wie ein Besucherstuhl, nämlich der direkt vor seinem Schreibtisch, war klar, wo er hinzuzeigen versuchte. Ich stellte mich vor diesen Stuhl, streckte dem Herrn höflich die Hand entgegen, bevor ich mich setzte. Im nächsten Moment zog ich sie aber leicht verunsichert wieder zurück, weil er sie zwar bemerkte, aber nicht darauf reagierte. Ich setzte mich also hin und war eigentlich ganz froh, ihn nicht hatte berühren zu müssen.

Es herrschte eine unbehagliche Stille, und ich beschloss, erst einmal abzuwarten. Der TV-Macher studierte meinen Lebenslauf und betrachtete meine Fotos, oder vielmehr tat er so, als ob. Denn es entging mir keineswegs, dass das Einzige, was er ernsthaft interessiert durch seine gläserne Schreibtischplatte musterte, meine übereinandergeschlagenen Beine waren. Mir war das sehr unangenehm, und ich rückte ein Stück mit dem Stuhl zurück. Dann schlang ich meine Beine so fest ineinander, wie ich konnte, und ärgerte mich, dass ich das sexy Kostüm und keinen schlichten Hosenanzug angezogen hatte. Dämlich, dachte ich. Selbst schuld!

Mein Gegenüber bemerkte meine Reaktion und zuckte kurz mit der Augenbraue, bevor er den Blick wieder auf meine Vita richtete und mir Fragen stellte. Er wollte ganz genau wissen, wo ich wie lange Schauspielunterricht gehabt, um welche Kleinbühnen in L.A. es sich gehandelt hatte, was für Rollen das genau gewesen waren und welche Stücke und Autoren mir am besten gefallen hatten.

Nun fühlte ich mich nicht nur unbehaglich, sondern bekam regelrecht Angst. Was würde geschehen, wenn er feststellte, dass ich gar nicht wusste, wie man sich als Moderator vor einer Studiokamera verhält, wie man spricht, wie man seine Mimik einsetzt, wie man sich bewegt, was man mit den Händen macht. Ob man sie locker in die Hosentasche steckt, sofern man eine hat, oder beim Sprechen herumgestikuliert. Ich hatte zwar gelernt, eine Rolle umzusetzen, aber Moderation ist ein komplett anderes Handwerk, das war mir klar.

Doch lüften wollte ich mein Geheimnis auf keinen Fall, denn das hätte sicher weitreichende Konsequenzen gehabt. Schließlich wollte ich unbedingt vor der Kamera arbeiten. Ich war sicher, ich würde es schaffen, es musste mir nur jemand die Chance geben, meine Begabung unter Beweis zu stellen oder es zu lernen.

Wenn nun herauskam, dass ich bisher so gut wie keine Erfahrung hatte, wäre meine kleine Karriere womöglich zu Ende, bevor sie überhaupt begonnen hatte. Die Branche ist schließlich überschaubar, und solche Dinge sprechen sich schnell herum. All meine Träume von einem spannenden Fernsehleben, all meine Pläne wären ein für alle Mal gestorben. Ich merkte, wie ich erst rot und dann blass wurde, wie meine Knie zu zittern begannen, meine Hände feucht wurden vor Angst. Was konnte ich nur tun, damit er mir nichts anmerkte, und was konnte ich ihm nur erzählen, dass es glaubwürdig und professionell klang?

«Nun erzählen Sie doch mal von Ihren Engagements in Hollywood, Frau Zámbó», forderte er mich erneut auf und riss mich aus meinen Gedanken.

«Tut mir leid», stotterte ich verlegen vor mich hin. «Ich habe ziemlich starke Kopfschmerzen heute. Wahrscheinlich bekommt mir der Föhn nicht.» Dann erzählte ich ihm irgendwelche Geschichten aus der amerikanischen Film- und Fernsehbranche.

Ich weiß gar nicht mehr, was ich damals alles sagte. Ich weiß nur noch, dass ich redete wie ein Wasserfall und dabei betete, mein Gegenüber möge bitte nicht genauer nachfragen. Zum Glück ließ er mich einfach reden, und wahrscheinlich hörte er mir nicht einmal richtig zu, sondern starrte mich einfach nur an. Ich atmete innerlich auf, denn ich merkte, dass sich seine Gedanken nicht um amerikanische Hinterhoftheater und Schauspielkurse drehten, sondern darum, wie ich wohl ohne meine froschgrüne Moderatorengarderobe aussah. Darüber war ich unter diesen Umständen mehr als froh.

Nachdem ich geendet hatte, kommentierte er meinen Vortrag mit einem desinteressierten «Ähä».

Ohne seinen Blick von meinen Beinen abzuwenden, fragte er dann: «Sind Sie eigentlich der bayerischen Sprache mächtig, Frau Zámbó?»

Ich zögerte ein wenig, dann antwortete ich: «Na ja, ich könnt es ja mal versuchen.»

In den USA hatte ich gelernt, niemals nein zu sagen. Denn ein Nein war gleichbedeutend mit «Ich traue mir nichts zu». Im Land der unbegrenzten Möglichkeiten katapultierte man sich damit automatisch ins Aus, denn die eigenen Grenzen zu kommunizieren, war ein absolutes Nono.

Also nahm ich den bayerischen Text, den der TV-Macher mir in die Hand drückte, und begann ihn zögerlich vorzutragen. Mir war bereits nach den ersten drei Wörtern klar, dass ich mich nun endgültig unglaubwürdig machte, denn ich verstand von der bayerischen Sprache ungefähr so viel wie ein Japaner vom Jodeln. Mein Gestammel war mir peinlich, doch ich gab mich kämpferisch und las gnadenlos weiter. Der Name Gundis stammt übrigens bezeichnenderweise von Rautgundis ab, einer Kämpferin im alten Germanien, die niemals aufgab und alle Gegner niedermetzelte. Während ich daran dachte, blickte ich zwischendurch von meinem bayerischen Text auf.

Der Fernsehboss, der ebenfalls spätestens nach den ersten beiden Sätzen hätte merken müssen, dass ich gerade wirklich an meine Grenzen gestoßen war, verzog jedoch keine Miene. Ich hoffte inständig, er möge dieser Farce ein Ende bereiten, doch es schien ihm zu gefallen, wie ich mich abmühte. Er lächelte mich sogar an, und diesmal sah es tatsächlich aus wie ein Lächeln, was sich da in seinem Gesicht abspielte. Allerdings war es kein freundliches, sondern ein gemeines, schadenfrohes Lächeln. Ich las und las, erkannte irgendwann schon gar keine Wörter mehr auf dem Blatt, sondern nur noch ein einziges Buchstabengewirr und flimmernde Satzzeichen. Also stammelte ich einfach irgendwas vor mich hin, was mir in den Sinn kam, und ließ mich nach sechs DIN-A4-Seiten fix und fertig auf meinen Stuhl zurücksinken.

Die Textblätter legte ich auf meine Beine, ohne mich weiter darum zu kümmern, ob dabei mein Minirock hochgerutscht war oder nicht, ob meine Beine übereinandergeschlagen waren oder nicht. Ich saß einfach nur erschöpft da und sagte gar nichts mehr. Natürlich rechnete ich damit, gleich vor die Tür gesetzt zu werden, und fühlte mich furchtbar lächerlich und klein. Scham stieg in mir hoch und zugleich Wut, während ich so dasaß und in das grinsende fette Gesicht meines Gegenübers blickte.

Er stand inzwischen vor mir, denn er hatte sich während meiner Mundart-Versuche von seinem Bürosessel erhoben und wirkte auf einmal beängstigend groß. Nun kam er näher, grinste mich immer noch an mit seinen gelblichen Mundwinkeln, die sich jetzt in seine dicken Backen gruben, und streckte die Hand nach mir aus.

Okay, das war's dann wohl, dachte ich, stand auf und wollte ihm nun meinerseits die Hand geben, um dem Rausschmiss etwas Restwürde zu verleihen. Doch ich griff ins Leere. Seine Hand war viel weiter unten und bewegte sich zielsicher auf meinen Hintern zu.

Er sah mir tief in die Augen, als er lüstern sagte: «Na, da müssen wir wohl noch ein bisschen üben», und immer näher kam. Fast hatte seine Hand meinen Hintern erreicht, und ich roch schon seinen schlechten Atem, während er hinzufügte: «Außerdem ist deine obere Zahnreihe zu groß geraten. Und wir haben sogar etwas gemeinsam: Wir lispeln beide. Is des net liab?»

Bevor ich Gefahr lief, ihm auf den Schreibtisch zu kotzen, stürzte ich aus seinem Büro und lief auf und davon. Ich rannte auf meinen High Heels, bis ich nicht mehr konnte, sprang in irgendeine S-Bahn, setzte mich auf den erstbesten freien Platz und atmete erst einmal tief durch. Was für ein schmieriger Typ!, dachte ich bei mir.

Warum musste ich mir ausgerechnet diesen Traumjob aussuchen? War das der Glamour, der mich an der Film- und Fernsehwelt so reizte, wirklich wert?

«Wenn es da immer so zugeht, na, dann gute Nacht!», murmelte ich vor mich hin, woraufhin mein Sitznachbar mir einen neugierigen Blick zuwarf.

Ich begann ernsthaft daran zu zweifeln, ob der Weg, den ich da eingeschlagen hatte, der richtige war, und ob ich die Sache richtig angegangen war. Sollte ich nicht doch besser dem Rat meiner Eltern folgen und tatsächlich BWL studieren? Aber allein der Gedanke an die Uni war mir fremd. Kein Wunder, bisher hatte ich sie höchstens zweimal von innen gesehen, und das nur, um mir ein Bild vom Studentendasein zu machen. Danach wollte ich sie nie wieder betreten, denn das war ganz sicher nicht meine Welt.

«Nein, es bleibt dabei, ich gehe zum Fernsehen», sagte ich entschlossen zu mir selbst und warf meinem Sitznachbarn einen selbstbewussten Blick zu.

Jetzt erst recht!, lautete die Devise. Das war mein fester Wille, und nichts und niemand sollte mich davon abbringen. Schon gar nicht solche Typen wie der von eben. Ich hielt an meinem Traum fest, getreu dem Motto: Wer keinen Mut zum Träumen hat, hat keine Kraft zu kämpfen!

Also machte ich erst einmal weiter wie bisher. Ich ging zu Vorstellungsgesprächen und Castings für die unterschiedlichsten Produktionen und lernte so nicht nur im Unterricht, sondern auch «an der Front». Bei einem dieser Engagements sollte ich sogar eine ganze Menge lernen, und zwar nicht nur für den Beruf, sondern fürs Leben.

Nur eine Woche später nahm ich einen zweitägigen Statistenjob bei einer der bedeutendsten damaligen Krimiserien an und sollte mit ein paar anderen Frauen in einer Bar an der Theke sitzen und Champagner trinken. Das war's auch schon. Genauere Vorgaben gab es lediglich zum Kostüm. Möglichst sexy und verrucht sollte es aussehen, denn ich mimte, genau wie die anderen Statistinnen, eine Prostituierte. Also kramte ich alles aus meinem Kleiderschrank, was auch nur annähernd sexy aussah. Viel war da leider nicht zu holen, aber ich war sicher, etwas Passendes zu finden.

Im Schlafzimmer vor dem Spiegel probierte ich alles der Reihe nach an: meinen Jeansminirock, einen Ledermini, schwarze Hot Pants, die ich am liebsten mit Woll-Overknees trug, mein enges orangefarbenes Minikleid ohne Ärmel und einen schwarzen Catsuit aus feinem Rippenstretch, meine neueste Errungenschaft. Ich mochte alle Outfits und war stolz auf meine Figur, die mir heute besonders gut gefiel. Meine allmorgendlichen Joggingrunden an der Isar, die ich konsequent drehte, egal, ob es stürmte, regnete oder schneite, und das eiserne Fitnesstraining machten sich eben bemerkbar.

Schließlich entschied ich mich für die schwarzen Hot Pants ohne Overknees, denn die fand ich für eine Prostituierte dann doch zu gemütlich. Dazu trug ich ein knallenges gelbes T-Shirt mit Riesenausschnitt und einem Wonderbra darunter und schlüpfte in das einzige Paar Pumps, das ich besaß. Sie waren zwar schon uralt und hatten bei meiner Flucht aus dem Büro des schmierigen TV-Machers ziemlich gelitten, aber ich hatte nun mal kein anderes. Ich legte alles an, was ich an Modeschmuck auftreiben konnte, und krönte mein Outfit mit einem unglaublich breiten, unglaublich engen schwarzen Lederlackgürtel mit aufgesetzten Nieten. Als ich mich erneut von allen Seiten im Spiegel betrachtete, fand ich mich ziemlich sexy. Ich werde meine Rolle perfekt spielen, nahm ich mir vor, auch wenn ich nur im Hintergrund herumsitze und nichts sagen darf. So gut wie ich hatte noch nie jemand im Hintergrund herumgesessen, da war ich mir ganz sicher.

Voller Optimismus zog ich in meinem Freudenmädchen-Outfit los. Zur Tarnung trug ich unterwegs einen langen Mantel und kam hochmotiviert am Drehort an. Nachdem sie mir in der Maske noch das entsprechende Make-up verpasst hatten – knallroter Kussmund, die Konturen übermalt, sodass meine Lippen einem männermordenden Vamp alle Ehre gemacht hätten, dazu pechschwarz umrandete Augen –, platzierten sie mich in einer speckigen, schmierigen alten Bar. Die Kulisse sah aus, als hätten dort schon tatsächlich Prostituierte aus dem vorigen Jahrhundert ihre Freier bedient. Der Gedanke irritierte mich zwar ein wenig, doch als ich mich am Drehort umsah und feststellte, dass die Schauspieler bereits auf ihren Positionen standen und ihre Dialoge übten, wischte ich alle Zweifel beiseite. Stattdessen konzentrierte ich mich voll und ganz auf das Set und das, was dort vor sich ging.

Die Schauspieler und der Regisseur, der gerade lautstark seine Anweisungen gab, standen jedoch ziemlich weit von mir entfernt. So erkannte ich erst beim zweiten Hinsehen, wer sich am anderen Ende des Raumes von den Maskenbildnerinnen die Nase pudern und die Haare zurechtrücken ließ. Es waren tatsächlich die berühmten Gesichter aus der Serie, die ich vom Bildschirm her kannte: der Kommissar und sein Assistent. Aufgeregt und konzentriert beobachtete ich die Stars bei der Arbeit, denn ich war hochinteressiert und wollte lernen, wie das hier alles so vor sich ging. Wer weiß, vielleicht stand ich ja auch bald dort und drehte mit dem Kommissar, und dann sollte ich wissen, wie so ein Dreh in Deutschland abläuft.

Als die Kamera lief, setzte ich mich aufrecht hin und lauschte den Stars, die in etwa folgenden Dialog sprachen:

«Den Mistkerl hast du laufenlassen, du Vollidiot!»

«Was soll ich denn machen, Chef? Der war auf einmal weg, ich kann ihm doch nicht vorher schon 'ne Kugel verpassen, nur weil er mit 'ner Nutte vögelt.»

Ich bemühte mich, so sexy und auffällig wie möglich an meiner Bar zu sitzen und den Champagner – der natürlich nichts weiter als gefärbtes Wasser war – zu schlürfen. Ich wollte, so gut es ging, in die Szene passen und meine Fähigkeiten unter Beweis stellen. Wer weiß, dachte ich, vielleicht werde ich ja ausgerechnet hier entdeckt.

Und tatsächlich: Als die Darsteller mit ihrem perfekt interpretierten Streitgespräch fertig waren und die Szene nach einem lauten «Danke» vom Regisseur und einem trockenen Klack der Klappe im Kasten war, sah der Kommissar zu mir herüber.

Ich lächelte, und zu meiner Überraschung kam er lässig auf mich zu. Er war ziemlich klein und sah alt und verlebt aus, worüber ich kurzfristig enttäuscht war, denn im Fernsehen wirkte er viel attraktiver und sympathischer. Dennoch ließ ich mich auf ein Gespräch ein und verabredete mich mit ihm für den nächsten Morgen zum Frühstück in seinem Hotel. Ich hatte ohne zu zögern zugesagt, denn ich war neugierig auf das, was mir der Profi alles über die Welt des deutschen Fernsehens erzählen würde. Bestimmt konnte ich eine Menge von ihm lernen. Außerdem reizte mich die Aussicht auf ein opulentes Hotelfrühstück auf einer Terrasse am Englischen Garten, inklusive Vogelgezwitscher. Auf den Gedanken, dass der Herr Kommissar etwas anderes im Schilde führen könnte, kam ich nicht. Ich war so trunken von der Fernsehwelt und meinen Träumen, dass ich das Naheliegende nicht wahrhaben wollte.

Als ich am nächsten Morgen an der Rezeption nach dem Herrn fragte, schickte mich der Mitarbeiter des Hotels nicht wie erwartet in den Frühstücksraum oder auf eine friedliche, sonnenbeschienene Terrasse, sondern nannte mir nur die Zimmernummer des Schauspielers. Im ersten Moment war ich irritiert und überlegte, was Sache war. Einerseits fand ich es unmöglich, dass er mich auf seinem Zimmer empfangen wollte, andererseits war ich neugierig. Außerdem konnte es durchaus sein, dass er eine große Suite mit eigener Terrasse bewohnte und mich bereits am fertiggedeckten Frühstückstisch erwartete. Immerhin können wir dann ganz in Ruhe über die Branche plaudern, überlegte ich. Abgesehen davon hatte ich Kaffeedurst und wie immer Hunger.

Also fuhr ich mit dem Aufzug in eine der oberen Etagen und suchte das Zimmer. Dort angekommen, zupfte ich schnell nochmal meinen Rock zurecht und ärgerte mich darüber, dass ich an diesem Morgen schon wieder nach einem Mini gegriffen hatte. Für ein Arbeitsfrühstück im Hotelzimmer war das definitiv nicht das richtige Outfit, und nach meiner Erfahrung mit dem schmierigen TV-Boss hätte ich es eigentlich besser wissen müssen. Ich spürte eine leichte Verunsicherung, aber meine Neugier siegte.

Ich war gespannt, wie der Kommissar wohl aussah. Sicher war er beim Drehen gestresst und angestrengt gewesen und hatte deshalb etwas müde gewirkt. Nun wird er wohl ausgeschlafen sein und mich mit seinem sympathischen Lächeln empfangen, das die ganze Nation aus dem Fernsehen kennt. Außerdem trägt er privat bestimmt Jeans und ein lässiges Hemd – das passt zu ihm, stellte ich mir vor.

Ich freute mich also auf einen interessanten Morgen und klopfte an die Tür. Nichts passierte. Vorsichtig lauschte ich, ob ich irgendwelche Geräusche ausmachen konnte, doch ich hörte nichts. Nur Stille. Komisch, dachte ich. Vielleicht hat er sich schon mal einen Kaffee eingeschenkt und sitzt auf seiner Terrasse. Ich klopfte noch einmal, diesmal etwas stärker und lauter, doch wieder rührte sich nichts. Ich wartete einen Moment, lauschte, klopfte ein drittes Mal und trat schnell einen Schritt zurück, als sich endlich die Tür bewegte.

Dann stand er vor mir, der Herr TV-Kommissar, mit kleinen, zu engen Schlitzen zusammengekniffenen Augen und dunklen Ringen darunter. Er war blass, wirkte genervt und runzelte verärgert die Stirn. Seine Haare waren völlig wirr und ungekämmt, außerdem war er unrasiert und sichtlich ungewaschen. Er rieb sich den Schlaf aus den Augen und versuchte angestrengt zu erkennen, wer ihn da gestört hatte. Er war barfuß und trug nichts weiter als einen gelben Frottébademantel mit dem Schriftzug des Hotels auf der Brust. Seine Nacktheit war unschwer zu erkennen, denn der Bademantel stand offen. Was für ein Anblick!

Ich stand da wie angewurzelt. Nachdem er seine Gedanken geordnet, mich erkannt, sich erinnert und mich wiederum hereingebeten hatte, ging ich an ihm vorbei in den Raum. Von wegen Suite mit eigener Frühstücksterrasse! Ich befand mich in einem ordinären Hotelzimmer, das eindeutig nach zu wenig Schlaf und zu viel Alkohol roch.

Auf dem Tisch standen ein halbleeres Frühstückstablett mit unappetitlich durcheinandergeworfenen Speisen, eine leere Weinflasche und ein von Stummeln überquellender Aschenbecher. Der Kommissar setzte sich ungeniert in seinem offenen Bademantel, der beim Hinsetzen noch weiter auseinanderklaffte, auf einen der Stühle.

«Sorry, hab mich nochmal hingelegt», sagte er und bot mir den Rest seines Frühstücks an. «Kannste aufessen, wennste Hunger hast», fügte er noch hinzu. Er grinste mich an und sagte weiter: «Wir können aber auch gleich ins Bett gehen.»

Ich dachte, ich bin im falschen Film. Das war also kein Witz.

Oder war er noch in seiner Rolle vom Vortag und mutmaßte, das Freudenmädchen von der Theke vor sich zu haben? Wie auch immer: Das Wieso und Warum waren mir egal. Der Kerl widerte mich von jetzt auf gleich nur noch an, und ich fühlte mich zutiefst verletzt. Wutentbrannt stürzte ich hinaus, knallte die Tür hinter mir zu und schrie «Danke für das tolle Frühstück» durch den Hotelflur. In null Komma nichts saß ich in meinem Auto, drehte die Musik auf, so laut es ging, und raste zum nächsten Bäcker, um mir mit einer Riesentüte Brötchen, Croissants und Kuchen etwas Gutes zu tun. Zu Hause angekommen, führte mich mein erster Weg auf die Toilette, wo ich mir nicht nur das Essen, sondern auch meine Enttäuschung aus dem Leib kotzte.

Am Nachmittag mussten alle am Set eine halbe Ewigkeit auf den Herrn Kommissar warten. Wahrscheinlich hatte die Maskenbildnerin heute intensiver an dem Saubermann-Look des Hauptdarstellers zu arbeiten als sonst. Als der Star der Serie endlich eintraf, begrüßte ihn der Regisseur lautstark, indem er übers ganze Set brüllte: «Na, wie war's mit der Zámbó?»

Ich dachte nur: Bitte, Erde, öffne dich!, und zog den Kopf ein. Wieder einmal hatte ich meine Lektion gelernt: keine Miniröcke mehr und schon gar keine Verabredungen in Hotelzimmern mit notgeilen TV-Kommissaren. Den Drehtag brachte ich irgendwie hinter mich und war froh, als ich endlich wieder zu Hause in meiner Wohnung war.

Die werden sich alle noch wundern, schwor ich mir, als ich vor dem Einschlafen im Bett lag und die Ereignisse nochmal Revue passieren ließ.

Ich verdrängte die Zweifel an meiner Berufswahl erneut und überflutete den gesamten deutschsprachigen Fernsehraum weiterhin mit meinen Bewerbungen – schließlich mit Erfolg. Bei SAT.1 suchten sie für das Frühstücksfernsehen eine Vertretung, da die Wetterfee erkrankt war. Sollte die Neue den

Erwartungen entsprechen, könne man durchaus über ein regelmäßiges Engagement verhandeln, so stellte man mir in Aussicht.

Ich bekam eine Einladung nach Hamburg, wo der Sender damals das Frühstücksprogramm produzierte. Es hieß, der Chef vom Dienst sei am Sonntagabend im Studio, um mich einzuweisen und meine Fragen zu beantworten, sofern ich welche hätte. Am Montagmorgen um 6.00 Uhr gehe es dann los, alles Weitere vor Ort. Kein Casting, keine Fragen nach meiner Berufserfahrung, keine Zweifel an meiner Kompetenz. O Gott, dachte ich, das kann ja heiter werden! Aber ich hatte das Spiel begonnen und wollte um keinen Preis aussteigen, also machte ich mit und gab mich auch diesmal als Profi aus, mit reichlich Film- und Fernseherfahrung direkt aus Hollywood, der Schmiede aller wirklich Großen im Geschäft.

Während des recht angenehmen Fluges in der Holzklasse wurde die Vorfreude auf meinen möglichen Einstieg in den Job lediglich vom Knurren meines Magens übertönt. Ich hatte nämlich mit einem Businessflug und entsprechender Verköstigung gerechnet und mir nichts zu essen mitgenommen. In der Hansestadt angekommen, stürzte ich ins nächstbeste Taxi und ließ mich ins Hotel bringen. Es ist sicher ein schickes First-Class-Hotel mit reichhaltigem Frühstücksbüfett, Pool, Wellness-Bereich und Fitnessraum, dachte ich. Eben mit allem, was eine Moderatorin so braucht, um sich in Ruhe auf ihren Auftritt vorzubereiten.

Um vor der Kamera eine gute Figur zu machen, muss man schließlich nicht nur einen tollen Body und ein hübsches Gesicht haben, sondern auch ausgeruht und fit sein. Vor allem beim Frühstücksfernsehen. Immerhin startete das Programm in aller Herrgottsfrühe, um die Uhrzeit drehte ich mich sonst gerade das erste Mal um und döste noch ein Weilchen weiter. Ich überlegte, ob mir der Sender wohl eine Suite reserviert hatte, doch dann fiel mir wieder ein, dass ich ja erst mal zur Probe da war. Da beschränkten sie sich bei der Unterkunft sicher auf ein normales Doppelzimmer, um die Ausgaben nicht allzu sehr in die Höhe zu treiben.

Dass der Sender sparsamer war als gedacht, merkte ich schneller, als mir lieb war. Mein Hotel, dessen Namen ich aus meinem Gedächtnis gestrichen habe, lag in einer Art Gewerbegebiet außerhalb der City, im Souterrain eines grauen Kastens, der aussah wie die Kelleretage eines Industriegebäudes. Um einzutreten, musste man fünf Stufen nach unten gehen. Der Boden war mit einem grünen Kunstrasenteppich ausgelegt, und im Frühstücksraum befanden sich statt eines appetitlich dekorierten Wohlfühlbüfetts ein Glastresen für die Essensausgabe und sechs Plastiktische mit Stühlen. Sie wirkten auf mich, als hätte man sie aus dem Schrebergarten von nebenan geklaut. Das vermeintliche First-Class-Hotel war ein ehemaliges Asylantenheim.

Um 18.00 Uhr sollte ich mich im Studio einfinden, also machte ich mich rechtzeitig auf den Weg. Als ich dort ankam, wirkte das riesige Gebäude verwaist, geradezu wie tot, und bis auf den Pförtner begegnete ich keiner Menschenseele. Die Redaktionsräume waren abgesperrt, die langen Gänge gespenstisch leer. Kein Wunder: Schließlich war Sonntag, der Tag, an dem sich auch die arbeitende SAT.1-Crew zum Energieauftanken für die kommende Woche zurückzog.

Ich fühlte mich ziemlich einsam und verlassen, hier in dieser fremden Stadt, in dieser fremden Welt mit meinen Träumen von der erschreckend fremden Arbeit als Wetterfee. Dennoch gab ich meine Suche nach dem großen Glück nicht auf und fand irgendwann den angekündigten Chef vom Dienst in den Räumen der Frühstücksfernseh-Redaktion. Mit sichtlich genervter Miene – auch er hätte heute wohl lieber ausgespannt, statt mich hier einzuweisen – führte er mich ins Studio.

«So, hier ist die Wetterkarte, Kamera eins fährt die Großaufnahme, die zwei die Totale. Moderationskarten bekommst du morgen früh von der Redaktion, Teleprompter gibt's hier keinen, ist zu teuer. Temperaturen, Vorhersagen und den ganzen anderen Mist holst du dir aus dem Ticker etwa 'ne halbe Stunde vor Auftritt, der Fundus deiner beiden Kolleginnen ist in der Garderobe. Such dir aus dem Chaos einfach raus, was du willst. Die Maske kommt um halb fünf, die Redaktion um fünf, du bist das erste Mal um sechs nach sechs dran, direkt nach den Nachrichten. Dann geht's im Halbstundentakt weiter, live wohlgemerkt. Ach ja, und bitte keine Anglizismen, die kapiert das Volk sowieso nicht. Noch irgendwelche Fragen?»

«Äh ...», brachte ich zögerlich hervor. Ich spürte, wie ich blass wurde, und schüttelte den Kopf. Ich hatte kein Wort verstanden. Was sind denn nochmal Anglizismen, schoss es mir durch den Kopf, irgendwas mit Englisch?

«Gut, dann ist ja alles klar. Also bis morgen, mach dir noch 'nen schönen Abend. Und verpenn bloß nicht!» Mit diesen Worten verabschiedete mich mein CvD, so heißt der Chef vom Dienst in der TV-Umgangssprache, und schob mich zur Tür hinaus.

Von wegen schöner Abend! Ich fühlte mich elend, nahm die nächste U-Bahn, fuhr zum Jungfernstieg und kaufte mir gleich vier extralange Currywürste – angeblich die besten von ganz Hamburg. Danach setzte ich mich auf eine Bank und füllte meine innere Leere, indem ich sie fast ohne zu kauen hinunterschlang. Danach fühlte ich mich hundeelend, wie immer nach dem Essen.

Hätte ich doch bloß niemandem erzählt, dass ich im Fernsehen zu sehen war. Meine Familie, meine Freunde, meine Bekannten, alle hatte ich euphorisch über meinen großen Auftritt informiert, damit sie mich bewundern konnten. Und alle hatten versprochen, den Wecker zu stellen, um Zeugen meines denkwürdigen Berufsstarts im Showbiz zu werden.

O Gott, denkwürdig wird das morgen sicher allemal!, schoss es mir durch den Kopf. Hätte ich doch bloß nie so getan, als wäre ich ein Vollprofi! Schließlich wusste ich weder, wo sich das Rotlicht einer Kamera befindet, noch hatte ich es bisher gewagt, direkt in so ein Ding hineinzublicken, geschweige denn irgendetwas hineinzusprechen. Was schreiben die Leute eigentlich auf ihre Moderationskarten? Wo soll ich die hinhalten? Dürfen die Zuschauer die Karten sehen, oder muss ich sie verstecken und meinen Text auswendig aufsagen?

Mir wurde ganz anders zumute. Ich sollte wohl besser abreisen, und zwar sofort. Ich war drauf und dran, meinen Koffer aus dem Asylantenheim zu holen und noch mitten in der Nacht zurück nach München zu fahren. Am Ende machte ich mich noch zum Gespött der ganzen Nation. Ich werde dastehen wie ein Vollidiot, und alle werden über mich lachen, jammerte ich stumm vor mich hin. Alle werden mich peinlich finden statt toll. Und nie wieder wird mich auch nur irgendjemand engagieren, der etwas mit dem Fernsehgeschäft zu tun hat.

Ich muss hier weg, dachte ich panisch – und blieb. Nein, meinen Traum wollte ich nicht so einfach aufgeben. Ich biss die Zähne zusammen und kaufte mir noch eine Wurst. Nachdem ich mich in meiner Unterkunft aller Currywürste wieder entledigt hatte – der «Imbiss» und meine bevorstehende Vorstellung hatten mir zu schwer im Magen gelegen –, war ich völlig aufgelöst. Ich hatte Angst vor dem Dreh, Heimweh, Zweifel, fühlte mich einsam, überfordert, zittrig und sah statt fern (im Zimmer gab es nicht mal Fernsehen) nur Sterne. So gut es ging, machte ich es mir auf meiner Schaumstoffmatratze, die man bei Bedarf zum Wohnzimmersessel im braunen Siebziger-Look zusammenklappen konnte, gemütlich und versuchte zu schlafen. Punkt 3.00 Uhr klingelte der Wecker, was eigentlich unnötig war. Ich war sowieso wach, denn vor Aufregung hatte ich kein Auge zugetan.

Ich nahm eine kalte Dusche und machte mich auf den Weg ins Studio, diesmal mit dem Taxi, die Rechnung übernahm der Sender. Dort angekommen, fahndete ich als Erstes im Garderobenschrank meiner Kolleginnen nach einem passenden Outfit. Zu groß waren die Teile alle, die beiden hatten anscheinend eine normale Damengröße im Gegensatz zu mir. Am Ende entschied ich mich für einen taillierten Blazer mit Schößchen. Der saß noch am besten, außerdem war er apricotfarben und wirkte somit frisch und machte wach. Dann ließ ich mir von der Maskenbildnerin die Augenringe wegschminken und versuchte herauszufinden, was ich als Nächstes zu tun hatte.

Ich erinnerte mich an den «Ticker», den der CvD am Vorabend erwähnt hatte, und begab mich in die Redaktion. Dort hielt mir ein gähnender Redakteur gleich meine Moderationskarten und ein Blatt Papier unter die Nase, das er wohl gerade aus dem faxähnlichen Übermittlungsgerät geholt hatte, über das die aktuellen News aus aller Welt im Minutentakt eintrafen. Mit einem schlechten Gefühl im Bauch und dem selbstbewusstesten Gesichtsausdruck, den ich unter den gegebenen Umständen zustande brachte, nahm ich mein Arbeitsmaterial entgegen.

Auf den Karten stand gar nichts, offenbar hatte ich sie in Eigenregie zu betexten. Auf dem Blatt las ich: Hamburg 9 °C , Berlin 10 °C, Köln 8 °C, Frankfurt 11 °C, München 13 °C, Stuttgart 13 °C. Außerdem ein paar Stichwörter zur derzeitigen Bewölkung, Regenwahrscheinlichkeit, Windstärke und -richtung, Sonnenstunden sowie Aussichten für den kommenden Tag. Ich studierte nicht nur die Tickermeldung, sondern auch meinen Moderationsplatz. Zu meiner Erleichterung erkannte ich die Städte samt den diversen Wolken-, Sonnen- und Windsymbolen auf der Wetterkarte wieder, nahm Notiz von dem aufgeklebten Tape-Kreuz auf dem Boden, von dem ich mich nicht wegzubewegen hatte, und bekam Angst.

Dann ging es los. Ich weiß nicht mehr genau wie, aber

irgendwie schrieb ich wohl tatsächlich irgendwelche Textbruchstücke auf meine Moderationskarten, ließ mich während der Nachrichten vom Aufnahmeleiter auf meine Position schieben, von der Maskenbildnerin abpudern und vom Tonmann verkabeln. Ich kam mir vor wie ferngesteuert. Das Herz klopfte mir bis zum Hals, mein Magen, der nach den Currywürsten, die ich ihm wieder genommen hatte, bis jetzt nichts mehr zu tun bekommen hatte, drehte sich fast von alleine um, und meine Knie wurden weich. Die Atmosphäre war angespannt, als der Aufnahmeleiter mich herunterzählte. «Drei, zwo, eins», rief er und winkte zum Start. Damit war ich live «on air». Irgendwie entdeckte ich irgendein Licht, das rot leuchtete, irgendwie las ich irgendeinen Text von meinen Karten, und irgendwie brachte ich die schrecklichsten Minuten meines jungen Berufslebens hinter mich. Wie von Geisterhand geführt spulte ich irgendein Programm ab, dessen Inhalt sich heute noch meiner Kenntnis entzieht.

Ich weiß nur noch, dass es hinterher sehr still im Studio war und dass dieser Morgen irgendwie vorüberging, ebenso wie die ganze Woche. Wahrscheinlich war die Wetterfee tatsächlich sehr krank und konnte ihren Part beim besten Willen nicht wieder übernehmen. Statt Bewunderung erntete ich nur Ratlosigkeit. Nach fünf Tagen packte ich meine Sachen, fuhr nach Hause und hörte nie wieder etwas von der frühmorgens arbeitenden Crew von SAT.1.

Baby, ich bring dich ganz groß raus!

«Eine weiblich-narzisstische Frau leidet unter einem instabilen Selbstwertgefühl, das starken Schwankungen unterliegt. Auf der einen Seite hält sie sich für die Größte oder die Schönste, auf der anderen Seite glaubt sie, wenig oder nichts wert zu sein. Das Erleben pendelt zwischen Grandiosität und Minderwertigkeit hin und her. [...] Die Grandiosität zeigt sich im Verlangen nach ständiger Bewunderung und dem Gefühl, ohne diese nicht leben zu können. Die Bewunderung glaubt eine ‹grandiose Persönlichkeit› aber weniger für ihre Person zu erhalten, [...] sondern vielmehr für ihre Schönheit, Leistungsfähigkeit, Intelligenz oder andere Fähigkeiten.»

WARDETZKI, S. 20–27

Nach meinem unvergesslichen Erlebnis als Wetterfee dachte ich erst, meine Karriere sei gelaufen. Doch es war nicht vorbei. Ganz im Gegenteil, jetzt ging es erst richtig los! Ich ließ mich von meinem Auftritt bei SAT.1 nicht entmutigen und verschickte weiterhin meine Bewerbungen mit dem Lebenslauf im American Style. Mit Erfolg!

Tele 5, mein Münchner Traumsender in der Schellingstraße 44, lud mich ein paar Wochen nach meiner Rückkehr aus Hamburg zu einem Casting ein. Es fand bei der Agentur Actors & Arts statt und wurde von Jochen Kröhne, dem damaligen Programmchef von Tele 5, persönlich durchgeführt. Ich war beeindruckt, denn außer ihm hatte sich im deutschsprachigen TV-Business bisher noch kein einziger Programmchef jemals selbst auf die Suche nach frischen Gesichtern gemacht – das war jedenfalls meine Erfahrung.

Schon als ich ihm gegenüberstand und ihm die Hand schüttelte, fand ich ihn sympathisch. Und er mich wohl auch. Die zehn oder zwölf jungen Männer und Frauen, die an jenem Morgen ihre TV-Tauglichkeit unter Beweis stellen durften, träumten alle von der großen Karriere. Nun hatten sie – genau wie ich – die Chance ihres Lebens. Ehrfürchtig ließen wir uns von dem kreativen Programmmacher begrüßen und einweisen, der sich für uns die verschiedensten Aufgaben ausgedacht hatte.

Es machte mir großen Spaß, mich von seinem Engagement und Enthusiasmus anstecken zu lassen. Natürlich war ich aufgeregt, als ich mich vor ihm und einigen anderen Entscheidern präsentieren sollte. Aber es war eher die Art von Aufregung, die im Bauch kribbelt und konzentriert und aufmerksam macht, nicht die Nervosität, die von Angst geprägt ist und die Sinne lahmlegt, wie ich es als Wetterfee erlebt hatte.

Unsere Aufgaben bestanden in einem ersten Auftritt mit Begrüßung der Zuschauer, der Präsentation eines Stargastes und im Erzählen eines kuriosen Zeitgeschehnisses als Standup-Comedian-Nummer. Die Pflicht absolvierte ich hervorragend, doch immerhin folgte auch noch die Kür, und die hatte es in sich. Wir mussten eine Band namens Dave, Dee, Dozy, Bicky, Mick and Tich fehlerfrei ansagen. Bei dieser Anmoderation hatte Jochen – bei Tele 5 duzten sich alle – richtig viel Spaß und amüsierte sich jedes Mal prächtig, wenn der fiese Zungenbrecher wieder einen Kandidaten ins Stottern brachte. Mir passierte das glücklicherweise nicht, und so luden sie mich zusammen mit einer Bewerberin, die das genaue Gegenteil von mir war – maskulin, streichholzkurze, dunkle Haare und Intellektuellenbrille –, zu Probeaufnahmen ein.

Ich konnte es kaum glauben. Noch vor kurzer Zeit hatte ich vor dem Fenster des Senderstudios mit unzähligen anderen Passanten auf der Straße gestanden und den Moderator Thommy bei der Arbeit bewundert, und nun sollte ich – eventuell – seine Kollegin werden? Unfassbar! Mein Traum war zum Greifen nah.

Dieses Mal wusste ich genau, was zu tun war, denn inzwischen hatte ich nicht nur Kamera-, sondern auch ein wenig Moderationserfahrung. Jetzt wusste ich zumindest, wofür diese traumatische Erfahrung als Wetterfee gut gewesen war.

Nur wenige Tage nach dem ersten Casting erschien ich pünktlich zum Termin in der Schellingstraße. Wie schon bei SAT.1 ging ich zuerst in die Maske, diesmal jedoch nicht, um mir die Augenringe wegzuschminken, sondern um meine Frische betonen zu lassen. Vorab hatte ich eine Mappe mit Infomaterial zum Probesendungsinhalt bekommen und einige Stichworte für meine Ansagen. Damit hatte ich mich so gut ich konnte vorbereitet, immerhin war ich noch lange kein Profi, weder was die Präsentation von Texten, noch was deren Erstellung betraf. Jedenfalls las ich mir das Material in der Maske noch einmal gründlich durch, ließ mich von der Stylistin begutachten – meinen roten Faltenhosenrock und den blauen Blazer hatte sie als passend abgesegnet – und begab mich ins Studio.

Jetzt wurde es spannend. Diesmal wollte ich meinen Job nicht wie ein ferngesteuerter Roboter, sondern ganz bewusst erledigen und dabei meine Persönlichkeit zur Geltung kommen lassen. Als ich die Studioluft roch, die mich auch heute noch in einen Zustand freudiger Erregung versetzt, wurde ich dann aber doch nervös. Mein Herz klopfte wie wild, und meine Hände wurden feucht. So, dachte ich, jetzt nur nicht in Panik geraten. Ich bin zwar aufgeregt, habe aber keine Angst. Gundis, du kannst das, redete ich mir gut zu. Du siehst gut aus und bist außerdem heute besonders schlank. Also mach dir keinen Kopf! So versuchte ich mich selbst zu beruhigen, auch wenn ich am liebsten zur Beruhigung eine Riesenportion Vanilleeis verdrückt und mich in einen Essanfall geflüchtet hätte. Doch zum

Glück war keine Zeit mehr zum Essen, die Sache wäre vermutlich nicht gut ausgegangen. Statt mich mit zahllosen Leckereien zu beruhigen, dachte ich lieber an die lobenden Worte der Maskenbildnerin, die meinen perfekten Körper bewundert hatte, und der Gedanke half mir tatsächlich.

Heute ist es für mich vollkommen unvorstellbar, dass ich in der damaligen Situation an meinen Körper und nicht an meinen Text gedacht habe. Aber diese krankhafte Fixierung auf meinen Körper bestimmte seinerzeit mein Leben, und die Streicheleinheiten der Maskenbildnerin gaben mir irgendwie Sicherheit und Halt.

Dann ging die Studiotür auf. Jochen kam herein und strahlte mich an. Das war gut, denn mir wurde gleich ganz warm ums Herz, und die aufsteigende Angst wich einer euphorischen Lust, mich auf das bevorstehende Abenteuer einzulassen. Er gab mir ein paar letzte Anweisungen, der Aufnahmeleiter zählte mich herunter und gab mir Zeichen, ich fand das Rotlicht der richtigen Kamera und machte meinen Job. Ich war mit großem Spaß bei der Sache und verspürte ein mir bis dahin völlig unbekanntes Vertrauen in mich selbst. Es war überwältigend. Beflügelt von dieser Emotion kamen mir die Sätze ganz selbstverständlich über die Lippen. Ich musste weder überlegen, wie ich was sagte, noch wie mein Gesichtsausdruck war oder was ich mit den Händen tat. Ich konnte mich einfach auf mich verlassen. Alles kam ganz von allein und wie selbstverständlich aus meinem Inneren. Das war ich. In diesem Moment liebte ich mich. Genau wie alle anderen: Ich hatte den Job.

Von meiner Mitbewerberin hörte ich nichts mehr, ich weiß noch nicht einmal, ob sie die Probesendung überhaupt gemacht hat. Jedenfalls sollte ich von nun an die «Tierecke» von *Bitte lächeln* moderieren. Zusammen mit einem Kollegen präsentierte ich die Pannen-Video-Show zur besten Sendezeit: immer sonntags um 20.15 Uhr. *Bitte lächeln* war ein Riesen-

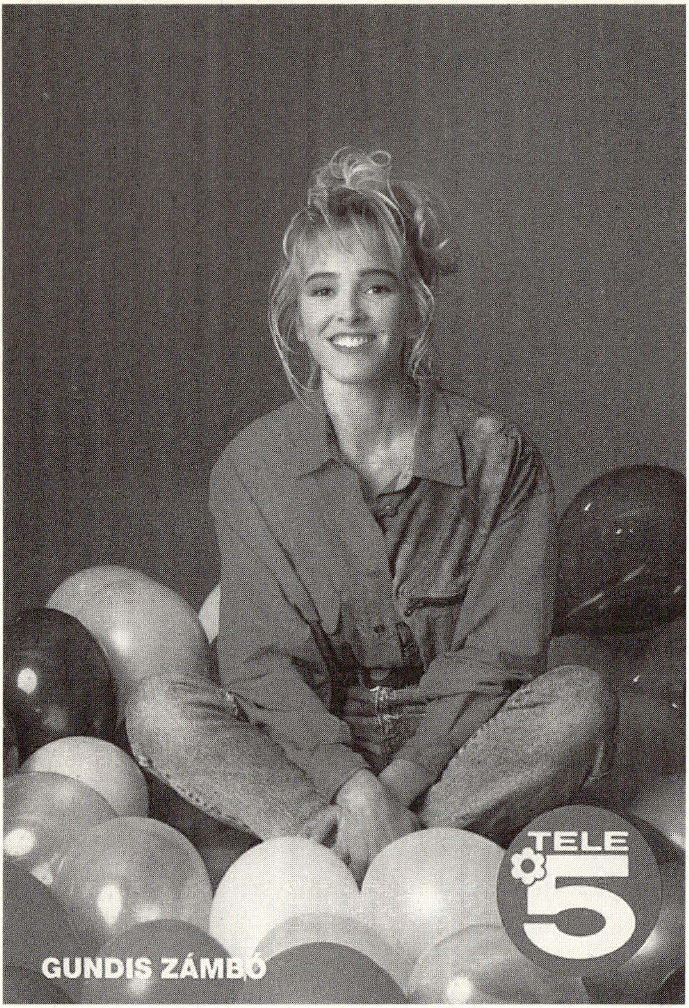

Autogrammkarte von Tele 5

erfolg, daher bekam ich bald die Kindersendung *BimBamBino* dazu und wurde innerhalb weniger Wochen zum Fernsehstar.

Meine Brüder freuten sich riesig mit mir, und selbst meine Eltern legten allmählich ihre Skepsis gegenüber meinem Beruf ab. In München fühlte ich mich inzwischen richtig wohl, ich hatte mich gut eingelebt, fasste Fuß in der Filmbranche und nahm in vollen Zügen am Leben teil. Ich fand mich grandios.

Einen Wermutstropfen gab es jedoch: Je erfolgreicher ich wurde, desto mehr Angst hatte ich, dicker zu werden und dadurch den Anforderungen nicht mehr zu genügen. Und umso machtloser war ich. Ich erbrach inzwischen alles, was ich zu mir nahm, selbst einen kleinen Müsliriegel konnte ich nicht mehr bei mir behalten. Immer wieder hatte ich in den letzten Jahren versucht, mich von meiner Ess-Brech-Sucht zu befreien, sie endlich abzustreifen. Ganz einfach normal essen und normal auf die Toilette gehen und dort das zu tun, was ein jeder Mensch dort normalerweise tut – davon träumte ich. Aber so einfach war das nicht.

Und so blieben meine Befreiungsversuche leider erfolglos. Wieder einmal verdrängte ich die unangenehmen Dinge und war bald so sehr mit meiner Fernsehkarriere beschäftigt, dass ich in einen regelrechten Rausch geriet. Dadurch verlor ich meine Wachsamkeit und geriet in eine Mühle, die irgendwann mich steuerte, nicht ich sie. Ich bin damals so sehr um mich selbst herumgetanzt, ohne bei mir anzukommen, mich zu spüren, dass ich den Bezug zur Realität verlor und in meiner Filmwelt gefangen war.

Es war ja auch zu schön, mein Leben als TV-VIP, das ich auch auf der jährlich in Berlin stattfindenden Internationalen Funkausstellung in vollen Zügen genoss. Sternchen, Stretchlimos, Kameras, Autogrammjäger, Bauchkribbeln – das alles war ein Muss für die Unterhaltungsindustrie, ebenso wie für alle Fans, TV-Macher und solche, die es werden wollten. Ich kann mich noch bestens daran erinnern, wie ich vor meinem Engagement bei Tele 5 über das IFA-Gelände geschlendert war und all die Promis bewundert hatte, die vor langen Menschenschlangen standen und Autogramme schrieben. Und daran, wie die aufgeregten Fans getuschelt und gedrängelt hatten, um auch ja eine Autogrammkarte mit persönlicher Widmung abzubekommen.

Das alles hatte mich schwer beeindruckt, und ich hatte mir damals vorgestellt, wie es sein würde, wenn ich dort stünde, um für wildfremde Menschen meinen Namen auf mein Foto zu schreiben. Dass die Unterschriftenjäger zum Großteil gar nicht wussten, wer da gerade Autogrammstunde abhielt, war mir egal. Mir gefiel einfach die Vorstellung, berühmt und damit bewundert und geliebt zu sein. Und genau so kam es dann auch.

Auf der nächsten IFA stand ich für Tele 5 auf der Bühne. Zusammen mit meinem Partner Bino, einer Puppe in Gestalt einer Maus, präsentierte ich meine Kindersendung **BimBamBino** und wurde von Kinderscharen, Eltern und Journalisten belagert. War das aufregend! Ich fühlte mich wie auf einer rosaroten Wolke. Überall wurde ich angesprochen, war begehrt, verteilte Autogrammkarten, gab Statements und Interviews, ließ mich fotografieren. Ich war ein Star! Es machte mich glücklich, geliebt zu werden, gefragt zu sein, und als ich sogar andere Angebote bekam, war ich unendlich stolz auf meinen Erfolg.

Ein Sender versuchte mich sogar ganz konkret abzuwerben und bot mir über einen Mittelsmann zwei eigene Shows an, was meinem Ego natürlich mehr als guttat. Ich fühlte mich extrem geschmeichelt und ließ mich daher auf die Sache ein.

Es war die Zeit, als im TV-Geschäft die Post so richtig abging und die Programmverantwortlichen schwindelerregend hohe Ablösesummen für quotenträchtige Gesichter und Produktionen bezahlten. Ich sollte niemandem auch nur ein Sterbenswörtchen von der anstehenden «feindlichen Übernahme» meiner Person erzählen, alles war topsecret. Ein falsches Wort, und der Deal könnte platzen, hieß es. Ich bekam eine Gänsehaut, war ich doch nach wie vor ein Neuling in der Branche und ziemlich unerfahren – zumindest was die Machenschaften hinter den Kulissen betraf. Außerdem hatte ich weder einen Manager noch einen Coach oder Betreuer, mit dem ich mich hätte besprechen können. Ich hatte also keine Wahl. Wollte ich ganz groß einsteigen ins TV-Geschäft, musste ich das Spiel nach den gegebenen Regeln mitspielen. Also begab ich mich in die Fänge des Löwen, der mich nach guter alter «Baby, ich bring dich ganz groß raus!»-Manier unter seine Fittiche nahm.

Mich reizte der Gedanke, noch berühmter, erfolgreicher, begehrter und bewunderter zu sein, und so warf ich alle meine Bedenken über Bord und vertraute mich diesem mir im Grunde fremden Menschen bedingungslos an. Wenn diesmal alles nach Plan liefe und ich tatsächlich zur richtigen Zeit am richtigen Ort wäre, dann stünde einer ganz großen Karriere wirklich nichts mehr im Wege, redete ich mir ein. Noch vor einem Jahr hatte ich als Wetterfee herumdilettiert, und jetzt wollte man mich im großen Stil abwerben. Ich konnte gar nicht glauben, dass all das keine sehnsüchtige Träumerei war, sondern Realität. Wie damals in L. A. kam ich mir vor wie im Film – und wurde unvorsichtig.

Anstatt wie sonst die Dinge selbst in die Hand zu nehmen, lieferte ich mich jemand anderem aus, und prompt entglitt mir die Situation. So dauerte mein Höhenflug denn auch leider nicht lange an, denn ich war an eine unseriöse Person geraten, die sich meinen Marktwert zunutze machen wollte – und die leider ein wenig zu hoch gepokert hatte. Es ging um eine schlappe halbe Million für den Gambler – was ich nicht wusste. Zu viel für den Deal, ich war raus aus der Nummer.

Manche Lektionen muss man eben auf die harte Tour lernen. Ich blieb also bei meinem Bino und *Bitte lächeln*. Einerseits war ich enttäuscht wegen des missglückten Senderwechsels, andererseits fühlte ich mich bei Tele 5 zu Hause und machte meine Arbeit mit großer Freude. Immerhin moderierte ich inzwischen bei *Bitte lächeln* nicht mehr nur die «Tierecke», sondern zusammen mit meinem Kollegen die ganze Show. Die

Quoten waren sensationell, und ich war ein gefeierter Fernsehstar.

Alles war in bester Ordnung – bis auf mein Essverhalten. Aber das war auch nicht wirklich verwunderlich: Inzwischen war es zehn Jahre her, dass ich nicht mehr wusste, was eine normale Portion für mich war. Etwa ein Jahrzehnt lang hatte ich meinen Körper entwöhnt, ihn jeglicher Möglichkeit beraubt, normal zu funktionieren. Das wollte ich nun endlich und diesmal auch endgültig ändern. Jetzt ist Schluss, dachte ich, aus und vorbei! Ich muss es endlich schaffen, mit dieser Kotzerei aufzuhören. Ich will ganz normal essen können wie jeder andere Mensch auch. Einfach essen, die Speisen auf meinem Teller genießen, und zwar ohne Schuldgefühle, ohne Scham und ohne die ständige Angst, entdeckt zu werden. Essen ohne Hass auf mich selbst – danach sehnte ich mich.

Je erfolgreicher ich im Berufsleben war, desto mehr hatte ich gedacht, ich müsse alles in den Griff bekommen. Natürlich war es ein Trugschluss, zu glauben, ich könne durch ein optisches Idealbild die Liebe bekommen, die ich mir wünschte. Doch bald musste ich feststellen, dass sich die Glücksgefühle, die ich mir durch einen perfekten Körper erhofft hatte, nicht einstellten. Also setzte ich mich noch mehr unter Druck, wollte noch perfekter, noch dünner aussehen und reduzierte mich immer mehr auf meine Optik – ein echter Teufelskreis.

Unzählige Male hatte ich mir vorgenommen, mich von meiner Essstörung zu befreien, jedes Mal erfolglos. Jedes Mal waren die Gier, die Sucht nach Völlerei und das Unvermögen, normal mit Nahrung umzugehen, stärker als ich. Doch nun war der Wendepunkt erreicht. Ich wollte endlich selbst bestimmen und gesund leben. Inzwischen war mein Wille, war mein Kampfgeist so stark, dass ich überzeugt war, es dieses Mal zu schaffen.

Gleich die nächste Verabredung mit Walter, meinem neuen Freund, nahm ich zum Anlass. Walter stammte aus Niederbayern, wo er als jüngster Sohn auf einem großen Landgut aufgewachsen war. Er verdiente sein Geld als Modekaufmann und war siebzehn Jahre älter als ich. Wir hatten uns in einer Münchener In-Disco kennengelernt, und seine emotionale Art tat mir sehr gut. Irgendwie spiegelte er die weiche Seite in mir, die ich bei mir nicht zulassen konnte, und stillte so eine tiefe, verborgene Sehnsucht.

Ich hatte mich mit ihm zum Essen verabredet und einen Tisch im Königinnengarten reserviert, dem In-Lokal in Schwabing. Ich hatte mir ganz fest vorgenommen, diesmal nicht zur Toilette zu gehen und das Essen «ganz einfach» bei mir zu behalten. Entsprechend entschlossen und siegessicher saß ich vor der Speisekarte. Das sollte ein denkwürdiger Abend in meinem Leben werden, das Ende meines Leidens!

Denkwürdig verlief dieser Abend allemal. Natürlich war ich ausgehungert wie immer, und mein Magen knurrte. Voller Appetit und Vorfreude aufs Essen studierte ich die Karte und tat genau das Falsche: Ich bestellte Surhaxe. Ein leichter Salat wäre das Richtige gewesen oder ein wenig Gemüse, vielleicht ein kleines mageres Stückchen Fleisch für den Anfang. Mein armer geplagter Magen war schließlich völlig entwöhnt. Seit Jahren hatte ich ihm zum Verdauen nichts anderes gegönnt als die kläglichen Reste, die nach meinen Toilettengängen an den Magenwänden zurückgeblieben waren. Und dann mutete ich ihm eine Surhaxe zu?

Voller Heißhunger verschlang ich das Stück Fleisch, das riesengroß vor mir auf dem Teller thronte, und fühlte mich hinterher dennoch nicht satt. Eigentlich war ich voll bis oben hin, aber die Macht der Gewohnheit verlangte nach mehr. Daher erlaubte ich mir noch ein kleines Dessert: ein gemischtes Eis mit Früchten, allerdings ohne Sahne. Schließlich wollte ich meinem Körper beim ersten Mal nicht zu viel zumuten – und auf keinen Fall zunehmen. Ich ließ jeden Löffel Eis genüsslich auf der Zunge zergehen und nahm mir ausreichend Zeit zum Essen. Normalerweise verschlang ich alles in Sekundenschnelle, diesmal dagegen dachte ich vor jedem Schlucken mit Wehmut daran, dass der Eisbecher bald leer wäre. Dann sollte nämlich Schluss sein mit der Fresserei. Langsam kratzte ich die letzten geschmolzenen Eisreste zusammen und leckte den Löffel bis zum Stiel ab, bis wirklich nichts mehr dran war, was mir hätte entgehen können. Schließlich lutschte ich lustvoll am letzten Fruchtstückchen herum – eine halbe Erdbeere war es, glaube ich – und schob den Eisbecher, der aussah wie frisch gespült, demonstrativ von mir weg.

So, Gundis, das war's, mehr gibt es nicht, kommentierte ich das Abschiedsessen in Gedanken – und in der Hoffnung, dass Walter nichts davon mitbekam. Ich blieb mit meinem Kampf gegen die Sucht auch an jenem Abend allein. Schließlich wollte ich mein Geheimnis um nichts auf der Welt preisgeben, schon gar nicht meinem Freund gegenüber. Ich schaffe das schon, ging es mir durch den Kopf. Ich bekomme das in den Griff. Bisher habe ich alles geschafft, was ich wollte, dann werde ich mit dieser «dummen Angewohnheit» ja wohl auch klarkommen! Bisher ist nur jedes Mal was dazwischengekommen, versuchte ich mich zu motivieren. Du gehst jetzt nicht zur Toilette! Dieses Abendmahl war seit Jahren das erste, das ich meinem Körper voll und ganz gönnen wollte.

Von wegen gönnen ... Kaum hatte Walter mich zu Hause abgesetzt, wurde mir übel. Nicht so sehr, dass ich mich von alleine hätte übergeben müssen, aber doch so, dass ich mich schlecht fühlte. Von Minute zu Minute verschlimmerte sich dieser Zustand, und ich hoffte inständig, dass mir endlich der Speichel im Mund zusammenliefe. Soweit ich mich an frühere Zeiten erinnern konnte, war das doch normalerweise der Auftakt zum Erbrechen. Ich hoffte darauf, dass es so weit käme, da es mir große Erleichterung verschafft hätte, doch ich wollte auf gar keinen Fall nachhelfen. Schließlich wollte ich den Kampf dieses Mal gewinnen.

Doch mein Unwohlsein wurde immer schlimmer. Inzwischen fühlte ich mich hundsmiserabel, zumal ich plötzlich ständig aufstoßen musste. Warum hatte ich auch ausgerechnet diese ekelhafte Haxe essen müssen? Allein der Gedanke an dieses riesige, gekochte, dampfende Stück Fleisch, das den ganzen Raum mit seinem Geruch erfüllt hatte, war mir unerträglich. Warum war mir nur so schlecht? War die Haxe etwa nicht frisch gewesen? Nein, das hätte ich geschmeckt. Mein Körper war ganz einfach völlig überfordert. Wie hatte ich auch annehmen können, dass er gleich beim ersten Einsatz ausgerechnet mit einer Surhaxe im Mammutformat und obendrein auch noch mit einem Eisbecher zurechtkäme – Sahne hin oder her?

Mir war elend zumute. Immer wenn ich aufstieß, schmeckte es im ganzen Rachen und Mund nach Halbverdautem. Mich schüttelte es jedes Mal, und sobald ich spürte, dass es gleich wieder so weit war, versuchte ich das Aufstoßen zu unterdrücken, damit mir dieser widerliche Geschmack erspart blieb. Doch es gelang mir nicht. Obendrein rochen die Gase, deren mein Körper sich mittlerweile entledigte, wo es nur möglich war, als stammten sie aus dem Inneren eines toten Tieres. Ja, sie hatten gar etwas Verwestes.

Nach einer Weile musste ich das Fenster öffnen, da ich meinen eigenen Gestank nicht mehr ertragen konnte. Ich war schockiert von dem, was in mir passierte, und dachte, so muss es sein, wenn man langsam vor sich hin vegetiert und stirbt. Ich weiß nicht wieso, aber plötzlich kamen mir Bilder von menschlichen Kadavern in den Sinn. Ich fühlte mich wie einer dieser toten Körper und vergrub mich in meinen Kissen. Irgendwann zog ich mir sogar die Decke über den Kopf und wollte nichts mehr riechen, nichts mehr spüren, einfach nicht mehr da sein. Nie hätte ich gedacht, dass mein Kampf mit der Sucht so grausam sein würde.

Ich kämpfte wie eine Wahnsinnige. Mir ging es wirklich

unbeschreiblich schlecht, die Sucht packte mich mit aller Kraft und versuchte mit allen Mitteln, mich wieder in ihren Bann zu ziehen. Verzweifelt wehrte ich mich. Ich werde das aushalten, nahm ich mir vor. Nein, ich werde nicht kotzen gehen. Ich werde diese Surhaxe verdauen, und wenn ich die Leichenbilder die ganze Nacht vor Augen haben werde. Ich kämpfe weiter!

Mein Wille war eisern. Und so quälte ich mich noch eine Zeit lang herum, keine Ahnung, wie lange, ein paar Stunden müssen es gewesen sein. Mir aber kam es vor wie eine Ewigkeit. Ich war froh, dass Walter nicht mit zu mir gekommen war und er nichts von meinem Elend mitbekam. Wieder einmal hätte ich mich nur in Grund und Boden geschämt. Niemand durfte wissen, wie es wirklich um mich stand.

Irgendwann kapitulierte ich. Ich konnte einfach nicht mehr. Mir war schummrig geworden, die stinkenden Gase, die trotz des offenen Fensters den Raum erfüllten, raubten mir fast das Bewusstsein. Schließlich taten die Bilder der toten Menschen, die immer klarer, immer realer wurden, das ihrige. Mittlerweile hatte ich das Gefühl, die Haxe verdaue meinen Körper und nicht umgekehrt. Bevor es endgültig vorbei war mit mir, musste ich mich dieser Qual entledigen. Ich hatte keine andere Wahl.

Es war das schlimmste Übergeben, das ich mir je angetan habe. Nun roch ich nicht nur die Gase in mir und um mich herum, sondern hatte die üble Masse auch noch direkt im Mund. Sie schmeckte, als sei sie längst endgültig verdaut – und so sah sie auch aus. Ich dachte wirklich, das ganze Elend keine Sekunde länger ertragen zu können. Es schüttelte und beutelte mich bis in die Fingerspitzen, eine Gänsehaut nach der anderen überkam mich. Mir wurde abwechselnd heiß und kalt, und ich spürte, wie die Schweißperlen auf meiner Stirn immer größer wurden, bis sie sich zusammenschlossen und mir in kleinen Bächen das Gesicht herunterliefen. Dann wurde mir schwarz vor Augen.

Als ich irgendwann wieder zu mir kam, lag ich im Badezimmer auf dem WC-Vorleger. Die Spuren meines nächtlichen Kampfes waren überall zu sehen, und es dauerte mehrere Stunden, bis ich das Badezimmer gesäubert und mich selbst einigermaßen wiederhergestellt hatte.

Das war also mein erster Extremversuch, von der Ess-Brech-Sucht loszukommen. Er hatte mir zwar keine Erlösung gebracht, aber immerhin die endgültige Erkenntnis, dass mein Umgang mit Essen lebensbedrohlich gestört und mein Körper nicht mehr in der Lage war, normal zu funktionieren. Und dass ich in meinem Leben nie wieder eine Surhaxe bestellen sollte.

Professionelle Hilfe in Anspruch zu nehmen kam für mich dennoch zu keinem Zeitpunkt in Frage. Der Gedanke, mich einem Arzt anzuvertrauen und ihm meine katastrophale Situation offenzulegen, war für mich unvorstellbar. Der Umgang mit psychologischer Hilfe war in den neunziger Jahren einfach noch nicht so verbreitet wie heute, damals hatte das Wort «Therapie» immer den unschönen Beigeschmack von Irrenanstalt – und als «Irre» wollte ich mich nicht outen.

Ich beließ es also vorerst bei diesem einen Versuch und blieb bei meinen alten Gewohnheiten. Bei einer Topfigur, Schwindelanfällen, Ringen unter den Augen, brüchigen Fingernägeln, dünnen Haaren, Konzentrationsschwierigkeiten, Kraftlosigkeit und geheimen Orgien, die mich zu allem Übel immer mehr in die Isolation trieben. Zu meiner Familie, selbst zu Gábor, hatte ich in jener Zeit kaum Kontakt, und auch Freundschaften pflegte ich nicht sonderlich. Wenn möglich vermied ich es, bei größeren Gesellschaften aufzutauchen. Ich schämte mich, vor anderen zu essen. Ich hielt die abschätzigen Blicke, wenn ich fünfmal ans Büfett ging, um mir den Teller vollzuschaufeln, oder ein Tortenstück nach dem anderen verschlang, einfach nicht länger aus. Von Kommentaren wie: «Na, Sie können aber viel essen ...» – «Bei dem Figürchen so eine Portion, wo geht das denn alles hin?» – «Darf man das denn bei so einer Figur?» oder «Beneidenswert, bei mir geht jeder Bissen zu viel direkt auf die Hüfte!» ganz zu schweigen.

Auch hatte ich große Angst, nach dem Essen auf die Toilette zu gehen, da ich spürte, dass die anderen ahnten, was ich da tat, und bekam regelmäßig Panik, entlarvt zu werden. Ich machte mir Vorwürfe, weil ich an dem mir von Gott gesund gegebenen Körper Raubbau betrieb und ihn statt zu ehren für meine Ziele missbrauchte. Ich hasste mich dafür, dass ich den Kampf gegen die Essstörung jedes Mal aufs Neue verlor und mich von der Sucht derart bestimmen ließ.

Ich fühlte mich physisch und psychisch schwach und ohnmächtig, spürte keinen Selbstwert und keine Freude mehr in mir. Das Bedürfnis, mich jemandem anzuvertrauen, war nicht so groß wie die Angst, meine Sucht zugeben zu müssen. Es fiel mir immer schwerer, nach außen den Schein zu wahren und das Image der schlanken, hübschen, erfolgreichen, allseits bewunderten, geliebten und lebenslustigen Fernsehmoderatorin aufrechtzuerhalten.

Als Folge davon zog ich mich immer mehr zurück. Beruflichen Einladungen ging ich nur noch dann nach, wenn ich möglichst vielen Menschen auf einmal begegnen konnte, denn ich wollte Präsenz zeigen. Private Einladungen dagegen nahm ich kaum mehr an, und auch Walter bekam mich damals eher selten zu Gesicht. Ich blieb lieber allein zu Hause, um ungestört vor mich hin zu essen und zu kotzen.

Meine Ängste gingen sogar so weit, dass ich einen zweiwöchigen Yachturlaub im Mittelmeer mit Freunden absagte, weil ich fürchtete, durch die Enge auf dem kleinen Schiff überführt zu werden. Ich wusste ja nicht, ob der Yachtbesitzer auch in das Einblick hatte, was an Bord so abgeführt wurde. Außerdem wäre meinen Freunden, mit denen ich auf engem Raum hätte zusammenleben müssen, sofort aufgefallen, was mit mir los war, denn ich hätte den Proviant der kompletten Besatzung sicher innerhalb weniger Tage allein zunichtegemacht.

Also sagte ich lieber ab und blieb bei meinem Kühlschrank und meinem Badezimmer, in dem ich unbeobachtet war und tun und lassen konnte, was ich wollte oder vielmehr musste. Mittlerweile war mein Leben völlig abnormal. Ich schaffte es nur mit größter Anstrengung, meiner Arbeit und den alltäglichen Erledigungen nachzugehen, aber das verhinderte zumindest den völligen Zusammenbruch.

Wenn ich nicht gerade mit Essen oder dem Entsorgen von Essen beschäftigt war, hatte ich nichts anderes im Sinn als die Frage, wo ich als Nächstes etwas zu essen auftreiben konnte. Einkaufen hatte sich zu einem richtigen Problem entwickelt, denn die täglichen Besuche im Supermarkt häuften sich derart, dass ich seit einer Weile in verschiedenen Stadtteilen Münchens einkaufen ging. Schließlich sollte auf keinen Fall irgendjemand merken, wann ich von wo wie viele Tüten nach Hause karrte. Das belastete nicht nur meinen Körper und meine Seele, sondern auch meinen Geldbeutel. Ich war froh, einen Job zu haben, mit dem ich so viel Geld verdiente, dass ich mir keine Gedanken darüber machen musste, ob und wann ich mir wieder «Stoff» besorgen konnte.

Ich hoffte, meinen Job noch lange ausüben zu können. Zum einen wegen des Geldes, zum anderen, weil er mir – trotz der großen Anstrengungen, die damit verbunden waren, jederzeit die strahlende, glückliche Fernsehfrau zu spielen – große Freude bereitete. Es war einfach mein Traumberuf.

Die zarteste Versuchung, seit es Fernsehen gibt

«Menschen mit Essstörungen haben es oft schwer, Gefühle differenziert wahrzunehmen. […] Statt ängstlich oder traurig zu sein, fühlen sich die Betroffenen ‹schlecht›. Statt Ärger oder Beschämung zu spüren, fühlen sie sich ‹angespannt› […] oder schlucken diese Gefühle herunter. […] Viele Essgestörte sind im Umgang mit anderen unsicher. Sie fühlen sich schnell abgelehnt bzw. negativ bewertet oder haben Angst davor.»

REICH/GÖTZ-KÜHNE/KILLIUS, S. 51

Durch meinen Beruf kam es immer wieder zu spannenden und bewegenden Begegnungen, so auch mit der kleinen Johanna, die ich in einem Münchner Kaufhaus kennenlernte. Schon am Eingang bemerkte ich das kleine Mädchen, das mit seiner Mutter unterwegs war. Mit ihren langen dunklen Locken, der kleinen pinkfarbenen Mickymaus-Haarspange und der winzigen runden Brille auf der Stupsnase war sie mir gleich aufgefallen. Da die Stupsnase wirklich extrem klein war, schätzte ich ihr Alter auf zirka drei Jahre.

Beeindruckt beobachtete das Mädchen seine Umgebung, es gab ja so viel zu sehen in dem Trubel, und als sein Blick dann auf mich fiel, blieb er prompt an mir hängen. Sie starrte mich an, als hätte sie den Weihnachtsmann entdeckt. Wie zur Salzsäule erstarrt stand sie da, blickte durch ihre kleinen Brillengläser und schien merklich ihren Augen nicht zu trauen. Ich lächelte sie an, als ihre Mutter sie am Arm packte, in Richtung Rolltreppe schob und die beiden in der Menge verschwanden. Weg war sie!

Ich dachte nicht weiter über die Begegnung nach, machte mich auf den Weg in die Kosmetikabteilung, wo ich einige Kleinigkeiten zu besorgen hatte, und mied die Blicke der Menschen um mich herum, weil ich an diesem Tag bei weitem nicht so kontaktfreudig war wie sonst, zumindest was Erwachsene betraf.

Kosmetikabteilungen haben mich schon immer fasziniert: Stundenlang kann ich vor den Regalen stehen, Lippenstifte auf- und zudrehen und damit herummalen. An diesem Tag testete ich so lange, bis mein Handrücken die gleichen Farbreihen aufwies wie die Palette in dem Ständer vor mir. Dann hatte ich genug und hielt nach einem Papiertaschentuch Ausschau, um das Testergebnis abzuwischen. Während ich suchend umherblickte, stieß mich irgendetwas am Bein. Ich drehte mich um und sah direkt in zwei große braune Kinderaugen, die mich durch zwei winzige, runde Brillengläser anstarrten. Diese Augen kannte ich doch!

Mir wurde gleich warm ums Herz, denn der leicht scheue, aber neugierige Kinderblick gehörte dem Mädchen von vorhin. Die Kleine streckte mir mit ihrer Kinderhand, an der sie einen knallroten Fingernagel hatte, ein Papiertaschentuch entgegen. Ich nahm das Tuch und bedankte mich. Sofort zog die Kleine ihre Hand zurück und versteckte sie auf dem Rücken, und als ich mich niederkniete, trat sie schnell zwei Schritte zurück. Sie griff schutzsuchend hinter sich, packte mit der Rechten die Hand ihrer Mutter und rückte sich mit der Linken die Brille zurecht. Dabei zog sie die Nase hoch, sodass sich kleine Minifältchen zwischen ihren Augenbrauen bildeten, und starrte mich ganz ernst an.

Eigentlich wollte ich «Tschüs» sagen und gehen, doch der Blick dieses kleinen Mädchens war so fordernd, dass ich nicht anders konnte, als hocken zu bleiben und weiter mit ihr zu reden.

«Wie heißt du denn?», fragte ich.

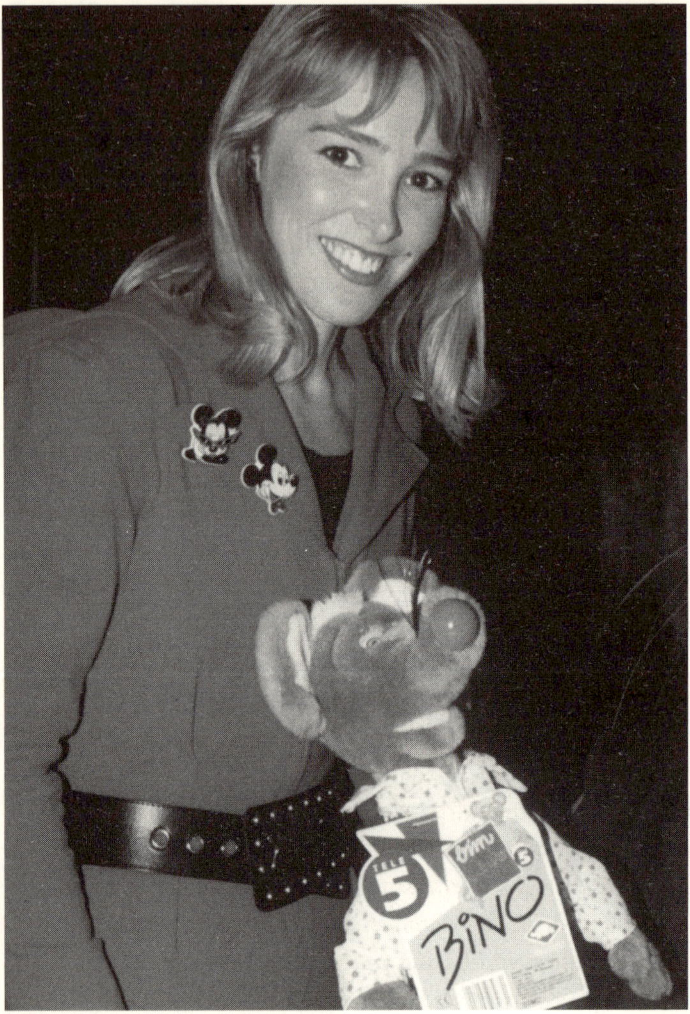

Mit meinem «Freund» Bino

Keine Antwort.

«Johanna», sagte ihre Mutter schließlich stolz.

«Und wie alt bist du, Johanna?», erkundigte ich mich weiter.

Wieder keine Reaktion. Stattdessen drückte sie sich fester an ihre Mama.

«Drei Jahre ist Johanna alt, morgen auf den Tag genau», antwortete die Mutter strahlend, tippte ihrer Tochter auf die Schulter und sagte: «Nicht wahr, Johanna, morgen hast du Geburtstag.»

Das Mädchen blickte zu ihr auf, lachte und nickte stumm.

«Deshalb sind wir heute auch in der Stadt unterwegs. Sie wünscht sich zu ihrem Geburtstag ein Stofftier, ein Häschen, und das wollen wir heute kaufen», erklärte mir die Mutter aufgeregt. Leicht verlegen fügte sie noch hinzu: «Entschuldigung, Sie sind doch die Gundis von *BimBamBino*, oder? Johanna sieht sich die Sendung jeden Tag an. Meine Tochter liebt Sie.»

Als die Mutter das gesagt hatte, lächelte Johanna mich das erste Mal an, während sie sich dabei noch fester an die Beine ihrer Beschützerin schmiegte. Immer noch gab sie keinen Ton von sich.

Wieder wandte ich mich an meinen kleinen Fan und sagte: «Ja, toll! Es freut mich sehr, dass du mich so magst. Magst du den Bino denn auch? Oder ist er dir zu frech?»

Wieder sah sie mich mit ihren Riesenaugen aufmerksam an, gab aber keinen Mucks von sich.

Komisch, dachte ich und fragte freiheraus: «Magst du denn nicht mit mir reden?»

Sie schüttelte das Köpfchen, und ich nahm an, dass das kleine Fräulein wohl nicht in der Stimmung war, anstrengende Konversation zu führen, oder dass sie einfach nicht mit jedem sprach. Mittlerweile hatte sie sich vorsichtig von ihrer Mutter gelöst und war mir etwas näher gekommen. Johanna wagte es sogar, ganz kurz mit ihrem rotlackierten Zeigefinger über meinen immer noch angemalten Handrücken zu streichen, um die Farben zu fühlen. Dann musterte sie ihre Fingerspitze, die nun auch rot war, sah mich an und lachte. Es war ein bezauberndes Lachen, allerdings anders als das, das ich sonst von Kindern kannte. Mir war aber nicht klar, warum. Jedenfalls schienen auch ihr diese Lippenstiftmalereien Freude zu bereiten. Immerhin musste sie mich vorher schon eine ganze Weile beobachtet haben, sonst wäre sie nicht gleich mit dem Taschentuch gekommen.

Langsam lockerte sich die Atmosphäre. Mein kleiner Fan sprach zwar immer noch nicht mit mir, wurde aber zusehends zutraulicher. Die Mutter stand in sicherer Entfernung und freute sich. Da Johanna mich tatsächlich ganz zweifellos liebte und ich sie auch ausgesprochen süß fand, wollte ich ihr nun eine Freude bereiten. Nicht zuletzt, um mich für das Taschentuch zu revanchieren.

Also sagte ich: «Johanna, hör mal. Du guckst doch so gern *BimBamBino*. Was hältst du davon, wenn ich dich zu uns ins Studio einlade? Du kommst einfach zum Bino und zu mir in die Sendung und erzählst uns ein bisschen was über dich. Ob du in den Kindergarten gehst, was du gerne spielst, welche Geschichten du magst, welche Lieder du gerne singst und so weiter. Wie findest du das?» Ich hielt meinen spontanen Einfall für eine grandiose Idee und erwartete, dass Johanna spätestens jetzt in Freudengeheul ausbrechen würde.

Ich schaute sie an, sie schaute mich an, und auf einmal bekam ihr Blick einen ganz eigenartigen Ausdruck, eine Mischung aus Verzweiflung und Hilflosigkeit. Sie verzog das kleine Gesicht, Fältchen bildeten sich auf ihrer Stirn, die Mundwinkel bogen sich nach unten, und Tränen schossen aus ihren großen Kinderaugen. Johanna schluchzte und vergrub ihr Köpfchen im Schoß ihrer Mama. Der kleine Körper bebte, und die Mutter hielt sie fest in ihren Armen. Ich hockte immer noch da mit meiner rotbemalten Hand, das Taschentuch von Johanna in der anderen und verstand die Welt nicht mehr. Ich war schockiert, denn das Mädchen weinte stumm, ohne auch nur den geringsten Laut von sich zu geben. Die Stille war bedrückend, und ich sah fragend zu Johannas Mutter hinauf.

Sie hatte ebenfalls Tränen in den Augen und erklärte mit dumpfer Stimme: «Johanna kann nichts von sich erzählen, sie ist stumm – von Geburt an.»

Ich bekam eine Gänsehaut. Wie hatte ich nur so unsensibel sein können? Ihre Augen sprachen doch Bände. Nie zuvor hatte ich solche Augen gesehen, so tief, so voller Gefühl, voller Leben. Klar, dass sie mit ihren Augen zu mir sprach, nicht mit dem Mund. Sicher hätte sie alles dafür gegeben, mit mir zu reden – sie konnte nur nicht. Jetzt wurde mir auch klar, was mich an ihrem Lachen irritiert hatte. Es war herzhaft, aber stumm. Ich schämte mich. Verlegen begann ich, meinen Handrücken mit dem Taschentuch abzureiben, obwohl ich im gleichen Moment merkte, dass die Kleine das Taschentuch eigentlich viel dringender gebraucht hätte als ich. Ich hielt inne, sah jedoch, dass es zu spät war, denn das Tuch war bereits voller Lippenstift, und fühlte mich noch hilfloser als zuvor.

Was sollte ich nur tun? Das Mädchen in den Arm nehmen? Etwas zu ihr sagen, und wenn ja, was? Oder einfach aufstehen und gehen? Ich wusste es nicht. Inzwischen war mir ebenfalls zum Heulen zumute. Ich war völlig verzweifelt, weil ich meinte, für diese Situation verantwortlich zu sein und etwas Grandioses tun zu müssen. Ich wusste nur nicht was und fühlte mich entsetzlich dumm und hilflos. Prompt schossen auch mir die Tränen in die Augen, was mir furchtbar unangenehm war. Ich hasste es, in der Öffentlichkeit die Fassung zu verlieren, weil ich mir dann schwach vorkam, und wischte mir sofort die Tränen aus den Augen.

Im Nachhinein weiß ich nicht mehr, wie lange wir so dahockten, auf jeden Fall beruhigte sich Johanna als Erste wieder. Sie schniefte ein paarmal laut – das erste Geräusch, das ich von ihr vernahm – und wischte sich mit dem Jackenärmel das Gesicht trocken. Sie sah mich mit geröteten Augen an und merkte, dass ich auch weinte. Und auf einmal lachte sie los.

Wieder überraschte sie mich, weil ich erst überhaupt nicht verstand, woher dieser plötzliche Stimmungswechsel kam. Doch als sie dann auf mein Gesicht zeigte und ich in einen Spiegel am Regal schaute, verstand ich, was los war. Ich hatte mir ohne nachzudenken beim Tränenabwischen mit dem Taschentuch das ganze Gesicht mit Lippenstift beschmiert.

Jetzt fing auch die Mutter an zu lachen, und die Situation war mir furchtbar peinlich. Heute würde ich mich ebenso über mich selbst amüsieren und sofort mitlachen, damals fühlte ich mich verunsichert. Das muss Johanna gespürt haben, denn schlagartig verwandelte sich ihre Fröhlichkeit in leichte Besorgnis. Sie machte drei, vier winzige Schritte, langsam, aber zielstrebig, kam mir ganz nah, hob ihre Händchen hoch, legte sie an meine Wangen, schaute mir intensiv in die Augen und hauchte mir einen kleinen, feuchten Kinderkuss mitten auf den Mund. Dann ließ sie mich los, ging zu ihrer Mutter zurück und strahlte mich an, als wollte sie sagen: «Mach dir nichts draus, ich komme schon zurecht. Lach du lieber wieder, das ist schöner.»

Ich bekam erneut eine Gänsehaut und spürte, wie sich jedes Haar auf meinen Armen einzeln aufstellte. Dieses Kind war unglaublich: Ich brachte sie zum Weinen, und dann tröstete sie mich. Nun wusste ich erst recht nicht mehr, was ich sagen sollte. Doch im gleichen Moment merkte ich, dass gar keine Worte nötig waren. Johanna hatte schließlich auch nichts gesagt und mir trotzdem klargemacht, was sie wollte und fühlte.

Jetzt wollte sie, dass ich wieder fröhlich war. Also verbannte ich meine Selbstzweifel und freute mich über meinen kleinen, wieder gutgelaunten Fan, ebenso wie über die strahlende Mutter und den schönen, innigen und feuchten Kinderkuss. Ich freute mich darüber, geliebt zu werden, und konnte nun auch herzhaft über meine Kriegsbemalung lachen.

Johanna schlug ich vor, trotzdem so schnell wie möglich zu Bino und mir ins Studio zu kommen und uns einen Besuch abzustatten. Wir könnten unseren kleinen Zuschauern ja erzählen, dass unser Gast mit den unglaublich schönen Augen stumm sei, das interessiere die Kinder bestimmt sehr. Der Vorschlag gefiel ihr, denn sie sprang begeistert von einem Füßchen aufs andere, und auch ihre Mutter wirkte erleichtert. Ich ließ mir noch schnell ihre Telefonnummer aufschreiben und verabschiedete mich mit einer innigen Umarmung von meiner neuen Freundin. Mit einem wohligen Gefühl im Bauch blickte ich den beiden nach und dankte für das Lachen, das sich die kleine stumme Johanna für mich aufgehoben hatte.

Gleich am nächsten Tag rief ich ihre Mutter an, gratulierte Johanna zum Geburtstag und erzählte ihr die neuesten Geschichten von *BimBamBino*, wofür sich ihre Mutter in ihrem Namen bedankte. Tatsächlich trafen wir uns eines Tages im Studio wieder. Johanna war Gast zum Thema «Wie ich mit meiner Behinderung lebe» und erzählte uns mit ihren vielsagenden Augen, ihrer eindringlichen Mimik und ihren zarten Gesten mehr als so mancher, der sprechen konnte.

Mich bewegte die Erkenntnis, welche Größe so ein kleiner Mensch haben kann, und ich bedauerte, dass wir, je älter wir werden, immer mehr unsere natürliche Intuition, unser Gefühl und unser Selbstvertrauen einbüßen. Ich fühlte mich geliebt, als mein kleiner Fan mir überglücklich dankte und damit zeigte, wie großartig er mich fand.

Bewunderung von außen, Bewunderung von Mitmenschen, Kollegen, Freunden und Fans – das war damals ein Lebenselixier für mich. Ich konnte gar nicht ohne sie auskommen! Durch den Mangel an Selbstwertgefühl war ich vom Zuspruch und der Anerkennung anderer abhängig. Nur als bewunderter Fernsehstar fühlte ich mich wertvoll, geachtet, geliebt – grandios.

Doch leider sollte es nicht lange dauern, und ich musste einen herben Rückschlag einstecken. Im Jahr 1992 wurde Tele 5 – bis dahin eine Bastion mutiger TV-Pioniere – an den Fernsehmogul Leo Kirch verkauft und in den Sportkanal DSF umfunktioniert. Damit hieß es nicht nur für Bino, sondern für die gesamten Teams von *BimBamBino, Bitte lächeln* und die anderen Gesichter vor und hinter den Kameras, sofern sie nicht ins «feindliche» Lager überlaufen wollten oder nicht ins neue Sportkonzept des Senders passten, auf Nimmerwiedersehen. Wir waren gefeuert! Aus die Maus!

Anfangs saß der Schock, keinen Job mehr zu haben, auch bei mir tief, und ich fragte mich besorgt, wie es nun mit mir weitergehen sollte. Doch ich hatte Glück. Der Medienmarkt in Deutschland ist relativ klein und die Branche rege, und so flatterte mir kaum zwei Wochen nach der Kündigung ein attraktives Angebot ins Haus. Es ging um zwei neue Shows, die mir – wer hätte das nach dem Wetterfee-Debakel gedacht – ausgerechnet SAT.1 anbot.

Eine der beiden Shows hieß *Cluedo, das Mörderspiel,* ein aus Australien adaptiertes Format mit aufwendig gestalteten Einspielern. Darin traten Schauspieler wie Horst Frank oder Jutta Speidel auf und gaben eine Krimihandlung vor. Am Ende blieb die berühmte alte Frage offen: Whodunnit? – Wer hat es getan? In Anwesenheit der Schauspieler mussten nun das Studiopublikum und die Zuschauer zu Hause erraten, wer der Mörder war und mit welcher Waffe er die Tat begangen hatte. *Cluedo* sollte wöchentlich zur Prime Time um 20.15 Uhr laufen, und zwar ganze fünfundvierzig Minuten netto, also reine Programmzeit ohne Werbeblöcke. Der Sender hegte große Erwartungen, was diese Produktion anging, und so fühlte ich mich geehrt und wichtiger denn je.

Die Presseabteilung von SAT.1 arbeitete auf Hochtouren, bald erschien mein Foto in jeder Programmzeitung, die es gab, und die Produktionsfirma legte voller Elan los. Es gab nicht nur ein recht üppiges Budget, auch die Marktanalysen aufgrund der ersten, fertig aufgezeichneten Shows fielen äußerst positiv aus, und so waren wir alle guter Dinge und voller Zuversicht. Manchmal wunderte ich mich allerdings darüber, dass die Programmmacher mir so viel zutrauten. Ich wurde nämlich weder durch ein Dossier auf die Show vorbereitet, noch von einem Coach oder einem Redakteur unterstützt, was heutzutage selbst bei der kleinsten Produktion gang und gäbe ist. Immerhin hatte ich eine Show in diesem Umfang und mit solch hohen Ansprüchen noch nie moderiert.

Auch irritierte mich die manchmal etwas chaotische und unstrukturierte Arbeitsweise diverser Verantwortlicher. Statt ein neugieriges, ratefreudiges und begeisterungsfähiges Publikum zu rekrutieren, machte man sich die Sache allzu leicht und füllte die Studioränge mit Reisegruppen und Besuchern der Bavaria-Filmtour. Das Ergebnis war verheerend. Die Grundidee, nämlich das Erraten des Mörders, mit diesem Publikum in die Tat umzusetzen, war gelinde gesagt mühsam. Oft musste ich den Zuschauern jeden Satz aus der Nase ziehen, und Ratestimmung wollte die gesamte Dreiviertelstunde nicht aufkommen. Dennoch zog ich mein Pensum nach bestem Wissen und Gewissen durch und wurde auch von allen Seiten gefeiert. Es gab also allem Anschein nach keinen Grund, sich Sorgen zu machen.

Bis die erste Show über die Bildschirme flimmerte. Sowohl die Zuschauerzahlen als auch die Kritiken waren vernichtend. Die zweite Show lief auch nicht besser. Die dritte war – was Quoten und Marktanteile betraf – kaum mehr wert, erwähnt zu werden, und nach der vierten verlegten die Programmverantwortlichen die Sendung auf den Sonntagmittag, wenn die Zielgruppe normalerweise Ausflüge macht oder ins Kino geht. Damit hatten sie *Cluedo* endgültig den Gnadenstoß verpasst.

Es war ein Desaster. Ich war zutiefst schockiert und verstand die Welt nicht mehr. Kritiken à la «Wie eine Barbiepuppe stöckelte die bemühte Moderatorin durch die Publikumsreihen» – «Die gnadenlos grinsende Gundis Zámbó» oder «Das Mörderspiel killt sich selbst» prallten mir entgegen, wann immer ich eine Zeitung aufschlug. Ich fühlte mich elend, zog mich wieder mal zurück und suchte Trost im Essen.

Wie konnte mir das nur passieren? Ich traute mich nicht mehr auf die Straße, verkroch mich tagelang in meinen vier Wänden, heulte Rotz und Wasser, stopfte mich mit Essen voll und kotzte. Mir war zwar klar, dass dieser Schuss in den Ofen nicht allein auf mein Konto ging, die Produktions- und Senderseite hatte durchaus das ihrige dazu beigetragen, aber ich bekam die komplette öffentliche Schelte ab. Logischerweise war mein Ego dadurch ganz schön angeknackst. Ich begann, an mir zu zweifeln und mich zu fragen, ob ich vielleicht doch zu hoch hinausgewollt hatte oder zu ungeduldig war. Hätte ich die Show ablehnen sollen? Hätte ich mir einen Manager oder eigenen Coach zulegen sollen, der mich unterstützte? Doch wo hätte ich den herbekommen sollen? Damals gab es nicht viele seriöse Berater.

Doch trotz allem ließ ich mich nicht unterkriegen. Ich trauerte eine Zeit lang, beschloss dann aber, die Sache abzuhaken und mich auf das nächste Projekt zu konzentrieren: eine nachmittägliche Gameshow mit dem Titel *Riskier was*. Damit war ich seinerzeit die erste und einzige Frau im deutschen Fernsehen mit einer täglichen Gameshow. Ich hatte meinen Vertrag mit SAT.1 zum Glück mit anwaltlichem Beistand ausgehandelt und meine Sache diesmal besser gemacht: Die Gage stimmte, und auch was die Abtretung der einzelnen Rechte – der komplizierteste Teil eines jeden Moderatorenvertrages – und das Kleingedruckte anging, hatte ich alles unter Kontrolle. Es machte mir Spaß, mit den Businessleuten zu pokern. Zu der Zeit war diese Berufssparte noch eine absolute Männerdomäne. Dennoch konnte ich meine Interessen durchsetzen, und darauf war ich stolz. Immerhin war ich damals erst Mitte zwanzig, wenn auch inzwischen mit einer Menge Lebens- und Berufserfahrung gesegnet.

Die Programmverantwortlichen fragten mich, ob ich mir fünf Shows pro Tag zutraute, und behaupteten, es gebe einen Kollegen, der sieben Shows an einem Tag produzierte. Das war genau der Punkt, an dem ich zu packen war, denn ich wollte besser sein, wollte mehr Leistung bringen als die anderen und somit – wie ich dachte – professioneller sein. Also willigte ich ein, fünf Shows am Tag vorzuproduzieren, irgendwie würde ich es schon schaffen. Dass der besagte Kollege allerdings nur am Wochenende aufzeichnete, mit Freitag also maximal drei Tage hintereinander, ich hingegen eine Staffel von vier Wochen durchgehend zu bewältigen hatte, noch dazu mit nur einem freien Sonntag zum Kräftetanken dazwischen, verschwiegen mir die Programmverantwortlichen wohlweislich.

Ich wollte jedenfalls mein Bestes geben und legte wieder einmal voller Elan los. Doch so hatte ich mir das Ganze nicht vorgestellt. Zum ersten Mal seit Beginn meiner Moderatorinnenkarriere fühlte ich mich komplett überfordert. Bei fünf Shows am Tag und einem extrem knappen Produktionsbudget war es weder der Redaktion noch mir möglich, für eine optimale Vorbereitung zu sorgen. So musste ich ständig improvisieren und mich spontan auf kurzfristige Änderungen einstellen.

Die Interviews mit meinen Kandidaten – immerhin drei pro Show, also fünfzehn am Tag – locker und trotzdem faktensicher zu führen, gelang mir unter diesen Umständen nicht wirklich optimal. Irgendwie habe ich es dennoch stets hinbekommen, sodass die Beiträge sendbar waren, aber diese Kandidatentalks stressten mich total. Diesen Zustand, der mich ärgerte und verunsicherte, versuchte ich zu überspielen. Dadurch passierten mir Fehler, zum Beispiel, dass ich mehrfach bereits bekannte Spielregeln wiederholte und darüber schon mal diejenigen vergaß, die noch nicht erklärt waren.

Außerdem sollte ich Outfits tragen, die man kurzfristig angeschafft und die ich deshalb noch nicht probiert hatte. Zum Großteil fand ich die gestellten Kleider furchtbar, doch da keine Zeit für Diskussionen war, zog ich einfach an, was man mir hinlegte. Natürlich fühlte ich mich unwohl und meckerte bei jeder Gelegenheit über mein Styling, was nicht gerade zur positiven Grundstimmung des Teams beitrug.

Die Technik für die computergesteuerte Antwortenwand – das Spiel lief nach dem Multiple-Choice-System ab, und an der Wand sollten die richtigen und falschen Antworten auf die Quizfragen angezeigt werden – versagte regelmäßig. Leider informierte mich niemand darüber, dass ich als Moderatorin während der Beseitigung technischer Probleme nicht permanent anwesend sein musste. Genau so, wie es beim Einleuchten Lichtdoubles gibt, hätte mich jeder aus dem Team während der Reparatur der Antwortenwand ersetzen können, damit ich mir eine Pause gönnen konnte. Stattdessen stand ich mir im heißen Studiolicht die Beine in den Bauch und wartete, bis es weiterging. Auch hätte es mich entlastet, wenn die Antworten innerhalb des Spiels von einer Off-Stimme vorgelesen worden wären, wie es normalerweise in einer täglichen Gameshow der Fall ist. Leider war mir das alles nicht bekannt, also vergeudete ich meine Energie mit falsch ausgesprochenen französischen Städtenamen und anderen Zungenbrechern, die ich dann x-mal wiederholen musste.

Trotz aller Widrigkeiten wollte ich diese fünf Shows pro Tag schaffen. Eine jede davon forderte mich bis aufs Letzte, doch ich zog die Sache mit eisernem Willen und Disziplin durch. Erst hatten wir eine im Kasten, dann die zweite, dann schaffte ich die dritte, dann waren es vier und endlich noch eine mehr! Fünf Shows pro Tag, ganze zwanzig Tage hintereinander ohne Pause.

Ohnmachtsanfälle zwischendurch? Kein Problem; nach der

Aufbauspritze vom Arzt, während das Publikum wartete, ging es wieder! Noch ein Fototermin an dem einzigen freien Tag, noch ein Interview im Studio nach der Produktion, obwohl ich hundemüde war und dringend Schlaf benötigte? Klar, alles war drin. Ich war ein Eat-, Sports- und Workaholic.

Schon nach der ersten Woche war mir klar geworden: Um mich zu heilen, musste ich diesen Zwang loswerden, ihn aus meinem Leben verbannen, sonst würde er mich eines Tages zerstören. Ich musste einen Weg zurück zu meinem wahren Ich finden. Zu meiner Authentizität, zu mir selbst. Und dazu gehörte nun auch einmal meine weiche, schwache, verletzliche Seite, die bisher nicht ins Konzept, nicht in mein Wunschbild der zielstrebigen, erfolgreichen und damit scheinbar glücklichen Gundis Zámbó gepasst hatte. Auch mal meine weiche, weibliche Seite leben zu können und diese Seite meines Charakters zuzulassen, war ich noch nicht bereit. Also setzte ich mein Handeln fort.

Der Produzent der Gameshow machte seinen Job zum ersten Mal, dementsprechend war er häufig gestresst, genervt und mir gegenüber uneinfühlsam. Wir gerieten pausenlos aneinander. Seine ständige Kritik empfand ich als persönlichen Angriff und war verunsichert. Ich dagegen motzte dauernd herum, woraufhin er mich als zickige Diva bezeichnete, was dazu führte, dass ich meine Unsicherheit mit noch mehr Arroganz und Härte überspielte. Anstatt dass wir uns hinsetzten und die Situation gemeinsam analysierten, machten wir uns gegenseitig das Leben schwer. Ich benahm mich so, weil ich mich überfordert, ausgebeutet und allein fühlte. Dabei wünschte ich mir im Grunde meines Herzens nichts sehnlicher als eine Person meines Vertrauens, die zu mir hielt und an meiner Seite stand. Immerhin gab es Walter in meinem Leben, und er hätte diese Aufgabe sicher wahrgenommen – wenn ich ihn denn gelassen hätte. Aber das war mir nicht klar, das spürte ich nicht.

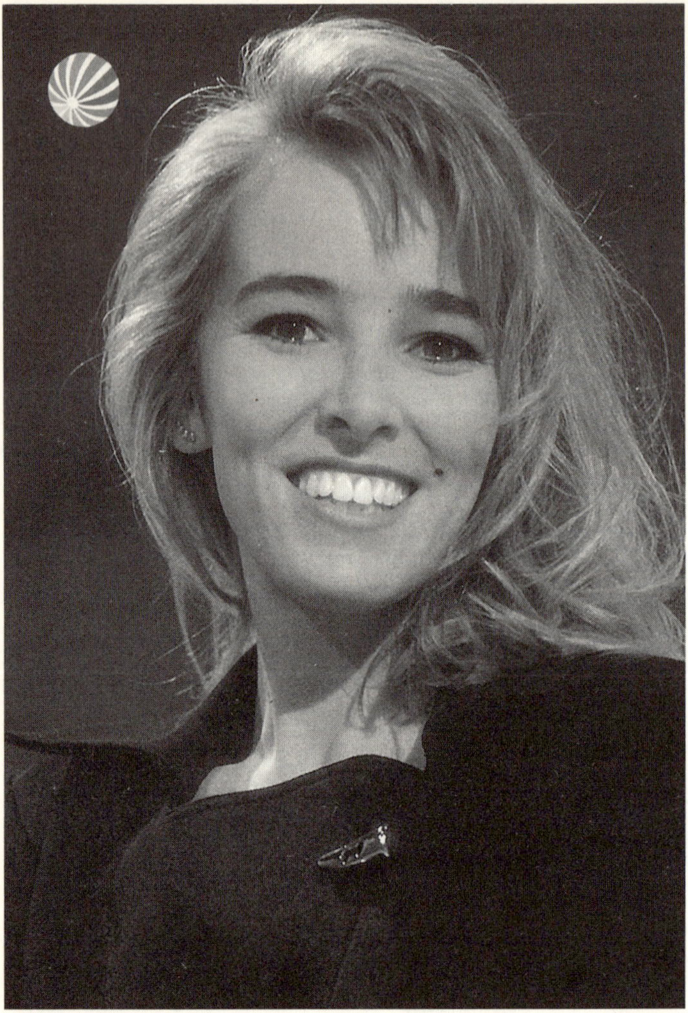

Aus meiner Zeit bei SAT.1

Genauso wenig merkte ich, dass ich mich unsicher und ängstlich fühlte, stattdessen legte ich ein übertriebenes Selbstbewusstsein an den Tag. Als Folge davon distanzierten sich Team und Produzent nur noch mehr von mir, und ich war plötzlich ganz auf mich allein gestellt. Abends fiel ich fix und fertig ins Bett. An Verabredungen mit Freunden oder einen gemeinsamen Abend mit Walter war nicht zu denken, schließlich musste ich am nächsten Tag wieder fit und schön sein. Meist heulte ich mich in den Schlaf, auch wenn ich mich jedes Mal zusammenzureißen versuchte. Verquollene Augen machen sich nun mal nicht gut vor der Kamera.

So schlimm es auch war, irgendwie brachte ich diesen Job hinter mich. Allerdings ging mein übertriebener Arbeitseinsatz physisch nicht spurlos an mir vorüber: Kaum war die Staffel im Kasten, bekam ich Fieber. Außerdem hatten meine Augen gelitten, und ich brauchte neuerdings abends und zum Autofahren eine Brille. Meine Haut konnte ich mir nach dem vielen Schminken mit den Fingern vom Gesicht abziehen, und Heuschnupfen bekam ich nach dieser Produktion ebenfalls zum ersten Mal. Dennoch hatte sich der Einsatz gelohnt. Die Show lief super, die Quoten und Marktanteile stimmten, die Werbezeiten waren ausverkauft, und die Kritiken in der Presse waren durchweg positiv. Von der «gnadenlos grinsenden Gundis Zámbó» verwandelte ich mich laut Printmedien zur «zartesten Versuchung, seit es Fernsehen gibt». Das machte mich glücklich.

Obwohl *Cluedo* inzwischen eingestellt worden war, übertrugen mir die Verantwortlichen von SAT.1 aufgrund des Erfolges mit *Riskier was* weitere Aufgaben im Abendprogramm. So moderierte ich unter anderem für die Süddeutsche Klassenlotterie und fuhr – zusammen mit meinen drei Kollegen – mit der monatlich stattfindenden *Glücksrad-Gala* in der Prime Time Zuschauerquoten ein, die alle Erwartungen übertrafen. Im November 1992 titelte die *Bild am Sonntag*: «Gundis Zámbó – schärfste Konkurrenz für Linda de Mol». Solche Prognosen beflügelten mich und verliehen mir die Kraft, weiterzumachen.

Obwohl ich mit meinem Erfolg mehr als zufrieden sein konnte, packten mich immer wieder Selbstzweifel. Mein Bauch könnte ruhig etwas flacher sein, dachte ich immer wieder. Hatte ich nichts gegessen, war er in meinen Augen okay. Doch sobald ich auch nur einen Apfel zu mir nahm und dazu ein Glas Wasser trank, wurde er kugelrund, stand heraus wie ein halber Fußball, und ich fühle mich aufgebläht und fett. Ich hasste dieses Gefühl, außerdem sah es unmöglich aus. Da ich meist enge Kleidung trug, musste ich nach jedem Bissen den Bauch einziehen und flach in die Brust atmen, damit ich mich ohne Frust im Spiegel betrachten konnte. Das tat ich dann auch, obwohl ich im Schauspielunterricht genau das Gegenteil gelernt hatte. Um zu entspannen, muss man nämlich tief in den Bauch und damit in den ganzen Körper atmen, und das hätte mir, gerade vor einer großen Show wie der *Glücksrad-Gala*, sicherlich gutgetan. Aber eine straffe Erscheinung war mir wichtiger als Entspannung.

Um meine Essgewohnheiten stand es nach wie vor katastrophal: Eines Abends, ich saß gerade in der Maske und ließ mich für eine weitere *Glücksrad-Gala* zurechtmachen, spielte sich wieder einmal eine typische Szene ab. Während Babsi, meine Maskenbildnerin, ihren Arbeitsplatz verließ, um sich dem Aussehen der anderen Moderatoren zu widmen, nutzte ich die Gelegenheit, um meinen Gelüsten freien Lauf zu lassen. In Windeseile verschlang ich alles Essbare, was mir das Catering appetitlich auf einem Tablett bereitgestellt hatte: sechs Brötchenhälften, diverse Mini-Schokoriegel und eine Handvoll Gummibärchen als Dekoration. Dazu trank ich drei oder vier Tassen lauwarmen Tee. Als ich dann von der Toilette zurückkam, wo ich mich um das Wiedererlangen meines flachen Bauches gekümmert hatte, sah ich Sternchen, und meine Hände zitterten. Ich setzte mich in einen Maskenstuhl, um das Gleichgewicht nicht zu verlieren, und dachte: Verdammt, gleich muss ich ins Studio zur Aufzeichnung!

Zu allem Übel war mir durch die herbeigeführte Leere, nicht nur im Magen, sondern auch in meinem Hirn, mein Begrüßungstext entfallen. Ich versuchte, ihn von meiner Moderationskarte abzulesen, konnte jedoch nichts erkennen. Offenbar war meine Wahrnehmung durch die Anstrengung, die ich gerade hinter mir hatte, irgendwie verzerrt.

«Na, das kommt gleich wieder», murmelte ich leise vor mich hin und versuchte, mich zu beruhigen. Keine Panik, Gundis, du brauchst nur einen Moment Pause. So war es zum Glück auch. Nach ein paar Minuten kehrten meine Lebensgeister samt Text zurück. Anstatt wirklich mal darüber nachzudenken, was da gerade mit mir passiert war, zog ich mir nur schnell den Lippenstift nach und machte mich auf den Weg ins Studio, um mich verkabeln zu lassen. Während ich mir das Mikrophon anstecken ließ, dachte ich: Mist, ich muss endlich mit der Kotzerei aufhören! Doch gleich besänftigte ich mich selbst, indem ich mir sagte: Na ja, ist nur eine doofe Angewohnheit. Genau wie das Rauchen werde ich mir auch das eines Tages abgewöhnen können.

So machte ich mir wieder einmal etwas vor, verdrängte wie schon so oft alle negativen Gedanken und konzentrierte mich auf die Show – mit wunderbar flachem Bauch.

Und kochen kann sie auch noch

«Die Selbstwertkonflikte hängen oft mit einem ausgeprägten Perfektionismus und einem starken Bedürfnis, gute Leistungen zu erbringen und nach außen einen guten Eindruck zu machen, zusammen. Die Ansprüche an die eigene Person sind äußerst hoch, und Abweichungen können kaum ertragen werden. Diese Abweichungen wirken sich oft unmittelbar auf das Essverhalten aus.»

REICH/GÖTZ-KÜHNE/KILLIUS, S. 50

Im Jahr 1994, mit siebenundzwanzig Jahren, wurde ich schwanger. Damals war ich schon einige Jahre mit Walter liiert und wohnte auch mit ihm zusammen. Wir hatten entspannte, schöne Zeiten miteinander, unterstützten uns gegenseitig bei der Arbeit und reisten viel in der Welt herum. Walter war ein sehr weicher Mensch, verletzbar, sensibel und hatte nah am Wasser gebaut. Es war wundervoll, mit ihm Schmachtschinken anzuschauen und gemeinsam Rotz und Wasser zu heulen, und ich liebte es, wenn er nachts unter der Bettdecke meine Hand suchte und stundenlang festhielt.

Es ging mir gut mit ihm, und seit einer Weile hatte ich mir nichts sehnlicher gewünscht, als Mutter zu werden. Als es klappte, war ich überglücklich, und die Schwangerschaft veränderte so manches.

Von dem Tag an, als ich erfuhr, dass ein neues Leben in mir heranwuchs, wusste ich, dass ich meine Essgewohnheiten umstellen musste. So, wie ich meinen Körper behandelte, konnte kein gesundes Leben in mir gedeihen. Und ich wollte das Baby so sehr.

Ich befand mich damals in einer extremen Krankheitsphase

und konnte mein ewiges Versteckspiel kaum mehr händeln. Dank meiner jahrelangen Routine hatte ich meine Ess-Brech-Sucht vor Walter bisher verbergen können, auch wenn ich im Nachhinein kaum mehr weiß, wie mir das gelingen konnte. Er hat sich ganz sicher das eine oder andere Mal über mein Essverhalten gewundert, doch nie etwas dazu gesagt.

Nun wusste ich jedoch, dass es nicht mehr so weitergehen konnte, musste ich doch das ungeborene Leben in mir schützen. Ich spürte, dass dieses Kind mich retten könnte, dass es mir helfen könnte, die Krankheit zu überwinden. Die Schwangerschaft tat mir unendlich gut, ich sah blendend aus und hatte plötzlich eine Energie und Lebensfreude wie nie zuvor. Genau die wollte ich mir zunutze machen.

Tatsächlich gelang es mir durch die Schwangerschaft, meine Panik vor dem Dickwerden abzulegen. Sobald auch nur der erste Ansatz meines Babybauches zu sehen war, konnte ich es auf einmal zulassen und akzeptieren, dass ich an Gewicht zunahm. Da es «erlaubt» war, als Schwangere zuzunehmen und ungewöhnliche Essensgelüste zu haben, gestand ich mir beides mit einem Mal auch zu. Ich erlebte das Heranwachsen des kleinen Menschen in mir ganz bewusst und konnte all meine Energie auf mein Kind lenken. Ich genoss diesen Ausnahmezustand und fand es wunderbar, die Verantwortung für ein anderes Leben zu übernehmen.

Mein eigenes Leben war mir nicht wertvoll genug gewesen, um mit dem ständigen Raubbau an meinem Körper aufzuhören. Das dieses unschuldigen kleinen Wesens jedoch, auf das ich mich freute, sehr wohl. Nun war ich nicht mehr ausschließlich auf mich fixiert, sondern auf mein Baby. Von Tag zu Tag aß ich regelmäßiger und schaffte es, immer mehr von der Nahrung, die ich zu mir nahm, bei mir zu behalten. Bis ich eines Tages alles meinem Kind – und damit auch mir – gönnen konnte.

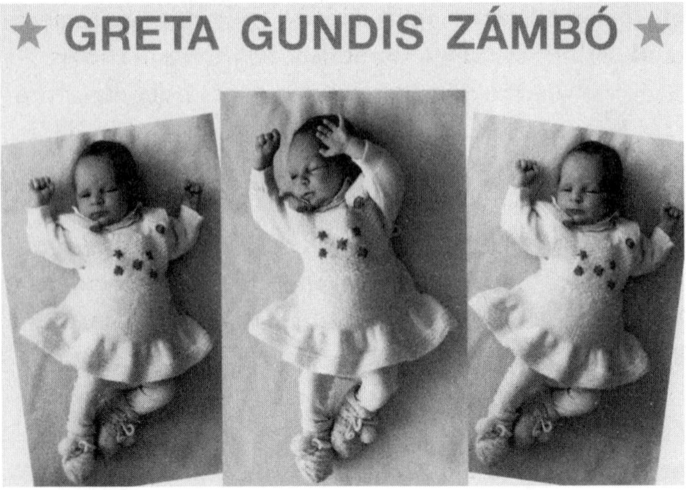

Greta ist da!

Alles in allem war es eine wunderbare Zeit. Ich arbeitete bis zum achten Monat weiter wie gewohnt und trug stolz meinen Babybauch vor mir her.

Am 5. Dezember 1994 brachte ich schließlich ein gesundes Mädchen zur Welt: Greta Gundis Zámbó – mein Ein und Alles. Ich war überglücklich.

Natürlich wollte ich meine Tochter auch stillen, doch leider funktionierte es nicht so richtig. Zum einen hatte ich Bedenken wegen meiner Brustoperationen, zum anderen machte Greta keinerlei Anstalten, von selbst zu trinken. Obwohl ich beruflich ziemlich schnell wieder voll einstieg, gab ich nicht auf und versuchte es eine ganze Weile, meine Tochter zum Trinken zu bewegen. Doch nachdem ich mich ein paar Wochen zwischen den Shows in der Garderobe mit Milchabpumpen, verschiedenen Schnuller- und Saugerformen sowie etlichen Panschereien mit Mutter- und Ersatzmilch herumgeplagt hatte, gab ich mein Bestreben auf. Greta war kerngesund und zufrieden, also quälte ich uns beide nicht länger und gab ihr schließlich nur noch die Flasche. Offensichtlich mochte sie die Babyfläschchen aus der Apotheke ohnehin lieber.

So weit, so gut, doch mit einem hatte ich nicht gerechnet: Als Greta meinen Körper nicht mehr brauchte, wurde ich sofort rückfällig.

Ich erinnere mich noch gut an den Tag, der begann wie so viele andere. Ich hatte Walter am Morgen an Gretas Bettchen überrascht, als er wieder einmal vor unserer schlummernden Tochter saß, sie verliebt und stolz ansah und sanft über ihre zarten Babybäckchen streichelte. Leise, um sie nicht zu wecken, stellte ich mich neben ihn, nahm ihn in den Arm und sah, dass ihm vor lauter Glück und Rührung eine Träne über die Wange lief. Wir blieben noch eine ganze Weile so stehen, bis wir in die Küche gingen, um zu frühstücken.

Ich aß ganz normal, wie am Tag zuvor, und dennoch war etwas anders. Als ich mir nach dem Essen über den Bauch fuhr, kam er mir viel zu dick vor, und auf einmal war es wieder da, dieses unangenehme Völlegefühl, das ich seit Monaten nicht gespürt hatte. Plötzlich fühlte ich mich wieder schuldig, wusste ich doch, dass all das Essen in meinem Bauch nur noch für mich und nicht mehr für meine Tochter bestimmt war. Ich kämpfte gegen das ungute Gefühl an, sagte mir immer wieder, wie wunderbar es all die Monate gewesen war, nicht nach jeder Mahlzeit auf die Toilette zu rennen. Wieder und wieder rief ich mir in Erinnerung, wie schön es gewesen war, ohne die Sucht zu leben. Doch ich war nicht stark genug.

Ich wartete, bis Walter aus dem Haus gegangen war, und schlich mich auf die Toilette. Damit begann alles von vorn. Natürlich verachtete ich mich dafür, dass ich der Sucht nicht widerstanden hatte, und auch anderweitig setzte ich mich immer mehr unter Druck.

Ich hatte nach nur sechs Wochen Babypause wieder angefangen zu arbeiten und als arbeitende Mutter noch mehr als vorher die Vorstellung, alles auf die Reihe bekommen zu müssen. Im gleichen Rhythmus wie vorher produzierte ich meine Shows und fütterte zwischendurch mein Baby. Meine Eltern unterstützten mich damals sehr, und meine Mutter begleitete mich häufig zu den Aufzeichnungen von *Riskier was*. Sie saß dann stundenlang in der Garderobe und passte auf Greta auf, während ich im Studio meinen Kandidaten zum Gewinn von Mittelmeerreisen und Geldbeträgen verhalf.

Auch privat versuchte ich, allen Aufgaben gerecht zu werden. Ich wollte eine moderne, erfolgreiche Frau sein, die alles kann, alles schafft und alle Erwartungen erfüllt. Also war ich Fernsehstar, Mutter, Geliebte, Tochter, Schwester, Vorzeigefrau, Hausfrau, Köchin, Gärtnerin, Freundin, Sekretärin und Kumpel. Und all das natürlich gertenschlank. Ich erinnere mich in diesem Zusammenhang an eine Szene, welche die Allzweckwaffe Gundis Zámbó perfekt widerspiegelt. Walter, die kleine Greta und ich hatten uns inzwischen in unserer gutbürgerlichen Doppelhaushälfte in Dachau eingerichtet, in die wir kurz vor der Geburt unserer Tochter gezogen waren.

Wir hatten Gäste: Walters Chef aus Italien und seine Frau waren unserer Einladung zum Abendessen gefolgt. Während Walter Champagner ausschenkte und sich bemühte, die Gäste zu unterhalten, stand ich – selbstverständlich perfekt gestylt – mit Greta auf dem Arm in der Küche vor den dampfenden, brodelnden Kochtöpfen. Ich war furchtbar gestresst, denn die Gäste hatten Hunger, das Essen war nicht fertig, und das Telefon klingelte pausenlos.

Irgendwelche Autoren wollten mit mir ihre neuen Konzepte erörtern, irgendwelche Redakteure wollten Termine absprechen, und irgendwelche Journalisten wollten Stellungnahmen zu Themen, die die Welt bewegten. Sie brauchten Antworten auf eminent wichtige Fragen wie die, von welchem Label das Kleid gewesen sei, das ich bei der letzten Filmpremiere getragen hatte, was ich als Mutter davon hielt, wenn Kinder ihre Eltern schlagen, und so weiter und so fort. Natürlich alles hier und jetzt und sofort, schließlich war gleich Redaktionsschluss.

Ich stand also am Herd, meine Tochter auf dem Arm, und schwitzte. Ich merkte, wie mir das Gemisch aus Schweiß und Kartoffeldampf übers Gesicht lief, doch zum Abwischen hatte ich keine Hand frei. Ich bangte um mein Make-up – unglücklicherweise hatte ich beim Schminken die wasserlösliche Wimperntusche erwischt –, doch leider gab es keinen Fluchtweg Richtung Toilette, ohne ungesehen an den Gästen vorbeizukommen. Die einzige Lösung hieß: Augen zu und durch! Wird schon schiefgehen, irgendwie werde ich es auch diesmal schaffen, den perfekten häuslichen Fernsehstar zu spielen, sagte ich mir und versuchte, mir Gelassenheit einzuimpfen. Doch in Wahrheit fühlte ich mich furchtbar elend.

Das verwischte Make-up interessierte mich irgendwann nicht mehr, ebenso wenig meine Föhnfrisur mit fröhlich schwingender Außenrolle, die etwas von der sauberen Fairy-Ultra-Reklametante hatte. Mittlerweile sah ich eher aus wie ein Opfer dieser typischen Vorher-Nachher-Serien, in denen es immer heißt: Wir machen mehr aus Ihrem Typ!

Das Essen, das munter vor sich hin köchelte und hoffentlich bald zu einem fertigen, möglichst unvergesslichen Menü würde – frei nach dem Motto: Und kochen kann sie auch noch? Wer hätte das gedacht? –, bereitete mir ebenfalls keine Sorgen. Auch dass mein sündhaft teurer Dreiteiler von Moschino vor lauter Küchendampf längst halb feucht war, sämtliche Bügelfalten verloren hatte und nach Hühnercurry roch wie eine indische Garküche, war mir schnuppe. Und um Greta brauchte ich mir erst recht keine Sorgen zu machen, denn unsere italienischen Gäste hatten inzwischen kurzerhand ihre Betreuung übernommen. Ob aus Mitleid mit mir oder aufgrund ihrer sprichwörtlichen Kinderliebe, kann ich nicht sagen. Vielleicht hatten sie auch einfach nur Hunger und wollten, dass das Essen endlich fertig wurde.

All das bereitete mir jedenfalls von einem Moment auf den anderen kein Kopfzerbrechen mehr. Vielmehr sorgte ich mich nun um mich selbst, denn zunächst wurde mir schwindelig und schließlich schwarz vor Augen. Ich musste mich am Griff des Herdes festhalten, um nicht das Gleichgewicht zu verlieren. Ich merkte, wie der Boden unter meinen Füßen zu schwanken begann – erst ganz langsam, kaum fühlbar, dann immer mehr, bis ich dachte, auf Wellen zu reiten. Das Gefühl war eigentlich ganz schön, und ich hätte mir fast gewünscht, diese Leichtigkeit auch weiter zu spüren. Ich begann sogar, sie zu genießen.

Alles war auf einmal so beschwingt und einfach – und so unendlich weit weg. Ich sah Sterne vor mir, direkt vor meinen Augen, zum Greifen nah. Wunderschöne Sterne, die wie wild gewordene Schneeflocken durcheinanderstoben. Sie leuchteten sonnengelb, in meiner Lieblingsfarbe. Ich glaube, mir lag ein Lächeln auf den Lippen, als ich minutenlang reglos in meiner Küche vor den dampfenden Kochtöpfen stand. Nur zu gern wäre ich weiter versunken in diesen Zustand zwischen Sein und Nichtsein. Nur zu gern hätte ich mich weiter fallen lassen in diese Leichtigkeit, die ich so noch nie erlebt hatte.

Was ist das?, fragte ich mich. Ist das Sterben? Ist das der Himmel? Oder ist es Leben? Ich hatte keine Ahnung. Wahrscheinlich war es einfach nur eine Art Ohnmacht, aus der mich das schrille Klingeln des Telefons abrupt herausriss. Schade, dachte ich nur und widmete mich wieder den brodelnden Kochtöpfen.

Der Abend nahm seinen Lauf. Alles war perfekt: das indische Curry deliziös, das Kind brav, ich nett, charmant und attraktiv – genau wie Walter es mochte. Wieder einmal war er stolz auf mich, denn er zeigte anderen gern, was für eine tolle Frau er da an seiner Seite hatte.

Die Rechnung ging auf, denn die Frau seines Chefs war voll des Lobes. Nach dem Essen konnte sie sich allerdings die Frage, wie ich es denn nur schaffte, so schön schlank zu sein, nicht verkneifen, und fügte auch noch die Bemerkung «vielleicht ein bisschen zu schlank» hinzu. Ich lenkte rasch vom Thema ab, aber Walter überhörte diese kleine Stutenbissigkeit ohnehin und war einfach nur stolz. Er lehnte sich – nachdem ich Greta zwischen Suppe und Hauptgericht ins Bett gebracht hatte und nun als glückliche, escheinbar entspannte Mutter wieder am Tisch saß – genüsslich in seinem Stuhl zurück.

Das Weinglas in der Hand, erzählte er Insider-Storys aus dem Fernsehgeschäft. Meine Aufgabe war es, am Schluss zur Bekräftigung zustimmend zu nicken und brav zu applaudieren. Komisch, genau genommen war ich doch die Insiderin? Unsere Gäste scherte das wenig bis überhaupt nicht. Sie waren einfach entzückt. Wir gaben ihnen das exklusive Gefühl, nun auch zu dem handverlesenen Kreis der Eingeweihten zu gehören, die mehr über dieses geheimnisvolle Fernsehgeschäft mit all seinen Stars und Machern wussten.

Der Abend war damit, zumindest oberflächlich betrachtet, ein voller Erfolg. Ich hatte es tatsächlich wieder einmal geschafft. Es war mir gelungen, alle meine Rollen perfekt zu spielen, Walter stolz und unsere Gäste glücklich zu machen. Und damit auch mich selbst – dachte ich.

Während Walter schon friedlich schlief, schminkte ich mich ab, ging aufs Klo und kotzte.

Die Reise nach innen

> *«Von einer Essstörung kann nicht automatisch auf gestörte Familienbeziehungen geschlossen werden, weil Essstörungen in der Regel durch das Zusammenwirken mehrerer Einflüsse bedingt sind. [... Dennoch] steht häufig die Schuldfrage im Raum: Sind Mutter, Vater, Bruder, Schwester, Großmutter oder Großvater oder vielleicht alle zusammen schuld an der Magersucht, der Bulimie, den Fressanfällen oder dem Übergewicht? In diesem einfachen Sinne ist die Familie natürlich nicht schuld. Die Familie ist ein Beziehungssystem, in dem sich alle Mitglieder wechselseitig beeinflussen und äußere Einflüsse verarbeiten müssen.»*
>
> REICH/GÖTZ-KÜHNE/KILLIUS, S. 41

Als Greta elf Monate alt war, wurde mir klar, dass ich nicht das Leben führte, das ich führen wollte. Mein Partner war für meine Zukunft einfach nicht der richtige, und Kompromisse wollte ich keine machen. Also trennte ich mich nach sieben Jahren von Walter.

Wir hatten wunderbare Jahre miteinander verbracht, und seine scheinbar ungestillte, mit ewiger Sehnsucht behaftete emotionale Welt hatte mich fasziniert. Nach außen hin war ich das krasse Gegenteil, innerlich jedoch genau wie er. Walter spiegelte das wider, was ich von Männern in dieser Form nicht kannte und mit mir selbst nicht erlebte. Doch irgendwann glich das Erleben dieser Seite die Defizite in unserer Beziehung nicht mehr aus. All die Probleme, die schon immer unter der Oberfläche geschlummert hatten, wie Arbeitsaufteilung, das Übernehmen von Verantwortlichkeiten zu gleichen Teilen, Eigenständigkeit und Unabhängigkeit beider Partner, gestalteten sich so schwierig, dass ich es einfach nicht mehr mit ihm aushielt. Ich brauchte meine Kraft für mein Baby – und für mich. Nach wie vor musste ich auch finanziell selbst für uns beide sorgen. So fühlte ich mich mehr und mehr überfordert und eingeengt.

Dennoch bin ich sehr dankbar, ihn getroffen zu haben. Die vielen Jahre mit ihm haben nicht nur meine Seele bereichert, sondern mir auch das Wertvollste und Schönste geschenkt, was ich habe: meine Tochter. Sie ist ein wunderbarer Mensch. Greta hat von ihrem Vater all seine guten Seiten mitbekommen. Das ist schön.

Unsere Trennung verlief dagegen alles andere als schön. Es gab Streit, überflüssige Interviews und verleumderische Berichte in der Presse. Obendrein bekam ich Probleme im Job: Zur gleichen Zeit wechselten die Verantwortlichen bei SAT.1, und der neue Chef hatte mich in seinen Plänen nicht vorgesehen. Mein Vertrag wurde nicht verlängert, ich war meinen Job los. Mein Freundeskreis spaltete sich in zwei Lager: hier diejenigen, die mir wohlgesinnt blieben und mich auch ohne den Status als TV-Star schätzten, dort diejenigen, die mich nur so lange kannten, wie ich auf dem Schirm zu sehen war.

Damals geriet einfach alles aus den Fugen. Mein jahrelang aufgebautes Kartenhaus brach in sich zusammen, und auf einmal hatte ich weder eine Beziehung noch einen Job, noch eine Bleibe in München. Ich musste mich komplett neu orientieren.

In jener Lebensphase lernte ich Titzian kennen, durch den ich zum ersten Mal mit der spirituellen Welt in Berührung kam. Titzian war Sanyasi. Er hatte in den Siebzigern, als sich alle Welt auf die Suche nach sich selbst begeben hatte, Sanyas genommen. Durch dieses Ritual, das mit der Taufe im christlichen Glauben vergleichbar ist, war er ein Jünger Bhagwan Shree Rajneeshs geworden und durfte sich fortan Sanyasi nen-

nen. Wer wollte, trug eine orangefarbene Kutte und die Mala, eine Holzperlenkette mit dem Antlitz des Meisters als Anhänger.

Titzian war bei SAT.1 lange Jahre einer der engsten Vertrauten von Medienmogul Leo Kirch gewesen. Im Grunde ein Superjob, den er – ebenso wie seine Lebensversicherung und einige andere unfrei machende Dinge – eines Tages unvermittelt gekündigt hatte. Er wollte mit einem Rucksack, in dem die Überreste seines Lebens verstaut waren, nach Indien reisen. In Poona zog er sich in Bhagwans Ashram zurück, der heute noch zu den größten Meditationszentren der Welt zählt. Dort erweiterte er seinen Horizont und erfuhr die große Erleuchtung, die ihm den Weg ins Glück wies.

Wieder zurück in München, hatte er sich ein neues Leben aufgebaut und arbeitete als Manager sowie Film- und Fernsehproduzent. Ich lernte ihn kennen, als ich selbst nach einem vertrauenswürdigen Berater suchte. Nachdem sich die Strukturen bei SAT.1 geändert hatten, war mir klar geworden, dass ich dringend professionelle Unterstützung benötigte. Die Zeiten im Fernsehgeschäft waren rauer geworden, und es war nahezu unmöglich, sich selbst zu verkaufen und seinen Job zu organisieren. Ich hatte mich im Laufe der Jahre immer mal wieder umgehört und auch das eine oder andere Gespräch mit Agenturen und Managern geführt, aber nie jemanden gefunden, bei dem ich das Gefühl hatte: Der ist es!

Ich war froh, Titzian aufgesucht zu haben, da ich mir von ihm als Manager einiges versprach. Es änderte sich auch tatsächlich etwas in meinem Leben, allerdings eher in privater Hinsicht: Wir wurden ein Paar.

Er war groß, hager, hatte eine leichte Hakennase und schmale Augen, die er manchmal ziemlich bedrohlich zu scharfen Schlitzen zusammenkniff. Wenn sich dieser Ausdruck von absolutem Unbehagen auf seiner Miene zeigte, lief mir manchmal regelrecht eine Gänsehaut über den Rücken.

Auch seinen Mitarbeitern schien dieser Blick unheimlich zu sein, denn sobald er sich anbahnte, wurde es im Büro ganz ruhig. Alle steckten die Köpfe brav in Fachzeitschriften, um Recherchen für die nächsten Beiträge nachzugehen, vertieften sich ins Internet oder verschwanden mal schnell für kleine Mädchen, um bloß keine Angriffsfläche für Stress zu bieten. Wenn Titzian sauer wurde, krachte es nämlich im Karton. Dann schrie er durchs Zimmer, tobte wie ein Wilder und scheute sich auch nicht, seine Mitmenschen verbal herunterzuputzen. Titzian war ein verrückter Sonderling, der auf jeden Menschen eine gewisse Faszination ausübte. So auch auf mich.

Ich war sehr verliebt in Titzian, und dennoch fragte ich mich manchmal, warum ich nicht einmal an einen «ganz normalen» Typen geraten konnte, mit dem das Leben einfach so hätte dahinlaufen können. Was ich damals noch nicht wusste, was mir aus heutiger Sicht jedoch sonnenklar ist: Da ich selbst alles andere als «ganz normal» war, ist es nur logisch, dass ich mir immer meine Projektion oder besser den Ausgleich meiner eigenen emotionalen Defizite suchte.

Titzian war zwar unglaublich kreativ, genial, erfolgreich, mächtig und groß, dennoch empfand ich ihn als durchaus gehemmt, befangen und ständig auf der Suche nach Anerkennung durch Leistung und Macht. Es kam mir so vor, als fühlte er sich trotz seiner enormen Wirkung klein. Und wenn das der Fall ist, machen Menschen oft andere klein, um sich selbst groß zu fühlen.

Trotzdem faszinierte er mich ungemein, denn er war absolut radikal. Es war ihm vollkommen egal, was andere von ihm dachten. Ich war genau andersherum gepolt. Völlig undenkbar, einen Taxifahrer zu bitten, den Radiosender zu ändern, weil mich der, den er ausgesucht hatte, nervte. «Arrogante Zicke», hätte der Fahrer womöglich denken können – damals eine Horrorvorstellung für mich. Ich wollte um jeden Preis gefallen. Titzian war von dieser Art Geltungsbedürfnis vollkommen frei. Er sagte und tat ausschließlich das, was ihm in den Kram passte.

Ich kann mich erinnern, wie ich einmal mitten in der Nacht, Greta war zu Hause bei unserem Au-pair-Mädchen, im strömenden Regen, völlig verzweifelt seine Hilfe brauchte. Ich fühlte mich schwach, überfordert und einsam, und da Titzian damals in meiner Nachbarschaft wohnte, lief ich schnell hinüber und klingelte.

«Was ist los?», fragte er über die Sprechanlage.

Jammernd antwortete ich: «Ich bin's, lass mich rein. Mir geht es schlecht, ich brauche dich. Außerdem bin ich patschnass.»

Doch er erwiderte nur hörbar müde und genervt: «Lass mich in Ruhe, ich will schlafen – und zwar alleine! Für dein emotionales Chaos bin ich nicht verantwortlich. Was du brauchst, bist du selbst. Gute Nacht!»

Ende der Durchsage. Da stand ich nun wie ein begossener Pudel ...

Trotz derartiger Erlebnisse mit ihm dürstete ich förmlich danach, in seiner Nähe zu sein. Eine Weile arbeitete ich sogar in Titzians Firma als Redaktionsleiterin, unter anderem für eine TV-Produktion, bei der es um sexuellen Missbrauch ging. Das war sehr vereinnahmend, aber eine überaus lehrreiche Tätigkeit. Zu einer neuen Show konnte Titzian mir allerdings nicht verhelfen. Dafür machte ich durch ihn zahlreiche Erfahrungen, die mein Leben bereichern sollten. Ich lernte meine Gefühle besser kennen und wurde authentischer, was langfristig einen erheblichen Teil zu meiner Heilung beitragen sollte.

Als ich Titzian kennenlernte, war ich aufgrund meiner neuen Lebensumstände in keiner guten Verfassung. Aus dem Haus in Dachau musste ich ausziehen, und ein knappes halbes Jahr lang hatte ich keine feste Bleibe in München. Zum Glück stellte mir in meiner damaligen Misere eine Freundin, die mein Trennungsdrama hautnah mitbekommen hatte, ein Apartment in einem ihrer Häuser zur Verfügung. So konnte ich wenigstens meiner Arbeit als Redakteurin nachgehen und in Ruhe ein neues Zuhause für Greta und mich suchen.

Das Schlimmste war, dass mein geliebtes Püppchen in dieser Zeit über siebenhundert Kilometer von mir entfernt war. Ich hatte sie übergangsweise bei meinen Eltern in Großburgwedel untergebracht, denn dort war sie besser aufgehoben als bei einem Babysitter und einer Mutter, die täglich mindestens zwölf Stunden lang Geld verdienen musste. Der Job in Titzians Firma vereinnahmte mich mehr, als mir lieb war. So konnte ich meine Kleine nur am Wochenende sehen. Ich vermisste mein Kind, trauerte meiner Zeit als Moderatorin nach und fühlte mich heimatlos und verlassen.

Das alles trug nicht gerade zur Verbesserung meines Essverhaltens bei. Die Ess-Brech-Sucht hatte mich nach wie vor fest in ihren Fängen, und ich wusste schon gar nicht mehr, wie es war, als ich nicht nach jeder Mahlzeit auf die Toilette gerannt war. Wieder einmal suchte ich Trost im Essen – im maßlosen Essen. Es ging mir rundum schlecht!

Titzian bemerkte das. Er war der erste Mensch, der sich wirklich für meine Psyche interessierte und nachfragte, was mit meiner Seele los sei. Irgendwie spürte ich, dass mein Problem bei ihm in guten Händen sei, packte allen Mut zusammen und vertraute mich ihm an. Ein Glück, dass er so fordernd war – denn ohne sein Nachhaken hätte ich diesen Schritt nie gewagt.

Damit war Titzian der erste Mensch, dem ich von meiner Essstörung erzählte. Das fiel mir ungemein schwer, hatte ich mich doch viele Jahre allein in meiner Welt bewegt und daran gewöhnt, die Wahrheit zu verdrängen. Ich hatte so lange Zeit mit Lügen und Heimlichkeiten gelebt und schämte mich nach wie vor so sehr für mein Verhalten, dass der Schritt einfach riesengroß war. Aber es musste endlich etwas passieren.

Titzian hörte mir zu, blieb sachlich und verurteilte mich nicht für meine geheimen Aktivitäten. Die Mauer des Schweigens, die mir vorher unüberwindbar schien, war endlich durchbrochen. Ich fühlte mich unbeschreiblich erleichtert und zum ersten Mal nicht mehr ganz so allein. Titzian machte mir den Vorschlag, Tagebuch über mein Leben zu führen, um besser zu verstehen, was eigentlich passierte. Das machte ich dann auch, und damit entstand die Grundlage für dieses Buch. Und: Titzian schickte mich auf eine spannende Reise. Eine Reise in mein Inneres. Auf einen Trip in meine Seele.

Die Meditation, die an einem Sonntagvormittag stattfand, war alles andere als geplant. Sie war dynamisch und bunt, also kein mir fremdes In-die-Stille-Gehen, sondern aktiv und absolut spontan – ich kam gar nicht zum Nachdenken. Vielleicht war das gerade das Gute daran, denn sie hat funktioniert.

Es begann damit, dass ich in einem Sessel saß und wohl ziemlich eigenartig vor mich hinstarrte.

Jedenfalls fragte Titzian mich plötzlich: «Was ist eigentlich mit dir los, Gundis?»

«Keine Ahnung», erwiderte ich, «irgendwie fühle ich mich nicht wohl.»

«Warum?», hakte er nach.

«Ich weiß es nicht», sagte ich resigniert, denn mir war wirklich sonderbar zumute.

Titzian sah mich intensiv an und sagte: «Mach mal die Augen zu, entspann dich und sag mir, was du fühlst.»

Okay, dachte ich, warum nicht?, und tat es. Ich versuchte, meinen Gemütszustand zu erkennen und ihn zu beschreiben, was mir jedoch zunächst nicht gelang.

«Irgendwie fühle ich mich eigenartig», meinte ich daher nur.

«Beschreibe es genauer», forderte er mich auf. «Was siehst du? Atme langsam, tief und gleichmäßig ein und aus und erzähl mir von dir.»

Erst sah ich gar nichts und wusste auch nicht, was ich ihm erzählen sollte, doch dann fing ich an, mich intensiver auf mich selbst zu konzentrieren. Ich atmete nun gleichmäßig, wurde ruhiger und spürte eine gewisse Entspannung. Fast hatte ich das Bedürfnis zu schlafen, denn eine tiefe Müdigkeit machte sich bemerkbar.

Titzian ließ mich nicht in Ruhe. «Antworte mir», forderte er mich immer wieder auf.

Aber ich tat es nicht. Ich blieb stumm, denn mir war nicht nach Sprechen zumute. Ich fühlte mich zu erschöpft, die Lippen zu bewegen. So saß ich also mit geschlossenen Augen und nur mit einem Bademantel bekleidet in meinem Sessel und döste vor mich hin. Ich war nicht in der Stimmung gewesen, mich anzuziehen.

Inzwischen war es Mittag geworden, die Sonne lachte vom Himmel, die Vögel zwitscherten wie im Frühling, und der frischgefallene Spätwinterschnee lud zum Spazierengehen ein. Aber das interessierte mich alles reichlich wenig. Ich war einfach nur müde und wollte mich nicht vom Fleck rühren oder auch nur einen Ton von mir geben. Doch Titzian redete immer weiter auf mich ein und forderte mich auf, in mich hineinzuspüren und meine Gefühle zu beschreiben.

Obwohl ich nicht die geringste Lust dazu hatte, seinen Aufforderungen zu folgen, empfand ich seine Stimme als angenehm. Sie war sonor, wohltuend, weich und warm. Seine Stimme und seine Art zu sprechen vermittelten mir ein Gefühl der Geborgenheit, und je länger er mit mir sprach, desto mehr hatte ich das Bedürfnis, ihm zu antworten. Ich weiß nicht, wie lange ich so dasaß, auf diesem gemütlichen Sessel, mich immer noch unwohl fühlend, bis ich endlich die Lippen bewegte und etwas sagte. Es tat gut, ich war erstaunt. Und es strengte mich gar nicht so sehr an, wie ich vorher gedacht hatte. Es war vielmehr ein erleichterndes Gefühl, der angenehmen Stimme zu antworten, und ich hatte tatsächlich etwas zu erzählen.

Ich hatte nämlich auf einmal ein Bild vor Augen: mich. Auf einmal hatte ich das Gefühl, irgendwo neben mir zu stehen und mich aus der Distanz betrachten zu können. Und die Emotionen, die dabei in mir aufstiegen, konnte ich nun auch in Worte fassen. So erzählte ich der schönen Stimme, die mich wieder und wieder danach fragte, was ich erlebte, dass ich irgendwo über dem Geschehen schwebte und mich selbst in diesem Sessel sitzen sah. Zusammengekauert wie ein Baby im Mutterleib, mit geschlossenen Augen, den Kopf an die Lehne des Sessels geschmiegt.

Bei diesem Anblick überkam mich eine tiefe Traurigkeit, mir war zum Heulen zumute. Das berichtete ich der Stimme, die mich immer weiter trieb, immer weiter hinein in mein Selbst und diese fast fremde Frau dort auf dem Sessel. In der Tat – ich kannte sie zwar, kannte ihr Gesicht, ihre Haare, die Figur, wusste, wie ihre Hände und Füße aussahen, und kannte auch ihren Blick. Dennoch war mir diese Frau auf erschreckende Art und Weise fremd. «Warum?», wurde ich gefragt. Erst wusste ich es selbst nicht, doch dann erkannte ich, dass sie nicht sie selbst war und mir deshalb fremd blieb. Irgendetwas an ihr passte nicht, war nicht harmonisch. Allerdings kam ich nicht darauf, was es war. Das musste ich wohl noch herausfinden.

Diese Erkenntnis erfüllte mich ebenfalls mit Traurigkeit, und während ich erzählte, spürte ich, wie meine eigene Stimme immer rauer, immer heiserer wurde und zu stocken begann. Mir schossen Tränen in die Augen, und ich begann zu weinen wie schon lange nicht mehr. So sah ich mich also gekrümmt vor Trauer und Schmerz dort sitzen und heulen wie ein kleines Kind. Todunglücklich sah diese Gundis Zámbó aus. Ich hatte regelrecht Mitleid mit ihr und fühlte mich dementsprechend noch trauriger. Sonderbar, was sich in jenem Moment abspielte. Da schritt ich als die ewig fröhliche Fernsehfrau durchs Leben, als das nette Mädel von nebenan, das alle mit seinem Lachen ansteckt, und dann sah und fühlte ich hier mit mir nichts anderes als Traurigkeit, Tränen und Verzweiflung. Es war mir völlig fremd, mich so zu erleben. Und es ging noch weiter.

Die Stimme wollte wissen, warum ich denn so traurig sei. Ich kauerte nach wie vor auf dem Sessel, die Augen, aus denen die Tränen liefen, immer noch geschlossen, und redete schluchzend vor mich hin. Mein ganzer Körper zitterte und bebte. Ich spürte eine unglaubliche Energie in mir. Eine Energie, die mich immer weiter hineintrieb in das, was mit mir geschah, hinein in die Emotion, in die Meditation. Diese Energie offenbarte mir den Grund für meinen Zustand. Plötzlich war mir klar, was Sache war: Ich war so unendlich traurig, weil ich sie nicht kannte, diese Gundis, die ich da vor mir hatte. Und weil ich sie nicht mochte.

Ich liebte sie nicht, sie war mir fremd. Ich empfand sie als eigenartig und mir nicht ans Herz gewachsen. Ich mochte ihr Gesicht, es war hübsch und sympathisch. Ich mochte ihre äußere Erscheinung und vor allem ihre tolle Figur, aber ich spürte, dass sie nicht sie selbst war, und auch nicht der Mensch, der sie eigentlich sein wollte. Sie war zerrüttet, unruhig und unausgeglichen – einfach nicht glücklich mit sich selbst. Sie strebte nach Werten, die nicht richtig waren. Sie war nicht authentisch. Sie liebte sich nicht, deshalb konnte ich sie nicht lieben.

Und wie gerne hätte ich sie geliebt. Sie einfach in mein Herz geschlossen und nie wieder hinausgelassen. Sie hätte sich sicher sehr wohlgefühlt, und offensichtlich sehnte sie sich auch danach, aber es ging nicht. Und das tat weh. Ich war verzweifelt und konnte mich gar nicht mehr beruhigen. Ich fühlte mich einsam. Allein wie ein ausgesetztes Kind in der großen, weiten Welt, das umherirrt und nicht weiß, wo es hingehört, wo sein Zuhause ist. Dieser Mensch dort und ich, wir kamen einfach nicht zueinander.

Das waren meine Emotionen, und die Stimme musste gar nicht viel nachfragen, ich berichtete von ganz allein. Auf einmal war es mir ein Bedürfnis, von meinen Sorgen zu erzählen. Als ich an einem Punkt angekommen war, an dem meine Verzweiflung kaum mehr zu ertragen war, redete die Stimme beruhigend auf mich ein. Sie tröstete mich und forderte mich auf, ganz ruhig und tief ein- und auszuatmen. Nach einigen Fehlversuchen gelang mir das auch, und ich hörte auf zu weinen. Die Traurigkeit verschwand, und ich fühlte mich nur noch leer. Total ausgepumpt. Da war nichts mehr, ich fühlte mich wie ein Nichts. Das bedeutete aber wiederum, dass nun wieder Platz war in mir, Raum für andere Emotionen. Und die erlebte ich.

Titzian kam auf mich zu und sah mich an: «Hast du Lust auf ein Experiment?», fragte er.

«Warum nicht?», sagte ich und willigte gespannt ein. Ich hatte zwar nicht die leiseste Ahnung, was da auf mich zukam, aber heftiger konnte es wohl kaum werden – glaubte ich.

Von wegen!

«Stell dich locker hin, mit angewinkelten Knien, und verteile dein Gewicht gleichmäßig auf beide Beine. So kannst du den Boden, der dir Halt gibt, besser fühlen», wies er mich an.

Ich folgte seiner Anweisung und nahm das große Kissen entgegen, das er mir in die Hand drückte.

«Das bin ich», sagte er nur.

Was soll das denn?, fragte ich mich, wagte es jedoch nicht, genauer nachzufragen. Schon wieder eine Situation, die mich überforderte und mir das Gefühl gab, unzulänglich zu sein.

Zwei Gründe – zum einen der Weggang meiner von mir abgöttisch geliebten Großmutter und zum anderen die ständige Suche nach Liebe und Anerkennung – haben hauptsächlich dazu beigetragen, dass ich ständig dachte, nicht zu genügen. Immerzu glaubte ich, mich ändern zu müssen, dünner und damit besser werden zu müssen, und zwar besser, als ich war.

Mitten in meine Überlegungen hinein sagte Titzian: «Mach damit, was du dich bisher nicht traust, aber schon immer tun wolltest.»

Ich zögerte. Wollte ich schon immer etwas mit Titzian machen, was ich bisher nicht getan hatte? Gab es da irgendetwas auszuleben? Sollte ich nun auf ihm herumtrampeln, ihm den Schädel einschlagen oder was? Meinem eigenen Freund? Ich stand da mit diesem dicken wuchtigen Kissen in der Hand und fand diese Vorstellung ziemlich absurd. Aber ich hatte dem Experiment zugestimmt, war nun mittendrin und neugierig, was da auf mich zukommen würde. Meine Stimme gab mir den Tipp, die Augen geschlossen zu halten, an Titzian zu denken und einfach nur mal ein bisschen an dem Kissen herumzukneten. Zu dem Zeitpunkt wusste ich noch nicht, dass es gar nicht um Titzian als Person ging, sondern um meine Wut – und dass er nur der Kanal dafür war.

Okay, dachte ich, was soll schon großartig passieren?, und knetete drauflos. Erst zaghaft, weil mir die Situation doch etwas befremdlich vorkam und ich mit dieser Vorstellung nicht viel anfangen konnte. Als ich dann aber weitermachte und intensiv an Titzian dachte, verspürte ich zunehmend das Bedürfnis, mein Kissen intensiv zu bearbeiten. Ich nahm eine Ecke nach der anderen in beide Hände und drückte sie zusammen. Immer fester, immer energischer und dachte dabei weiterhin an Titzian.

Erst nur daran, wie er aussah, an sein Gesicht, seine Figur, seine Augen, seinen Blick. Dann an Erlebnisse, die ich mit ihm gehabt hatte. Ich dachte an die Nacht, als er mich vor seiner Haustür im Regen hatte stehen lassen, und auf einmal fing ich an, auf mein Kissen einzuschlagen. Da, wo vorher Leere war, herrschte jetzt die Wut. Wut darüber, dass ich mich minderwertig und ungeliebt fühlte durch dieses Erlebnis. Und diese Emotion heizte mich an. Sie ließ mir das Blut in den Kopf schießen, in die Hände, die Füße, und sie setzte ungeahnte Energien frei. Ich spürte meinen mangelnden Selbstwert, und jetzt ging es richtig los.

Ich packte das Kissen mit beiden Händen, sodass ich es ganz fest im Griff hatte, nahm allen Mut, alle Kraft und Energie zusammen und schleuderte es in der Gegend herum. Auf den Boden, auf den Sessel, auf dem niemand mehr saß, auf den Schreibtischstuhl, der in der Nähe stand, auf ich weiß nicht was. Ich schlug und knallte das Kissen hin und her, so wild, wie es nur ging, und schrie dabei: «NEINNEINNEIN!» Zwischendurch ermunterte mich meine «Stimme» weiterzumachen, alles herauszulassen, was da war, und reichte mir ein Handtuch, um «ihm den Kragen umzudrehen». Ich packte zu und drehte das Handtuch und würgte es, schrie wieder: «NEINNEINNEIN!» Ich feuerte das Kissen auf den Boden und trampelte darauf herum. Dann packte ich es wieder und schlug damit um mich, so fest ich nur konnte.

Es war – im wahrsten Sinne des Wortes – atemberaubend. Ich atmete wie eine Wahnsinnige, immer schneller, immer schneller, als müsse ich all die Luft, die ich in diesem Leben noch brauchte, hier und jetzt in mir sammeln. Vor lauter Atmen blieb mir fast die Luft weg. Dann holte ich so weit aus, wie ich nur konnte, bis das Kissen meinen Rücken berührte, und schlug es nach vorne auf den Boden. Es war unglaublich, mit welcher Kraft und Energie ich tobte. Ich schwitzte, das Wasser lief mir den Rücken herunter, über die Stirn und die Schläfen. Mein Bademantel sprang auf, während der Schweiß mir zwischen den Brüsten entlang den Bauch hinunterlief. Mein ganzer Körper bebte, zitterte, arbeitete, und mein Gesicht war so nass, dass mir die Haare klebenblieben. Ich spürte sie vor den Augen, auf den Wangen und im Mund.

Ich spürte Wut und Aggression in mir, schrie und tobte alles aus mir heraus. Ich befand mich in totaler Ekstase. In einem Zustand, wie ich ihn sonst nur vom Hochleistungssport oder Sex kannte. Das Gefühl, das mich trieb, war alles andere als Begierde, es war schlicht und ergreifend blanke Wut. Die totale Wut auf mich selbst, dass ich mich so alleingelassen hatte. Als ich auf dem Höhepunkt meiner Ekstase angelangt war, riss mich die schöne Stimme auf einmal heraus aus meinem Tun, indem sie mich aufforderte, innezuhalten und die Augen zu öffnen.

Das tat ich und stellte fest, dass Titzian inzwischen die Rollläden heruntergelassen hatte, um eine Stimmung zu schaffen, die unserer Meditation entsprach und die mich beruhigte. So konnte ich die Augen öffnen, ohne sofort einen Schock zu erleiden, wie ein Baby, das nach langem Kampf endlich den Geburtskanal verlassen hat und vom grellen Neonlicht der Welt empfangen wird.

Ich beendete meinen Befreiungskampf, stellte mich aufrecht hin, um den Kontakt mit dem Boden wieder aufzunehmen, und öffnete die Augen. Nun sah ich die reale Welt wieder vor mir: das Zimmer, in dem wir uns befanden, den Schreibtischstuhl, den Sessel, das zusammengedrückte Handtuch, das malträtierte Kissen und meinen Meditationsmeister, der mir in die Augen blickte. Ich musterte ihn und merkte, dass ich immer noch Wut empfand. Indem ich meine Umwelt betrachtete und genau wahrnahm, wurde mir bewusst, dass meine Wut echt war und nicht nur irgendein Gefühl, das ich auf ein Kissen projiziert hatte. Ich blickte Titzian ebenfalls in die Augen, nahm meine authentischen Emotionen wahr und fing wieder an zu schwitzen. Überall lief mir der Schweiß herunter, ich atmete wie wild, und mein Herz raste.

Mein Oberkörper begann zu schmerzen, der Magen, die Speiseröhre, der Mund, die Luftröhre – alles, was sich oberhalb meines Bauches befand, begann zu brennen und zu stechen. Ich stöhnte laut, berichtete Titzian von meinen Empfindungen, stockte beim Sprechen, weil alles furchtbar wehtat, und krümmte mich. Ich hielt meinen Hals, meine Brust, alles, was ich mit den Händen greifen konnte, fest und fiel fast in mich zusammen.

«Nimm wieder das Kissen», forderte er mich auf, «mach weiter. Hol deine Empfindungen so weit aus deinem Inneren an die Oberfläche, wie es nur geht. Nur so kannst du daran arbeiten und dich reinigen.»

Ich blieb reglos stehen und schrie: «Ich kann nicht, ich kann es nicht!»

Ich fühlte mich völlig hilflos und schwach wie nie zuvor in meinem Leben, ich konnte es wirklich nicht. So etwas hatte ich noch nie zuvor erlebt. Noch nie hatte ich gesagt: «Das kann ich nicht.» Ich ergriff das Kissen und versuchte mit eisernem Willen, mich aufrecht hinzustellen, um die Wut wieder zu spüren, doch es gelang mir nicht. Alles, was ich in jenem Moment fühlte, war grenzenlose Ohnmacht. Also beendete ich meinen Versuch, ließ alles von mir abfallen, das Kissen, die Wut, die nicht mehr da war, meine Arme, Hände, Beine, Füße.

Ich sackte in mich zusammen und winselte: «Ich kann nicht mehr, ich kann nicht mehr.» Ich fühlte mich so schwach, so klein, so unbedeutend, wie ein Nichts.

Die schöne Stimme ließ mich gewähren, sie ließ mich einfach so sein, wie ich war, und führte mich behutsam in die nächste Phase der Meditation hinüber. Dafür hatte Titzian eine CD aufgelegt, und nun erfüllte beruhigende Musik den abgedunkelten Raum. Ich war eingeladen, die Augen wieder zu schließen und den Klängen zu lauschen, die mich sofort erfassten. Sie waren ruhig, sanft und lieblich, und sie streichelten meine Seele. Das war schön.

Irgendwann wich meine Ohnmacht einem Gefühl von Liebe. Beschwingt begann mein Körper, den Klängen zu folgen, wohin auch immer sie mich führten, über den Boden, durch die Luft, durch das ganze Zimmer. Ich schwebte ihnen hinterher und fühlte mich auf einmal unendlich leicht. Mit großer Sanftheit breitete ich die Arme aus, tastete vor mich, hinter mich, über und unter mich, fühlte so viel Raum um mich herum wie nur möglich und holte alles, was ich fühlen konnte, zu mir heran. Meine Arme glitten durch die Luft, schlossen alles ein, was sie fühlen konnten, und holten es behutsam zu mir, drückten es an mich, an meinen Körper, an mein Herz – unendlich zart, aber so bestimmt, wie es nur ging.

Und «es» war ich. Ich suchte nach mir und fing mich ein, wo auch immer ich mich fühlen konnte, um mich dann liebevoll in mein eigenes Herz zu schließen. Es war wundervoll und tat unbeschreiblich gut, mich zu finden. Ich fühlte mich und liebte mich in diesem Moment, und diese Erkenntnis erfüllte mich mit Freude und Glück. Ich tanzte mit mir zur Musik, lächelnd.

Titzian ließ mich allein. Allein mit mir, mit meinem Ich, das mir nun nicht mehr fremd, sondern ganz nah war. Irgendwann war die CD zu Ende, und sofort war die schöne Stimme wieder bei mir. Sie forderte mich auf, langsam zur Ruhe zu kommen, meine Bewegungen zu beenden und mir einen angenehmen Platz zur Entspannung zu suchen. Ich tastete mich durch das Zimmer, fand den Sessel, auf dem alles begonnen hatte, und ließ mich darauf nieder. Allerdings setzte ich mich nicht darauf, sondern legte mich auf die Sitzfläche, die Beine angewinkelt, die Füße fest auf den Boden gestellt. Ich wollte ihn nämlich unbedingt spüren, den Boden unter meinen Füßen.

Während ich so dalag, merkte ich, wie Titzian mich zudeckte. Er hüllte mich in eine seiner Seidendecken aus Poona, die so glatt und dennoch angenehm weich und warm waren. Die Seide umspielte meinen Körper, der immer noch halb vom Bademantel bedeckt, halb nackt war, und hüllte mich behutsam ein. Mir wurde ganz warm, was gut war, denn mein Tanz war ruhig gewesen, und der Schweiß, der meinen Körper benetzt hatte, inzwischen kühl.

Dann drückte Titzian mir etwas in die Hand, was sich weich

und kuschelig anfühlte. Es war wieder ein Kissen, aber nicht das von vorhin, sondern eines der schönen Daunenkissen aus seinem Bett, in dem ich an diesem Morgen aufgewacht war.

Er legte es mir behutsam in die Arme und sagte leise: «Das bist du.»

«Hmm», seufzte ich nur, schlang beide Arme um das Kissen, drückte es an mich, so fest ich konnte, und streichelte es.

Ich war bei mir, ich war angekommen.

Was ich in der Meditation erlebt hatte, machte mir klar, dass ich ganz anders mit mir umging, als ich mir selbst und meiner Umwelt gegenüber vorgab. Von nun an schritt ich aufmerksamer durch mein Leben. Statt zu verdrängen, versuchte ich, zu erkennen, und dabei half mir vor allem das Schreiben, was nicht immer einfach war. Im Gegenteil: Manchmal war es die reinste Tortur! Es kam so viel hoch. Oft fragte ich mich, ob das alles wirklich ich war, mein Erlebtes, meine Empfindungen ... Dann wiederum war Schreiben pure Wohltat! Ich erkannte so viel, so vieles wurde mir klar. Das Schreiben befreite mich.

Als ich eines Nachmittags die ersten Kapitel noch einmal durchlas, berührte mich eine Textstelle besonders tief. Sie war so fremd. Erschreckend fremd! Ich war schockiert. Aber das, was da stand, war die Wahrheit. Es handelte sich um das Kapitel «Zum Kotzen». Unglaublich, wie lange und wie erfolgreich ich die Umstände meines Essverhaltens verdrängt hatte. Ich wollte sie nicht wahrhaben. Jetzt schwarz auf weiß zu sehen, wie ich jahrelang mit mir umgegangen war, öffnete mir die Augen. Das Schreiben half mir, die Realität zu erkennen, es half mir, endlich damit aufzuhören, mir etwas vorzumachen.

Manchmal musste ich mich regelrecht zwingen, mit dem Schreiben weiterzumachen oder vielmehr wieder damit anzufangen. Dann schob ich es vor mir her wie früher die Hausaufgaben in der Schule. Ständig fiel mir etwas ein, was in dem Moment anscheinend wichtiger war: einkaufen, Wäsche waschen, aufräumen, Blumen anschneiden. Lauter Dinge, zu denen ich sonst nie Lust hatte. Aber spätestens abends, wenn ich mit Stift und Papier im Bett lag, gab es keine Ausreden mehr, und meinen Geschichten, meinen Aufarbeitungen stand nichts mehr im Weg. Dann starrte ich auf das leere Blatt und wusste nicht, was ich schreiben sollte.

Nicht, weil mir nichts einfiel oder weil ich nichts empfand. Ganz im Gegenteil: Ich wusste gar nicht, wo ich anfangen sollte, weil mir so viel einfiel und so viele Emotionen in mir hochkamen. Ich hätte am liebsten alles auf einmal hinausgeschrien. Alles, was sich da aufgestaut hatte in den letzten Jahren. Alles, was ich verdrängt hatte, weil es mir zuwider war und nicht in mein Konzept passte. All das wollte ich nun loswerden. Ich verspürte den Drang, mich zu befreien, um endlich zu mir selbst finden zu können, um Platz zu schaffen für mein wahres Ich.

Das Ergebnis war ein leeres Blatt Papier und meine Verzweiflung darüber. Ich war zu durcheinander, um etwas Geordnetes niederzuschreiben. In diesen Momenten fühlte ich mich unfähig und ohnmächtig. Doch dann, nach einer gewissen Zeit, ging es auf einmal los. Ganz plötzlich wurde irgendeine Empfindung in mir so groß, so stark, so vordergründig, dass meine Hand den Stift wie von alleine führte. Erst langsam und zögerlich, dann immer schneller und schneller, bis ich gar nicht mehr aufhören konnte. Auf einmal flossen die Wörter aus mir heraus wie von allein, und ich schrieb und schrieb.

Ich wusste gar nicht genau, was ich eigentlich zu Papier brachte. Ich merkte nur, wie sich mein Herz öffnete, mein Unterbewusstsein frei wurde, die Mauer des Verdrängens brach und meine Gefühle meine Hand lenkten, bis ich Hornhaut an den Fingern hatte. Es war gut so. Einfach laufenlassen und nicht nachdenken!, sagte ich mir. Aussortieren und bearbeiten konnte ich später noch. Nachdenken hätte mich nur behindert, blockiert. So schrieb ich mich frei und war dabei so ehrlich, so sehr ich selbst, dass ich Angst bekam. Soll ich das wirklich tun? Soll ich tatsächlich all diese Gefühle und Erlebnisse erneut aufarbeiten? Sie noch einmal durchleben? Unbedingt! So begann ich, meine Seele zu reinigen. Schreiben war nicht nur Erzählen, es war Heilen.

Je bewusster mir mein krankes Essverhalten wurde, desto mehr verfiel ich ihm. Durch die Auseinandersetzung mit der Bulimie und dem Wieso und Warum hatte ich so gut wie keinen anderen Gedanken mehr im Kopf. Hatte ich vorher schon in jeder Minute, in der ich nicht abgelenkt war, ans Essen gedacht, konnte ich mich jetzt auf gar nichts anderes mehr konzentrieren. Außerdem stand ich nicht mehr vor der Kamera, wo ich pausenlos damit beschäftigt gewesen war, gut drauf zu sein oder zumindest so zu wirken.

Das war eine heftige Zeit, dieses Jahr mit Titzian, und ich versuchte, mir Hilfe zu suchen, wo immer ich sie bekommen konnte. Unter anderem besuchte ich damals das Osho-Center in München. Bhagwan hatte sich kurz vor seinem Tod im Jahr 1990 den Namen Osho gegeben, nach dem das Sanyasin-Energiezentrum in München benannt war. Hier trafen sich die Bhagwananhänger zur kollektiven Glückssuche.

Mit vielem, was sich dort in den zahlreichen Gesprächen und Seminaren abspielte, konnte ich mich nicht identifizieren. Die dynamischen Meditationen, die ich ähnlich wie Aerobicstunden im Fitnessstudio besuchte, empfand ich allerdings als sehr angenehm und heilsam. Dabei ging es darum, zu sich zu kommen, sich zu spüren und sich von dem Gedanken «Hilfe, ich werde beobachtet, was denken die anderen von mir?» zu lösen. Ziel war, sich anzunehmen, wie man war. Mit anderen Worten: emotionale Authentizität.

Um diese zu erlangen, bewegten sich die Menschen zu meditativen Klängen und ließen dabei ihren Gefühlen freien Lauf. Anfangs war ich irritiert von den teilweise animalisch wirkenden Bewegungen und Geräuschen, die die Meditierenden von sich gaben. Aber nach einigen Versuchen gelang es mir ebenfalls, mich nach den Emotionen, welche die Musik in mir hervorrief, zu bewegen und akustisch zu äußern. Das Schöne daran war: Es faszinierte mich, dass es mir nicht peinlich war, wenn ich mich aufführte wie ein Gorilla, denn es kam aus meinem Inneren, und ich tat es nur für mich.

Dieses Erleben war mir nicht ganz neu, einen Vorgeschmack darauf hatte ich ja bereits bei der Meditation bekommen, die Titzian mit mir veranstaltet hatte. Es war ein erfüllendes, beglückendes Gefühl, dabei die Welt um sich herum zu vergessen und ganz bei sich zu sein. Das war der Weg zur eigenen Wahrheit. Außerdem gefiel mir, dass diese Art der Meditation aktiv und dynamisch war und man nicht stundenlang in Ruhe verweilen musste. Das war mir nicht gar so fremd, schließlich war ich es gewohnt, ständig in Bewegung zu sein.

Titzian war ein alter Hase, wenn es um das Thema Meditation ging, und eröffnete mir ständig neue Welten. Eine davon fand ich in der Stadt Sedona im amerikanischen Wüstenstaat Arizona. Titzian war schon mehrfach dort gewesen, und als er merkte, dass ich Interesse an dem Abenteuer Selbstfindung hatte, lud er mich ein, ihn bei seinem nächsten Trip zu begleiten. Spontan sagte ich zu, und so fuhren wir gemeinsam hin.

In Sedona, wo sich die Osho-Anhängerschaft Hollywoods zum gemeinsamen Meditieren traf, logierten wir in einem Blockhaus im Grand Canyon am wild rauschenden Colorado, der sich durch die Landschaft schlängelte. Mit Gleichgesinnten versammelten wir uns in dem kleinen, aber feinen Meditation Center zur morgendlichen dynamischen Meditation und zu diversen Hörstunden von Osho-Lesungen. Zu besonderen Meditationen bat man uns auch schon mal in Privathäuser, die sich einige der Glaubensanhänger hier als Wohnsitz zugelegt hatten. Diese Häuser erinnerten mich an die Villen in den Hollywood Hills. Und wie damals L. A. fand ich nun auch diese neue Welt äußerst aufregend.

Auch diesmal fand ich mich, wie schon im Osho-Zentrum in München, nicht in allem wieder, was hier gelehrt und gesagt wurde. Ich denke, jeder Mensch kann wachsam durchs Leben gehen, und wenn er das tut, kann er aus jeder Religion, jeder Philosophie, jedem Erlebnis das herausfiltern, was für ihn stimmt. Osho ist sicher über gewisse Grenzen gegangen, und es war für viele seiner Jünger ein Leichtes, sich von ihm abhängig zu machen, seine Aussagen zum Teil falsch zu interpretieren oder umzusetzen. Ein Satz wie «Alles ist erlaubt, sei, wie du bist», ebenso wie totale Freiheit und das Leben im Hier und Jetzt, bedeuten sicher nicht, dass wir das Grundgerüst unseres Lebens auf diesem Marktplatz, auf dem wir uns bewegen, über den Haufen werfen sollen. Es bedeutet nicht, dass wir Job und Versicherungen kündigen und allem Weltlichen entsagen sollen, dass wir hemmungslosen Gruppensex betreiben oder einfach von heute auf morgen nicht mehr arbeiten gehen, weil uns gerade danach ist. Wir leben nun mal in einer Gesellschaft, und da gibt es gewisse Regeln. Dennoch ist es möglich, in allen Philosophien dieser Welt ein wenig mehr «Erleuchtung» oder Glück für sich zu erfahren. Das ist mir gelungen. Dass Osho oft im Kreuzfeuer der öffentlichen Kritik stand, ist mir unter diesem Aspekt gleichgültig. Diese spiegelt ja die Interpretation seiner Aussagen anderer wider. Ich für mich bin dankbar für das, was ich durch ihn – und mit mir – gelernt habe.

Die Sitzungen, die wir abhielten, waren von tiefer Bedeutung für meine Heilung und mein weiteres Leben. Eine davon hat sich mir besonders eingeprägt, denn zum einen hätte ich nie gedacht, dass ich sie zu Ende bringen könnte, und zum anderen habe ich dadurch seelische Erfahrungen gemacht, die ich bis dahin nicht für möglich gehalten hatte.

Es war eine Vorstufe zur Vipassana-Meditation. Diese uralte

Technik aus Indien, die im altindischen Pali «Einsicht» bedeutet, ist eine Methode, die innere Welt zu erforschen. Es ist die Essenz der Lehre des Buddha und die tatsächliche Erfahrung der Wahrheiten. Dazu versammelten wir uns im Kreis auf dem Marmorboden in einer der Meditationsvillen. Vier Stunden sollten wir mit geschlossenen Augen im Schneidersitz auf kreisförmig angeordneten Kissen sitzen und der Anweisung folgen, in uns zu gehen.

Der Meditationsmeister, ein hagerer, in wallende weiße Gewänder gehüllter Jünger mit langen schwarzen Locken und der Mala um den Hals, stand in der Mitte, hielt eine Art Zeigestock in der Hand und gab uns Anleitung zur Atmung und zur mentalen Reise in unser Inneres. Langsam und schweigend ging er anschließend von Teilnehmer zu Teilnehmer, sodass jeder die Energie des Wesens vor sich spüren konnte. Das sollte der Stärkung der Wahrnehmungsfähigkeit dienen. Jeweils nach einer halben Stunde tippte der Meister unwillkürlich einem der Meditierenden sachte mit dem Stock auf den Kopf. Ich dachte, er tue das, damit niemand einschlief, und machte mir Gedanken darüber, wie ich es wohl bewerkstelligen könnte, geschlagene vier Stunden auf der Stelle zu sitzen. Wie gern hätte ich jetzt ein erfrischendes Bad im nahen Colorado genommen, statt hier herumzuhocken und mich in die Stille zu begeben, und wollte schon aufgeben. Doch als der Meditationsmeister erneut die Anweisungen erteilte, alle Gedanken auszuschalten, den Kopf leer zu machen und nur noch zu fühlen, schaffte ich es auf einmal, genau das zu tun und in mein Inneres zu gelangen.

Wie das im Einzelnen funktioniert, kann ich nicht beschreiben. Ich weiß nur noch, dass ich plötzlich eine innere Welt wahrnahm, die mir bis dahin unbekannt gewesen war. Sie war frei von Gedanken, frei von Grübeleien, frei von Zeit und Raum, sie war nur Fühlen und Sein, die Wahrheit, die Essenz meiner Existenz, Licht!

In diesem Moment konnte ich endlich nachvollziehen, warum manche Menschen sich in ein dunkles Loch zurückziehen, allem Weltlichen entsagen und als Eremiten leben. Auf jeden Fall schlief ich nicht ein und musste auch nicht vom Meister geweckt werden. Ganz im Gegenteil: Ich war in der Stille so wach, dass es mich wie ein elektrischer Schlag durchfuhr, als der Meister mich mit seinem Stöckchen antippte. Es war nur eine leichte Berührung, aber sie löste einen Energiefluss vom Scheitel bis in die Zehenspitzen aus, der mir fast wie ein Blitzschlag vorkam. Ich war beeindruckt von der Intensität meiner Empfindungen. So stark und rein hatte ich noch nie empfunden. Ich bekam eine leise Ahnung davon, was bei einer ganzheitlichen Vipassana-Meditation, die mehrere Tage andauert, im Inneren eines Menschen passieren konnte und was Buddha mit den Worten «tatsächliche Erfahrung der Wahrheiten» gemeint hatte.

Am nächsten Morgen ging ich voller Lust auf Bewegung und Lautsein zur dynamischen Meditation. Aber das Erleben meiner inneren Wahrheit in der Stille hatte mir etwas klargemacht: Ich erkannte, dass ich die Fähigkeit, wirklich ehrlich und intensiv zu fühlen, ständig mit unzähligen alltäglichen Aktivitäten komplett zuschüttete. Vor allem durch mein Essverhalten.

So kehrte ich nach meinem vierzehntägigen Seelentrip in der Wüste Arizonas erfüllt und reich beschenkt mit neuen Erkenntnissen nach Hause zurück und ging noch ein bisschen wacher als vorher durchs Leben.

Nicht nur um diese Wachsamkeit zu intensivieren, sondern auch, um miteinander zu sein, reisten Titzian und ich zusammen mit Freunden und der kleinen Greta für vier Wochen nach Goa in Indien. Die Nähe zum Ashram in Poona war dort energetisch zu spüren, die relaxte Atmosphäre tat gut. Es war eine wunderbare Zeit, und ich sog die spirituelle und meditative Atmosphäre ganz und gar in mich auf. Wie schon in Sedona nahm ich mir viel Zeit für mich selbst und fühlte mich sehr wohl mit mir.

Mit Titzian war es dagegen eher schwierig, wir brachten einfach keine normale Beziehung zustande. Wahrscheinlich waren wir beide zu sehr mit uns selbst beschäftigt. Zusammengeführt hatte uns ursprünglich die Tatsache, dass wir beide Suchende waren, und so gingen wir ein Stück unseres Lebens miteinander. Mit Titzian hatte ich etwas gefunden: einen Teil von mir. Noch lange nicht alles, was ich brauchte, um glücklich und gesund zu werden, aber der Anfang war gemacht. Die Begegnung mit Titzian war ein Geschenk. Dennoch trennten sich nach etwas über einem Jahr unsere Wege, jeder begab sich nun alleine weiter auf die Suche.

Komisch, obwohl Titzian mich oft nicht gut behandelte, was mich enorm wütend machte, fühlte ich mich lange Zeit unglaublich hingezogen zu diesem Mann. Während unserer Beziehung hatte ich mich immer wieder gefragt, warum ich nicht die Finger von ihm lassen konnte, und mich lange selbst nicht verstanden.

Heute ist das anders. Wir treffen Menschen, die uns etwas zeigen – in uns. Alles hat seine Bedeutung im Leben, auch wenn wir diese in dem jeweiligen Moment nicht erkennen. Wir müssen die Dinge annehmen, wie sie sind, und darauf vertrauen, eines Tages das Geschenk in ihnen zu erkennen, das Gott uns macht.

Mein Geschenk mit Titzian war, zu erleben, Verantwortung für mich selbst zu übernehmen. Nicht mich an eine starke Schulter zu lehnen und nach dem Motto «Die wird es schon richten» auf bessere Zeiten zu hoffen, sondern wahre Stärke in mir zu entwickeln und mein Leben selbst zu gestalten. Nur so ist es möglich, wahre Authentizität zu leben, was das Schönste auf der Welt ist. Das macht glücklich – und gesund.

Titzian packte bei mir den Holzhammer aus. Da ich mich in meinem Leben inzwischen so weit von mir selbst entfernt hatte, war das wohl auch nötig, um aufzuwachen und etwas zu ändern. Damals im nächtlichen Regen vor Titzians verschlosse-

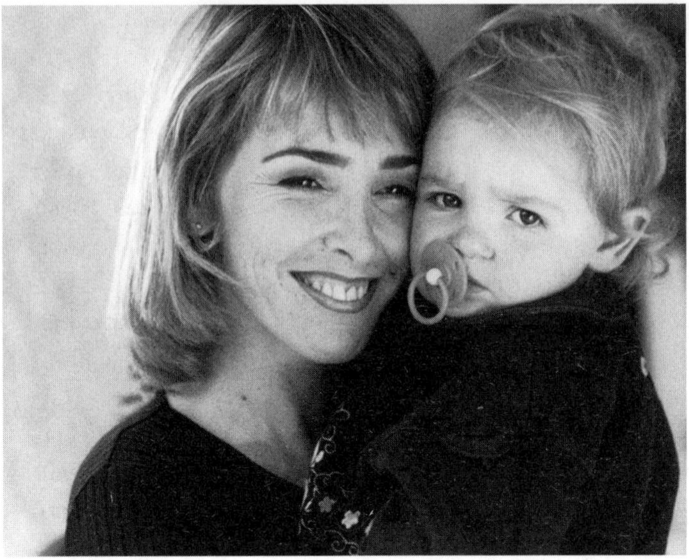

Glückliche Zeiten

ner Haustür habe ich das zwar anders empfunden, aber heute weiß ich, dass Titzian mir mit seiner radikalen Methode unbewusst eines der größten Geschenke machte, die ich bisher bekommen habe.

Dafür bin ich dankbar. Denn es lag ein langer Weg vor mir zu Glück und Gesundheit, und das Kapitel Titzian war nun der wahre Beginn meiner Reise zu mir selbst.

Zurück in München ging es zumindest beruflich wieder aufwärts. Ich erhielt ein Angebot von TM3, die Moderation der *Vorher/Nachher-Show* zu übernehmen. Den Job vermittelte mir die Producerin, mit der ich schon bei *Riskier was* zusammengearbeitet hatte. Wir waren uns schnell einig, weshalb ich bei den Verhandlungen keinen Manager brauchte, und so organisierte ich mich von da an wieder selbst. Ich fand eine schöne Wohnung mit Garten in Harlaching, stellte ein Au-pair-Mädchen ein und holte Greta nach München in mein neues Heim.

Mit den neugewonnenen Erkenntnissen schaffte ich es zwar noch immer nicht, die Bulimie loszuwerden, aber ich fühlte mich ihr nicht mehr ganz so ausgeliefert und ferngesteuert wie vorher, da ich jetzt bewusster lebte. Zwar übergab ich mich immer noch mehrmals am Tag, aber es geschah nicht mehr automatisch und ohne darüber nachzudenken. Ich registrierte sehr genau, was ich da tat, und ließ mich emotional darauf ein. Dadurch, dass ich allmählich aufhörte, mein Verhalten zu verdrängen, und es mehr und mehr annahm, konnte ich mich mir selbst emotional immer mehr annähern.

Damit war ich auf dem besten Wege, denn die Weichen waren gestellt. Mein Leben lief allmählich wieder rund, und ich bekam meine Situation wieder in den Griff. Meine *Vorher/Nachher-Show* kam gut an, und der kleine Frauensender TM3 konnte damit erstaunliche Quoten erzielen. Ich war froh, nicht mehr jeden Tag von meiner geliebten Tochter getrennt zu sein, und wir produzierten eine Staffel nach der anderen. Alles lief bestens!

Die Liebe leben

«Ein weiser Mann ist wie eine weiße Wolke,
die sich am Himmel bewegt – nicht wissend, wohin,
aber voller Vertrauen.
Unbesorgt, denn wohin auch immer der Wind ihn treibt,
dort wird das Ziel sein.
Überall ist das Ziel; du musst es nur zulassen.
Jeder Augenblick ist Höhepunkt,
du musst es nur zulassen.
Einfach zulassen …
Loslassen,
dich hingeben.
Alles geschieht zu seiner richtigen Zeit.»

SWAMI SATYANANDA, S. 461

Es passierte ungefähr zu dieser Zeit, also 1996, beim Casting für eine Erotik-Gameshow, die RTL seinerzeit plante. Die erste Einladung hatte ich abgelehnt, da ich daran zweifelte, dass dieses Genre das richtige für mich war. Nachdem die Produktionsfirma mir allerdings beim zweiten Einladungsversuch versichert hatte, der Schwerpunkt der Show liege mehr auf Game als auf Erotik, sagte ich zu.

In dem Kölner Fernsehstudio, in dem das Casting stattfand, saß ich inmitten pubertierender Models, die sich alle als Moderatorin bewarben, auf dem Gang und wartete gelassen auf das, was da kommen mochte. Als ich dann jedoch als erste Aufgabe einen Stripper interviewen sollte, fühlte ich mich doch ziemlich fehl am Platze und fragte mich, ob ich nicht einfach wieder nach Hause fahren sollte.

Die Antwort erhielt ich prompt. Sie stolzierte in Form des attraktivsten Mannes, den ich je gesehen hatte, ins Studio. Er musterte mich kurz und sagte: «Das Interview war ja ganz okay, aber dieses Dompteurskostüm ...» Damit meinte er wohl mein teures Moschino-Outfit mit Schößchenblazer in Rot-Schwarz, das ich für diesen Zweck als angemessen erachtet hatte. Ich dachte, mich trifft der Schlag. Zum einen wegen dieser unverschämten Bemerkung, zum anderen wegen dieses unglaublich gut aussehenden Mannes. Was für ein Kerl! Der war Erotik pur! Er war der Inhaber der Firma, somit der Produzent der Sendung und hieß Christof.

Die Show kam nie zustande, dafür feierten Christof und ich eine Woche später im Pariser Hotel Ritz den Geburtstag einer russischen Freundin, zu dem er mich als seine Begleitung eingeladen hatte. In der Stadt der Liebe hat es dann endgültig gefunkt, mehr noch: Es entflammte ein Feuer, das noch heute brennt.

Christof ist ein Mann von Welt, ein Kosmopolit, was nicht nur auf seine Kindheit zurückzuführen ist. In Ägypten geboren, wuchs er als Sohn eines deutschen Diplomaten auf französischen Schulen in Bulgarien, Italien, Frankreich und Tunesien auf. Auch in Spanien, insbesondere auf Ibiza, und in Deutschland, vorwiegend in Köln, war er zu Hause. Entsprechend sind sein Sprachschatz und sein multikulturelles Verständnis, er kommt in jeder Gesellschaft und in jedem Suk dieser Welt zurecht. Ein faszinierender Mann, der jeden, der ihm begegnet, berührt – so auch mich.

Seit ich mit Christof zusammen bin, weiß ich, warum der liebe Gott mich als Frau auf diese Welt geschickt hat. Und seitdem weiß ich, was ich empfinden kann. Ich hätte nie gedacht, einen Mann jemals so sehr begehren zu können. Christof ist meine große Liebe, der Mann meines Lebens.

Mir kommt es immer so vor, als hätten die Beziehungen und Erlebnisse mit meinen anderen Männern, vor allem mit

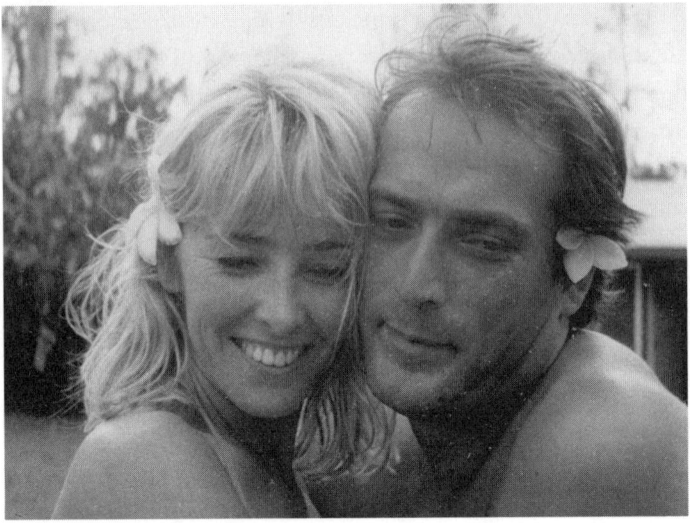

Mit Christof frisch verliebt auf Hawaii

Walter und Titzian, mich auf diese wahre Liebe vorbereitet. In meinen Beziehungen vor Christof habe ich emotionale Extreme erlebt, die mir bis dahin fremd waren, und meine Partner haben mir Welten eröffnet, die mir bis dahin verborgen waren. Ich gehöre zu den Menschen, die alles erleben, alles am eigenen Leib erfahren müssen, um zu verstehen und so Klarheit, Reinheit und Authentizität zu erlangen. Schön, dass ich durch diese Schule gegangen bin. Sie war wichtig, um eines Tages «meine» Liebe zu leben, die Liebe, die für mich vorgesehen war. Was für ein Geschenk!

Die Zeiten mit Christof sind aufregend, überwältigend, manchmal problematisch, aber immer sinnlich, lustig und nie alltäglich.

Im Jahr 1997 zog Christof mit seiner damals zwölfjährigen Tochter bei mir und der inzwischen zwei Jahre alten Greta ein. Ich war im siebten Himmel.

Mein «kleines Geheimnis» behielt ich allerdings für mich –

wieder einmal. Christof kannte meine Geschichte, wusste aber nicht, dass ich einen Rückfall erlitten hatte. Ich ließ ihn in dem Glauben, die «dumme Angewohnheit» seit meiner Schwangerschaft abgelegt zu haben. Zum einen aus Angst, meine neue Liebe mit dem nicht salonfähigen Thema Bulimie abzuschrecken. Zum anderen fehlte mir der Mut, meine Abhängigkeit und damit meine Schwäche zuzugeben.

Zwar hatte sich mein Umgang mit meiner Sucht verändert, und ich hatte nach meiner Rückkehr aus Sedona meine Heilungsreise angetreten, indem ich bewusster mit meiner Krankheit umging. Doch der Weg war steinig, und kaum hatte mich der Alltag wieder, nahm ich nur zu gerne die eine oder andere Abkürzung, die allerdings nicht zum Ziel, sondern immer wieder in die Sackgasse Bulimie führten. Ich ließ mich ablenken und verfiel immer öfter in das alte Muster des Verdrängens. Vor allem die Tatsache, dass ich mich nach wie vor behandelte wie ein Werkzeug, das man wegwerfen kann, wenn es kaputt ist, wollte ich mir einfach nicht wirklich eingestehen. Dass weder mein Körper noch meine Seele ersetzbar waren, ließ ich wieder zunehmend außer Acht. Wenn ich ehrlich zu mir selbst war, musste ich mir eingestehen, dass ich mich allmählich wieder von mir selbst entfernte und eigentlich mehr bei mir sein müsste, nur wusste ich nicht, wie ich das anstellen sollte. Also lebte ich lieber mein Leben mit meinem Partner und meinem Job.

Das ging so lange, bis im Juli 2000 ein Drama passierte. Es war die Apokalypse, der immer wieder angekündigte Weltuntergang für das neue Jahrtausend – zumindest für mich und meine Familie.

Ich war mit Christof nach Hamburg zu der Filmpremiere von *Der Sturm*, einem Streifen von Wolfgang Petersen, geflogen, wo wir mit vielen Bekannten aus der Branche richtig Spaß hatten. Allerdings irritierte es mich, wie emotional ich auf den Film reagierte, den wir uns an jenem Abend ansahen.

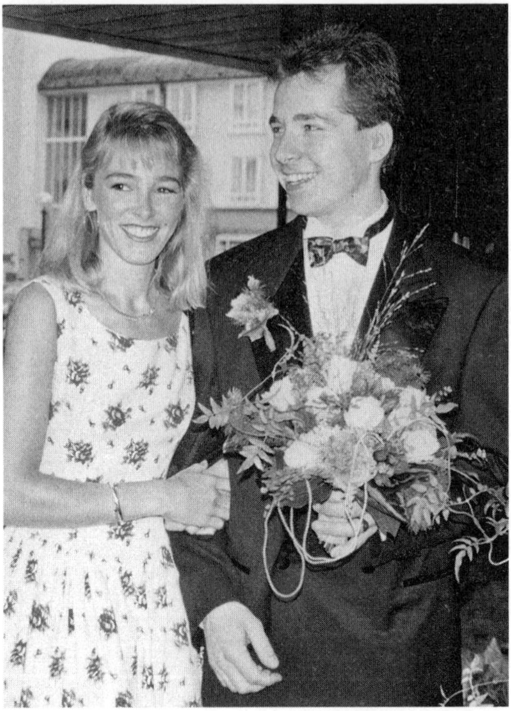
Mit Gábor, 1992

Der Film erzählte die Geschichte von einigen jungen Fischern, die bei einem Jahrhundertsturm auf hoher See nach langem Kampf gegen die Naturgewalten mit ihrem Schiff untergehen und sterben. Obwohl ich nah am Wasser gebaut habe und daher bei dramatischen Filmszenen gerne mal emotional reagiere, wunderte ich mich darüber, wie sehr mich der Film aufwühlte. Ich war von den dramatischen Szenen so berührt, dass ich oft gar nicht hinsehen konnte. Einige davon waren für mich unerträglich, so nah ging mir der Tod der Leinwandhelden. Kaum lief der Abspann, stürzte ich aus dem Saal, ich wollte nur noch hinaus an die Luft. Ich fragte mich, wer wohl freiwillig ins Kino geht, um sich einen so tristen, so traurigen Film anzusehen. Ich war froh, dass er vorbei war.

Als mir am nächsten Morgen der Concierge des Hotels, in

dem wir abgestiegen waren, die Tür zum Taxi öffnete, klingelte mein Handy.

Es war meine Mutter. Mit kaum vernehmlicher Stimme hauchte sie ins Telefon: «Gábor hat sich heute Nacht das Leben genommen ...»

Ich sackte mitten auf dem Gehweg zusammen.

Mit meinem fünf Jahre älteren Bruder verband mich eine ähnliche Liebe wie mit meiner Großmutter. Natürlich gab es zwischen uns auch immer mal wieder die wildesten Streitereien, und als Kinder haben wir uns manchmal sogar fast die Köpfe eingeschlagen. Dennoch war Gábor stets mein Beschützer, mein Freund, mein Vertrauter, eben mein großer Bruder. Er liebte die Bücher von Hermann Hesse, war tiefgründig und anspruchsvoll, allseits beliebt und dennoch ein eher stiller und in sich gekehrter Mensch.

Nachdem ich wieder auf die Beine gekommen war, stiegen wir ins Taxi und fuhren zum Flughafen. Der Rest des Tages zog wie hinter einer dicken Nebelwand an mir vorüber. Ich nahm nichts um mich herum wahr, und ohne Christof wäre ich wohl nie zu Hause in München angekommen.

Als ich nachts im Bett lag und nicht einschlafen konnte, musste ich an den Brief denken, den ich Gábor im Mai 1996 geschrieben hatte. Wir hatten uns seit einer ganzen Weile voneinander distanziert, und ich wollte mit dem Brief die Beziehung zu ihm wiederbeleben. Obwohl wir uns sehr liebten, hatten wir längere Zeit nichts voneinander gehört. Ich steckte in meinem Leben, in meiner Sucht fest. Er hatte als praktizierender Arzt, als Ehemann und Vater ebenfalls alle Hände voll zu tun. Voller Wehmut dachte ich an die Zeilen, die ich an meinen Bruder gerichtet hatte, und verspürte das tiefe Bedürfnis, sie noch einmal zu lesen. Also ging ich ins Wohnzimmer, holte den Brief hervor, setzte mich damit aufs Sofa und las.

Lieber Gábor,

eigentlich wollte ich dir schon seit längerer Zeit etwas sagen. Doch irgendwie kam es nie dazu. Jetzt ist es an der Zeit, auf dich zuzugehen – lange genug haben wir uns voneinander wegbewegt. Als es neulich an jenem Sonntag wieder nicht zu einem Treffen kam, habe ich begonnen, über unser Verhältnis nachzudenken. Dabei ist mir bewusst geworden, dass wir uns im Laufe der letzten Jahre immer mehr auseinandergelebt haben. Klar – jeder wohnt in einer anderen Stadt, hat seine Familie, sein Leben, sein Zuhause. Da ist es natürlich nicht so leicht, sich zu sehen, sich auszutauschen und an dem, was der andere tut, teilzuhaben. Dabei ist es auf der anderen Seite doch eigentlich ganz einfach: Man muss sich nur darüber im Klaren sein, dass einem etwas an dem anderen liegt. Und, lieber Gábor, mir liegt wahnsinnig viel an dir!
Ich bin in einer Phase meines Lebens, die mich – Gott sei Dank – zum Nachdenken bringt. Ich fühle mich einsam, ohne Basis, ohne ein inneres Zuhause, habe Existenzängste, wenige wahre Freunde, bin viel allein mit mir und versuche, mit diesem meinem Leben klarzukommen. Doch ich genieße es, über mich nachzudenken und mich selbst allmählich wirklich kennenzulernen. Und ich komme langsam – ganz langsam – dahin, das zu entdecken, was mir wirklich wichtig ist. Ich bekomme eine leise Ahnung davon, was Glück eigentlich ist. Ich erkenne, was mir wirklich wichtig ist – und dazu gehörst auch du.
Nach unserem letzten, weniger glücklichen Telefonat habe ich viel über uns nachgedacht. Mir ist eingefallen, wie du mir einmal Frühstück gemacht hast, als Mama krank war. Warme Milch mit Zucker. Hatte ich vorher

nie getrunken. Ich habe keine Ahnung, wie du gerade darauf gekommen bist. Vielleicht hattest du einfach das Kakaopulver vergessen – jedenfalls war das die beste warme Milch, die ich je getrunken habe.
Ich kann mich auch noch gut daran erinnern, wie es war, als ich mit meinem entfremdeten Körper und völlig fertig mit der Welt aus den USA zurückgekommen bin. Du warst der Einzige, der ohne Wenn und Aber mit mir darüber gesprochen und mir geholfen hat. Sofort und ohne Kompromisse. Ich weiß nicht, wie es mit mir weitergegangen wäre, wenn du damals nicht gewesen wärst. Ich war immer stolz auf meinen großen Bruder – und bin es noch heute! Und ich möchte weiterhin zu dir kommen können, wenn etwas ist und wann immer mir danach ist. Umgekehrt würde ich mich sehr freuen, wenn auch du zu mir kämst, wann immer du etwas auf dem Herzen hast. Ich wäre gerne für dich da.
Gábor, ich möchte wieder das mit dir haben, was wir als Kinder und Jugendliche miteinander hatten. Zu selten hatten wir in den letzten Jahren die Gelegenheit, ernsthafte Gespräche miteinander zu führen oder einfach nur Spaß miteinander zu haben. Mir ist es zu oberflächlich und zu platt, mit dir nur über Autos, Fernsehshows, neue Sitzmöbel, Arztpraxen oder Schickimicki-Veranstaltungen zu reden. Ich würde wahnsinnig gern mal mit dir allein an der Isar entlangspazieren, mit dir essen gehen oder einfach nur irgendwo herumsitzen und über die Dinge reden, die uns wirklich bewegen, und zwar ehrlich und offen. Ich glaube, du hast eine ganze Menge zu erzählen und machst dir auch viele Gedanken über Gott und die Welt. Die würde ich gerne kennenlernen. Ich habe dir übrigens auch unglaublich viel zu erzählen.

In letzter Zeit sind ein paar Dinge passiert, die sehr unglücklich waren. Teilweise hingen sie mit unseren Partnern oder unseren Eltern zusammen, oder auch nur mit uns selbst. Vielleicht können wir lernen, ein bisschen was zu ändern. Ich ändere mich gerade gewaltig, bin im absoluten Umbruch und erfahre so viel wie nie zuvor. Vielleicht kann das dazu beitragen, dass wir wieder ein innigeres Verhältnis zueinander bekommen. Gern würde ich euch öfter besuchen kommen. Mit dir reden, einfach mit dir sein und natürlich mit deiner kleinen Teresa. Greta und sie könnten inzwischen so schön miteinander spielen. Sie liebt andere Kinder und hätte mit ihrer großen Cousine sicher viel Spaß.
Wenn du das alles anders siehst oder nichts von alldem hältst, was ich dir hier schreibe, dann zerreiß diesen Brief einfach. Wenn dir jedoch etwas daran liegt, dann ruf mich bitte an. Ich würde mich sehr über eine Nachricht von dir freuen, großes Brüderlein.

In Liebe
deine Gundis

Ich faltete den Brief zusammen und starrte mit Tränen in den Augen ins Leere. Die Zeilen stammten aus der Zeit, als ich mit Titzian zusammen war, viel meditiert und mit dem Aufschreiben meiner Gedanken angefangen hatte. Ich hatte den Brief nie abgeschickt. Vielleicht kommt er ja jetzt bei dir an, Gábor, dachte ich und nahm mir vor, die Zeilen eines Tages an seinem Grab zu hinterlassen.

Ich knipste das Licht aus, saß reglos da und versuchte zu verstehen, was in der vergangenen Nacht passiert war. Gábor hatte sich in seiner Praxis eine tödliche Infusion gesetzt und war am nächsten Morgen auf der OP-Liege gefunden worden.

Mein Bruder hinterließ eine Frau, zwei kleine Mädchen,

eine trauernde Gemeinde – ganz Bretten, wo er gelebt hatte, mochte ihn sehr und ließ sich von ihm die Knochen richten – und eine bis heute unwissende, traumatisierte Familie. Man fand – angeblich – keinen Abschiedsbrief.

Während ich so dasaß und über den Brief nachdachte, den ich damals Gábor geschrieben hatte, wurde mir einmal mehr etwas Wichtiges über mich klar. Ich hatte mein Leben so gestaltet, dass ich all die Dinge und Menschen, die mir guttaten, gar nicht mehr registrierte. Durch meine Ess-Brech-Sucht hatte ich alles verdrängt und zugemauert, was wirklich von Bedeutung für mich war. Ich beschäftigte mich nur noch mit mir selbst, meinem Körper und mit Dingen, die gerade um mich herum passierten. Was mit anderen los war, was in mir drin los war, ließ ich außer Acht und zog mich in die Welt der Sucht zurück.

Wahrscheinlich hatte ich zu viel Angst, mich ernsthaft mit mir auseinanderzusetzen. Zu groß wären meine Frustration und die Traurigkeit darüber gewesen, wie ich wirklich mit mir umging. Deshalb unterhielt ich selbst mit meinem geliebten Bruder im Laufe der Zeit eine absolut oberflächliche Beziehung, obwohl ich mich nach Tiefgründigkeit und wahrer Nähe zu ihm sehnte. Ich hatte zwar den Willen, aber dann doch nicht den Mut gehabt, den Brief an Gábor abzuschicken. Wahrscheinlich aus der Angst heraus, er könne meine Wahrheit erkennen und mich deshalb nicht mehr liebenswert finden.

Der Tod meines Bruders sollte nicht der letzte Tiefschlag bleiben. Im Jahr 2001 wurde der Sender TM3 verkauft und die *Vorher/Nachher-Show* eingestellt. Es war wie damals bei Tele 5 – mit dem einzigen Unterschied, dass meine erfolgreich laufende Sendung dieses Mal keinem Sport-, sondern einem Shoppingkanal weichen musste. Und der lebte nun mal nicht von redaktionellen Inhalten, sondern vom Verkauf möglichst vieler

Telefoneinheiten. Der neue Call-in-Sender Neun live hatte mit Fernsehen im ursprünglichen Sinne nun wahrlich nichts mehr zu tun. Und ich auch nicht.

Damit begann – gezwungenermaßen – für mich eine Zeit der Besinnung. Ich moderierte weiterhin Events und Galas, trat als Interviewgast auf und erhielt das eine oder andere Engagement als Schauspielerin, aber eine eigene Fernsehshow war nicht in Sicht. Ich war sozusagen arbeitslos, und das war für mich, gelinde gesagt, ein Schock.

Obwohl ich schon einmal eine solche Situation erlebt hatte, bekam ich nun zum ersten Mal eine Vorstellung davon, wie es war, keine Perspektive zu haben. Ich merkte, wie es war, nicht das tun zu dürfen, was man kann, sich auf einmal nicht mehr in der Berufswelt zu bewegen, in der man jahrzehntelang gelebt hat. Ich liebte meinen Job über alles, und abgesehen von den Existenzängsten, die von nun an wie ein Damoklesschwert über jedem neuen Morgen hingen, fühlte ich mich ohne ihn wie ein Schuster ohne Schuhe, wie ein Maler ohne Pinsel, wie eine Frührentnerin mit fünfunddreißig.

Ich war ratlos. Was hätte ich tun sollen? Wieder kellnern, wie damals im Crocodile? Eine Boutique eröffnen? Beruflich völlig neue Wege zu gehen hätte für mich bedeutet, mich von dem Teil meines Lebens zu verabschieden, für den ich mit so viel Leidenschaft gekämpft hatte. Mir wurde sogar ein Job bei einem People-Magazin angeboten, aber als Journalistin bei einem Printmedium zu arbeiten hätte für mich bedeutet, mich auf die andere Seite zu begeben. Und das wollte ich damals nicht.

Also hielt ich an meinem Glauben fest, dass das Schicksal mir nur eine Denkpause verpasst hatte, die ich nutzen sollte. Zu gegebener Zeit werde ich schon wieder in mein früheres berufliches Leben einsteigen können, sagte ich mir immer wieder. So gelang es mir zumindest zeitweise, mich mit meiner Situation abzufinden.

Ich beschloss, mich vorerst auf das häusliche Dasein zu konzentrieren. Christof und ich zogen mit unseren Töchtern nach Grünwald. Schon als ich nach München gekommen war, hatte ich mir vorgestellt, mein Kind einmal in diesem Vorort von München, in dem die Welt noch in Ordnung ist, aufwachsen zu lassen. Es war perfekt. Unser Haus befand sich in derselben Straße, in der Gretas Grundschule lag. So konnte sie ihren Schulweg jeden Morgen mit dem Fahrrad antreten, nachmittags mit Freunden auf der kaum befahrenen Straße spielen und in dem gegenüberliegenden Freizeitpark auf dem Spielplatz herumtoben. Ihre Kleinkindzeit verlief jetzt so, wie ich es mir für sie immer gewünscht hatte.

Das Schönste aber war, dass ich genügend Zeit für sie hatte. Ich war da, wenn sie aus der Schule kam. Ich war da, wenn sie Hausaufgaben machte. Ich war da, wenn sie Ärger mit anderen Kindern hatte. Und ich war da, wenn sie sich an der Hip-Hop-Aufführung im Gemeindehaus oder am Klassenvorsingen in der Musikschule beteiligte. Ich holte mit meinem Mädchen all die gemeinsame Zeit nach, die uns entgangen war, als ich sie gezwungenermaßen viel zu oft mit russischen, polnischen oder tschechischen Au-pair-Mädchen, die teilweise kaum Deutsch sprachen, allein lassen musste.

Das tat uns beiden gut, und meine Tochter entwickelte sich prächtig. Langsam fand ich Gefallen daran, mich der Hausarbeit zu widmen, und ganz besonders engagierte ich mich in unserem Garten. Da Christof inzwischen eine Event-Agentur in Russland gegründet hatte und vor Ort die Geschäfte leitete, hatte ich zu Hause freie Hand. Ich liebe es, in meine alten Jeans, Gummistiefel und Arbeitshandschuhe zu schlüpfen und mein handwerkliches Geschick im Garten unter Beweis zu stellen.

Irgendwann hatte ich den schönsten Vorgarten in unserer Straße. Ich freute mich, wenn die Jogger und Hundebesitzer, die auf dem Weg zur Isar an unserem Haus vorbeigingen, das mediterrane Flair unseres Eingangsbereiches bewunderten. Den hatte ich mit Palmen, Oleander, Lavendel, sandfarbenen Steinabgrenzungen und einem Ensemble aus zwei schmiedeeisernen Stühlen und einem Tischchen direkt neben der Haustür ganz nach meinem Geschmack dekoriert.

Auf einmal eröffnete sich mir eine Welt, die mir bis dahin unbekannt war. Zu meinen TV-aktiven Zeiten wusste ich noch nicht einmal, was ein Liter Milch kostete. Jetzt lernte ich, in welchem Supermarkt ich welche Produkte von welcher Marke am günstigsten bekam, und teilte meine Einkäufe entsprechend ein. Ich erledigte die Post, kochte, fegte, putzte, räumte auf, machte Betten und Brotzeit, tratschte mit der Nachbarin, begleitete Gretas Schulklasse zum Puppentheater, mähte den Rasen und schippte im Winter Schnee.

Ich tat all die ganz normalen Dinge, die jede normale Frau und Mutter tagtäglich tut. Ich hatte sie aus Zeitmangel bisher von Bürohilfen, Zugehfrauen und Au-pair-Mädchen erledigen lassen. Von all den Dingen, die mir meine «neue» Welt zeigte, war das wichtigste jedoch die Möglichkeit, mein Leben und mich besser verstehen zu lernen und endlich gesund zu werden. Der erste Schritt war getan: raus aus der Scheinwelt, hinein in ein ganz normales Leben.

Der zweite Schritt war, ein normales Essverhalten zu erlernen. Denn je mehr ich mich mit mir selbst beschäftigte, desto unzufriedener wurde ich. Meinen Missmut schob ich immer wieder auf den nicht vorhandenen Job. Natürlich vermisste ich meinen Beruf, und mein Einkommen fehlte an allen Ecken und Enden. Aber ein neues Engagement hätte mich wieder hineingezogen in die alte Tretmühle und meine alten Verhaltensmuster. Ich hätte mich wieder abgelenkt, verdrängt und mich wahrscheinlich so lange benutzt, bis ich als Werkzeug für meinen Wahn unbrauchbar geworden wäre.

So aber hatte ich die Chance, nochmal die Kurve zu kriegen. Das Schicksal gab mir die Zeit und damit auch die Möglichkeit, mein Leben und mich umzukrempeln und ein neues, gesundes und glückliches Dasein zu beginnen. Genau das wollte ich tun. Denn der wirkliche Grund für meine Frustration war die Erkenntnis, dass bei mir physisch und vor allem psychisch einiges, wenn nicht alles durcheinandergeraten war. Ich kam mit mir selbst nicht mehr zurecht.

Christof hatte im Grunde schon die ganze Zeit geahnt, dass ich immer noch an meiner Ess-Brech-Sucht litt. Auch er wunderte sich natürlich über die Portionen, die ich gelegentlich auch in seinem Beisein verdrückte, oder er registrierte, dass ich oft länger auf der Toilette blieb als üblich. Aber ich hatte mein Versteckspiel über die vielen Jahre derart perfektioniert, dass ich mich jedes Mal, wenn er eine Bemerkung machte, irgendwie aus der Affäre ziehen konnte. Er war zwar sehr sensibel und aufmerksam, dennoch ließ er sich immer wieder von mir besänftigen und forschte nicht weiter nach.

Eines Tages war für uns beide das Maß jedoch voll, und ich glaube, ich habe die Situation intuitiv selbst heraufbeschworen. Ich kam gerade von der Toilette, und wie so oft warf Christof mir einen kritischen Blick zu.

«Was ist?», fragte ich und sah ihm provozierend in die Augen, statt wie sonst seinem Blick auszuweichen.

«Hast du es wieder getan?», fragte er ganz ruhig und ließ mich dabei nicht aus den Augen.

Ohne zu denken, ganz intuitiv, sagte ich spontan: «Ja!», und erschrak gleichzeitig über meine Courage.

Unbewusst hatte ich mich nach diesem Ja schon lange gesehnt. Mir hatte bisher nur der Mut gefehlt, mich ihm ohne Druck von außen zu offenbaren. Ich wollte, dass er mich fragte, ohne zu wissen, wohin das führte. Und dann passierte etwas, das mir vielleicht das Leben gerettet hat.

Christof regte sich wahnsinnig auf. Außer sich vor Wut baute er sich vor mir auf und brüllte: «Ich sehe mir nicht länger an, wie du dich kaputt machst. Dafür liebe ich dich zu sehr!

Entweder die Bulimie oder ich. Wenn du nicht endlich damit aufhörst, verlasse ich dich ...» Damit drehte er sich um und ließ mich stehen.

Das waren deutliche Worte. Und sie saßen. Mir war klar: Wenn ich den Mann meines Lebens halten wollte, dann musste ich etwas tun. Da ich ihn auf keinen Fall verlieren wollte, musste ich mich ändern. Jahrelang hatte ich gegen die Krankheit angekämpft, hatte immer wieder kleine Fortschritte und große Rückschritte gemacht, hatte gelitten und mich gequält. Ich hatte mir schon so oft gewünscht, mich von dieser Sucht endgültig zu befreien, und war ein paarmal auch schon ganz dicht davor gewesen, doch stets hatte ich den Kampf verloren. Die Krankheit war immer stärker gewesen als ich. Diesmal nicht! Diesmal wollte ich es wirklich! Es war, als hätte jemand einen Schalter in mir umgelegt. Wie bei einem Raucher, der jahrzehntelang zwei Schachteln pro Tag raucht und von einem auf den anderen Tag keine Zigarette mehr anrührt.

Beim Abendessen aß ich ganz normal und ging hinterher nicht zur Toilette. Ich konnte es selbst kaum fassen. Doch ich hinterfragte es nicht, zumindest nicht an jenem Abend. Ich ließ es einfach nur geschehen und war glücklich.

Einfach war es natürlich trotzdem nicht! Bulimie spielt sich nun mal hauptsächlich im Kopf ab. Mich bei meinen Toilettenbesuchen nicht mehr zu übergeben war vergleichsweise einfach. Den Kopf zu reinigen, nicht den Bauch zu entleeren – das war das eigentliche Problem. Meine Seele zu heilen und meine Psyche in Ordnung zu bringen würde ein langer Prozess werden, das war mir klar. Aber es musste sein.

Nun begann ein schwieriger Weg, denn Essstörungen sind schwer zu begreifen. Und schwer zu heilen. Aufgrund meiner vielen Heilungsversuche war mir klar, dass ich grundlegend etwas ändern musste, wenn ich mich endgültig von meiner Sucht befreien wollte. Wenn ich es nun Christof zuliebe tat, so wie damals, als ich mit Greta schwanger war, dann war die Gefahr, rückfällig zu werden, viel zu groß. Zwar waren Christofs Drohung, sich von mir zu trennen, und damit meine Angst, erneut von einem geliebten Menschen verlassen zu werden, der Auslöser, doch sie konnten nicht die Lösung des Problems sein. Ich wusste: Ich muss es für mich tun, wenn meine Heilung von Dauer sein soll. Nur dann hatte ich eine Chance.

Ich nahm all meinen Mut zusammen und nutzte sie.

Wie neugeboren

«Es wird ziemlich lange dauern, bevor Sie darauf hoffen können, sich mit sich selbst wohler zu fühlen. Gesund werden hat etwas mit Risikobereitschaft zu tun. Sie haben nichts zu verlieren, aber viel zu gewinnen.»

SCHMIDT/TREASURE, S. 105

Am 25. Oktober 2003 war endgültig Schluss. An jenem Tag hörte ich auf zu erbrechen und begann ein Leben als neuer Mensch. Ganz neu war ich natürlich noch nicht. Die Heilung meiner Ess-Brech-Sucht würde ein langer Prozess werden, dessen war ich mir sehr wohl bewusst. Aber seitdem esse ich aus dem Grund, aus dem alle Lebewesen essen, nämlich um mich zu ernähren, und nicht, um mich der Nahrung hinterher wieder zu entledigen.

An jenem Tag im Oktober, als ich mich für Christof und damit gegen die Bulimie entschied, ging ich mit ihm und Greta auf hohe See. Im Hafen von Piräus checkten wir auf der MS *Europa* ein, um das Mittelmeer zu durchkreuzen. Ich war als Bordmoderatorin engagiert, und die beiden begleiteten mich. Es war ein Segen. Ich befand mich nämlich vom ersten Tag meines neuen Lebens an in einer anderen Umgebung, musste nicht kochen, hatte vorgegebene Essenszeiten und keinen Supermarkt in der Nähe. Stattdessen waren ständig Menschen um mich herum – es sei denn, ich zog mich in meine Kabine zurück, wo es glücklicherweise nur eine mit Getränken gefüllte Minibar, aber keinen Kühlschrank gab. Da wir uns bei den Mahlzeiten einen Tisch mit anderen Passagieren teilten, war es für mich so gut wie unmöglich, unbemerkt Essen anzusammeln und meine gewohnten Orgien zu veranstalten. Somit konnte ich mich langsam und in aller Ruhe normalen Essgewohnheiten annähern.

Natürlich nahm ich anfangs beim Salat- und Dessertbüfett öfter als andere. Natürlich aß ich immer alles auf, was mir die Ober servierten. Natürlich beschäftigte ich mich nach wie vor gedanklich permanent mit dem Thema Essen. Aber ich hatte viel zu tun und konnte mich ganz gut ablenken. Außerdem war das Heck des Schiffes mit einem Fitnessstudio ausgestattet, sodass ich täglich auf dem Laufband zumindest einen Teil dessen, was ich zu viel gegessen hatte, abtrainieren konnte.

Zwar fühlte ich mich elend mit all der Nahrung in meinem Körper, an die er nicht gewöhnt war. Doch es war nie so schlimm wie bei meinem Fehlversuch mit der Surhaxe, die auch normal essenden Menschen schwer im Magen liegt. Zum Glück hatten die Nouvelle-Cuisine-Köche auf dem edlen Dampfer so etwas Deftiges gar nicht auf dem Speiseplan. Trotzdem hatten mein Körper und ich oft zu kämpfen. Ständig war ich aufgebläht, litt mal unter Verstopfung, dann wieder unter Durchfall, oder mir war einfach nur übel.

Aber all diese Begleiterscheinungen waren nichts gegen die Euphorie, die ich empfand. Ich konnte es kaum fassen, dass es mir dieses Mal tatsächlich gelang, durchzuhalten. Wie oft hatte ich diesen Plan schon gefasst und war immer wieder schwach geworden. Diesmal blieb ich stark, ließ mich von meinen neuen Weg nicht abbringen und war stolz auf meinen eisernen Willen. Ich hatte es wirklich nach so vielen Jahren geschafft, nicht nur wie andere Menschen zu essen, sondern auch wie andere Menschen die Toilette zu benutzen. Die Tatsache, dass Christof meinen Erfolg wohlwollend bemerkte, motivierte mich zusätzlich.

Genau wie ich war auch Christof in seinem Element, und ich merkte wieder einmal, was dieser Mann mir bedeutete. Als

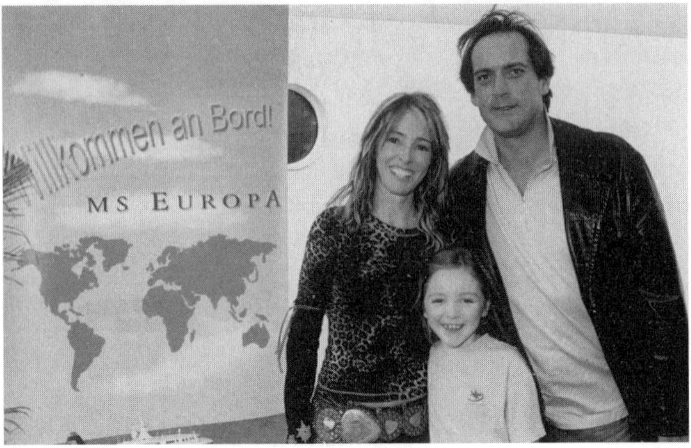

Der Tag, an dem mein neues Leben begann

wir eines Abends an der Reling standen, vor uns die Bucht von Piräus, sah ich ihn an und dachte: Ein bisschen Mittelmeer, ein bisschen Macho, ein bisschen Herz eines «kölschen Jungs», das macht ihn aus – und seine Freiheitsliebe.

Nicht nur, weil Christof von klein auf viel in der Welt herumgekommen ist, sondern weil er von Grund auf neugierig, abenteuerlustig und suchend ist, hält es ihn nirgendwo lange. Immer wieder treibt es ihn hinaus in die Welt. Auch heute muss ich ihn stets ziehen lassen, insbesondere, wenn er seiner Arbeit in Russland nachgeht.

Das fällt mir aber nicht schwer, habe ich doch gelernt, ebenso frei und unabhängig zu sein.

Daher empfand ich auch die Art, wie er mich seinen kölschen Kumpels vorstellte, die ihn übrigens liebevoll «den schönen Chris» nannten, nicht als frauenfeindlichen Machospruch, sondern als Liebesbeweis der besonderen Art. Ich muss heute noch darüber schmunzeln, wie er mich zu Beginn unserer Beziehung zu seinen Freunden zerrte und sagte: «Ey, guck mal, das ist mein neuer Ferrari.» Mir hat das gefallen.

Eine seiner schönsten Aussagen, die seine innere Einstellung widerspiegeln, ist: «Frauen werden erst ab dreißig interessant.» Christof braucht weder junge Models an seiner Seite, noch einen anderen äußeren Schein, um sich zu definieren. Er ist authentisch und benötigt kein auferlegtes Image. Das ist das Geheimnis seiner Toleranz.

Und das macht mein Glück mit ihm aus. Er lässt mich sein, wie ich bin, versucht nicht, mich zu formen. Er braucht mich nicht für sich, Christof ist sich selbst genug.

Bereits Jahre zuvor war ich fasziniert von der Aussage Bhagwans «So wie du bist, ist es in Ordnung». Ich muss nicht immer lieb und nett sein und es allen recht machen, nicht dünn sein, um richtig zu sein. Ich genüge. Das erlebe ich nun mit Christof: meine Authentizität.

Der einzige Punkt, den er mir abverlangte, war genau der: mein mir selbst auferlegtes Diktat abzulegen, um ICH zu sein – die Bulimie.

Nach zwei wunderbaren Wochen legten wir wieder in Piräus an, und ich flog als neuer Mensch nach Hause. Doch dort begann wieder der alte Trott, denn meine Gedanken kreisten immer noch den ganzen Tag ums Essen. Und der Horror wurde wahr: Ich nahm zu. Zwar nicht übermäßig, aber immerhin so viel, dass meine Hosen und Röcke spannten. Dieses unangenehme Gefühl wiederum verstärkte meine permanente Fixierung auf meine Figur. Als Folge davon aß ich noch mehr und nahm noch mehr zu. Bald trat das ein, wovor ich von Anfang an Panik gehabt hatte: Ich bekam meine erste Essattacke.

Bisher hatte ich es geschafft, mich zu zügeln. Da ich jedoch noch kein natürliches Sättigungsgefühl verspürte, musste ich mich bei jeder Mahlzeit zwingen aufzuhören, obwohl ich stets Lust hatte, mir mindestens eine weitere Portion auf den Teller zu laden. Jetzt schlug die Sucht gnadenlos zu. Es war einer dieser Tage, an denen ich wegen meiner beruflichen und finanziellen Situation besonders frustriert war und mich über irgendeine banale Auseinandersetzung mit Christof geärgert hatte. Hinzu kam eine Absage von SAT.1 für eine neue Show. Ich hatte eine vielversprechende Probesendung zum Thema Promis, Klatsch und Tratsch in Berlin gemacht. Statt von den Verantwortlichen erfuhr ich dann aus der Presse, dass sie sich nicht für mich, sondern für eine andere Moderatorin entschieden hatten.

Als ich mit der Zeitung in der Hand am Esstisch saß, setzte kurzfristig mein Hirn aus. Kaum hatte ich den Artikel zu Ende gelesen, rannte ich in die Küche, riss den Kühlschrank auf und stopfte alles in mich hinein, was ich finden konnte. Ich kann mich nicht erinnern, wie lange die Fressorgie dauerte und was ich alles gegessen habe, ich weiß nur noch, dass ich nachher am liebsten nicht mehr da gewesen wäre.

Ich fühlte mich schuldig, willenlos, ohnmächtig – und total fett. Frustriert fragte ich mich, warum ich mir die ganze Freude über den Weg der Genesung, auf dem ich immerhin schon eine beachtliche Strecke zurückgelegt hatte, innerhalb von Minuten ruinieren musste. Und ich fragte mich, ob es mir wohl jemals wieder möglich war, mich leicht und schön zu fühlen. Eine Frage stellte sich jedoch nicht. Nämlich die, ob ich mir jetzt auf der Toilette in gewohnter Weise Erleichterung verschaffen sollte.

Und wenn ich auseinanderplatze, übergeben werde ich mich nicht, diktierte ich mir. Nun habe ich so lange gelitten und bin so weit gekommen, also werde ich das auch durchstehen, egal, was passiert! Ich war fest entschlossen und dankbar für meinen ungebrochenen Willen. Und für meine Einsicht. Denn eines war mir klar: Wenn ich jetzt nachgab und einmal über die mir selbst gesteckte Grenze hinausging, dann würde ich es immer wieder tun. Dann hätte ich eine verbotene Schwelle überschritten, ein Tabu gebrochen und wäre geradewegs zurückgefallen in die alten Verhaltensmuster. Damit wäre meine

Chance auf ein gesundes Leben ein für alle Mal ruiniert. Ich riss mich also zusammen und überstand meinen Heißhungeranfall.

Noch heute gibt es ab und zu immer wieder Situationen, in denen ich spontan das Bedürfnis verspüre, essen zu müssen, obwohl ich gar keinen Hunger habe. In solchen Situationen denke ich dann darüber nach, warum ich diese Empfindung habe, und kümmere mich um die wahre Ursache. Ich erlebe das zum Beispiel, wenn ich müde bin oder mir mal wieder etwas Gutes tun will. Statt zu essen – wie früher – lege ich mich dann eine halbe Stunde aufs Sofa und lese, sehe fern oder meditiere. Und um mich zu verwöhnen, gehe ich gemütlich joggen, mit Greta Fahrrad fahren, nehme ein Bad, creme mich genussvoll ein, mache mir eine schöne Frisur oder ziehe etwas an, worin ich mir besonders gut gefalle.

Bis ich mich dazu entschieden hatte, wirklich gesund zu werden, war ich Weltmeisterin im Verdrängen. Da ich meine Wahrheit – das heißt, mein Essverhalten und meinen Umgang mit mir selbst – nicht annehmen wollte, habe ich häufig gehandelt, als wäre ich ferngesteuert. Manchmal wusste ich hinterher gar nicht mehr, was ich alles gegessen hatte. Alles, was herumlag, steckte ich mir in den Mund: im Stehen in der Küche, beim Kochen, vor dem Kühlschrank, im Vorbeigehen. Jetzt esse ich bewusst und denke über jeden Bissen nach. Stets frage ich mich: Will ich das essen? Will ich hier essen? Will ich jetzt essen? Habe ich überhaupt Hunger?

Was mir anfangs mit am meisten geholfen hat, war ein Plan. Ich habe mir Abend für Abend einen Essensplan für den nächsten Tag erstellt. Darin habe ich ganz genau festgelegt, was ich esse, wann ich esse und wo ich esse. Die nötigen Informationen und Anregungen dafür fand ich in einem alten Diätbuch. Wichtig dabei war, dass ich mich auf keinen Fall dazu hinreißen ließ, eine Diät zu machen. Ich wollte selbst bestimmen, wie ich mein Essverhalten gestalte. Aber in dem Buch fand ich tolle Rezepte, die unaufwendig zuzubereiten, leicht und damit für meinen Körper gut verträglich waren und auch noch gut schmeckten.

So suchte ich mir all die Mahlzeiten und Imbisse zusammen, auf die ich Lust hatte. Außerdem waren in dem Buch Listen, die das Einkaufen vereinfachten. Auch in dieser Hinsicht musste ich so manche Gewohnheit umstellen. Früher hatte ich mich gescheut, hochwertige Lebensmittel für mich zu kaufen, weil sie mir für meine Zwecke zu schade gewesen waren. Jetzt musste ich mir vor meinen Besuchen im Supermarkt und im Feinkostladen jedes Mal aufs Neue klarmachen, welche Bedeutung Lebensmittel für mich nun hatten – nämlich die, mich zu nähren, mir gutzutun und mich gesund zu halten, statt in der Kanalisation zu landen. Ich kaufte also mit Freude Hochwertiges ein, bereitete die Mahlzeiten nicht für die Toilette, sondern für mich, was mein Interesse am Kochen enorm steigerte, und aß ohne schlechtes Gewissen, denn ich verhielt mich ja planmäßig. Das war einfach wunderbar!

Was meinen Genuss und somit meine Lebensfreude auch verstärkte, war die Tatsache, dass ich mir bewusst machte, was Essen bedeutet. Ich widmete jedem einzelnen Bissen die gleiche Aufmerksamkeit und zelebrierte ihn. Das heißt, ich deckte den Tisch auch dann, wenn ich allein war, richtete jede Mahlzeit dekorativ und appetitlich auf dem Teller an und nahm mir beim Essen Zeit.

Ich betrachtete mein Gericht, roch daran, ließ es auf mich wirken und mir im wahrsten Sinne des Wortes Bissen für Bissen auf der Zunge zergehen. Anfangs habe ich mir selbst sogar laut erzählt, was ich tat, um es besser verinnerlichen zu können. Dieser bewusste Umgang mit den Nahrungsmitteln auf meinem Teller trug dazu bei, meine Sinne, die völlig überreizt und dadurch fast abgetötet waren, wieder zu schärfen und Essen nicht als Völlerei, sondern als Genuss zu erleben.

Das war schön und trug zu einer ganz neuen Lebensqualität

bei. Ich hatte mir immer gewünscht, Essen positiv und ohne Schuldgefühle erleben zu können. Genau das tat ich jetzt. Die täglich erlaubte Kalorienzahl einer üblichen Diät liegt zwischen tausend und fünfzehnhundert. Die Mahlzeiten, die ich mir zusammenstellte, sollten mit Getränken insgesamt zweitausend Kalorien am Tag nicht überschreiten. Das war meiner Meinung nach eine geeignete Zahl, um normal zu essen und nicht zuzunehmen.

Natürlich nahm ich trotzdem zu. Insgesamt fünf Kilo. Die Kalorienzahl dessen, was ich vorher bei mir behalten hatte, lag weit unter dem jetzigen Wert, und bald wog ich achtundfünfzig Kilo. Obendrein hatte ich inzwischen nicht nur die Essorgien, sondern auch die exzessiven Workouts aufgegeben, da ich es leid war, mich permanent zu quälen. Auch zum Sport und damit zu meinem Körper wollte ich ein normales Verhältnis entwickeln und dachte, es sei sinnvoll, nicht nur das Essen, sondern auch jegliche sportliche Betätigung auf gesunde Art neu zu erlernen. Als logische Folge davon setzte ich erst mal Fett an.

Früher bestand ich nur aus Haut und Knochen, doch allmählich war mein Bauch von einer Speckschicht überzogen, die mir bis dahin fremd gewesen war. Wenn ich saß, spürte ich sie zwischen Hosenbund und BH, und wenn ich lief, merkte ich, wie sie mitwippte. Das Gleiche fiel mir an Oberarmen und Oberschenkeln auf. Meine Hosen schnitten ein, und wenn ich mir seitlich in die Taille kniff, hatte ich neuerdings nicht nur Haut, sondern zusätzlich Fett zwischen den Fingern. Meinem Gesicht tat die Gewichtszunahme gut, und alle behaupteten, ich sähe auf einmal so gesund aus, doch meine Seele litt. Ich hasste es, dicker zu werden. Die Vorstellung, nicht mehr die schlanke, durchtrainierte Frau zu sein, die von hinten aussah wie ein Teenager, entsetzte mich. Damit konnte und wollte ich mich nicht anfreunden. Aber mein Albtraum wurde Realität. Die konnte ich wiederum nur ertragen, indem ich die neuen Gefühle genauso verdrängte, wie ich es früher mit meinen Essgewohnheiten getan hatte.

Trotz aller Widrigkeiten blieb ich eisern. Ich aß, ohne mich zu übergeben, trug die weitesten Klamotten, die ich hatte, und begrub meine Emotionen in meinem Unterbewusstsein, so gut es ging. Es gelang mir, indem ich mich mit Aktivitäten wie Entrümpeln, Aufräumen, Ordnen, Aussortieren, Putzen und Gartenarbeit ablenkte. Dennoch musste schnellstmöglich eine andere Lösung her, denn ich wusste, auf Dauer waren meine Verdrängungen alles andere als heilsam, und so ein Leben wie vor dem 25. Oktober 2003 würde ich nicht noch einmal durchstehen.

Dann traf ich Elke. Sie war die Managerin eines bekannten Schauspielers, über den ich sie auch kennenlernte. Wir waren uns anfangs nicht gerade sympathisch, doch obwohl sie in Saarbrücken lebte und ich in München, liefen wir uns immer wieder über den Weg, bis wir uns beinahe gezwungenermaßen miteinander beschäftigten. Bald entstanden eine wunderbare Freundschaft und auch ein wunderbares Arbeitsverhältnis. Nicht zuletzt trug die Begegnung mit Elke auch einen entscheidenden Teil zu meiner dauerhaften Genesung bei.

Bis auf Titzian und Christof gab es bislang keine Mitwisser in meinem Umfeld. Christof ist allerdings ein Mann der Taten, nicht der großen Worte. Außerdem suchte ich bei ihm das, was Mann und Frau miteinander leben und kein Therapeut-Patientin-Verhältnis. Daher fühlte ich mich trotz seiner moralischen Unterstützung häufig allein mit meinen Figur- und Essproblemen. Bis ich Elke besuchte.

Im Spätherbst 2003 fuhr ich zu ihr nach Saarbrücken. Sie war eine Außenstehende und damit die ideale Gesprächspartnerin für mich. Zum einen kannte ich sie noch nicht lange, zum anderen hatte sie keine engeren Verbindungen zu meinen sonstigen Bekannten und gehörte somit nicht zu meinem «alten» Leben, was die Sache zusätzlich vereinfachte.

Als wir in ihrem gemütlichen Wohnzimmer bei einer Flasche Rotwein zusammensaßen – ein Glas hätte für diesen Schritt nicht gereicht –, vertraute ich mich meiner neuen Freundin an. Es fiel mir nicht leicht und kostete mich eine gehörige Portion Überwindung, aber gehörige Portionen war ich nun wahrlich gewohnt, und mein Mitteilungsbedürfnis war eindeutig stärker als meine Scham. Nach und nach erzählte ich ihr von meinem Leben und meiner Bulimie.

Nach meinem ersten Anlauf mit Titzian und dann mit Christof war die Mauer des Schweigens erneut gebrochen. Wir redeten die ganze Nacht, und irgendwann kam mir, ohne darüber nachzudenken, ein Satz über die Lippen, der mich ziemlich schockierte. Er machte mir bewusst, dass es allerhöchste Zeit war, mich mit meiner Psyche zu beschäftigen. Ich sah Elke an und sagte: «Ich weiß, wenn ich nicht hier bei dir gelandet wäre und mich dir geöffnet hätte, um mir selbst klarzumachen, wo ich stehe, wäre ich rückfällig geworden.»

An diesem Punkt habe ich meine seelische Heilung bewusst begonnen.

Von nun an war ich nicht mehr allein. Zwar war Elke keine Therapeutin, aber jemanden zu haben, dem ich ohne Wenn und Aber, ohne mich erklären oder entschuldigen zu müssen, alles erzählen konnte, war wie eine Erlösung. Elke wurde nicht nur zu meiner therapeutischen Begleiterin, sie war auch die Erste, die mir Sattsein als eine positive Empfindung vermittelte.

Wir hatten uns inzwischen Spaghetti und Rucola-Salat mit Parmesan vom Italiener kommen lassen. Ich war froh, ein fertig portioniertes Gericht vorgesetzt zu bekommen und keinen Topf, aus dem ich mir nehmen konnte, so viel ich wollte. Denn dadurch musste ich mich zumindest, was die Portion betraf, planmäßig verhalten. Beim Essen beobachtete ich immer wieder Elke. Mit unübersehbarem Appetit verzehrte sie den ganzen Salat und alle Nudeln. Unüberhörbar schmeckte es ihr, denn jede Essenspause, in der sie lustvoll zum Rotweinglas griff, kommentierte sie mit einem genüsslichen «Hmmm, lecker». Nachdem sie alles aufgegessen hatte, streichelte sich meine zierlich gebaute Freundin über ihren vollen Bauch und lächelte zufrieden. Ich beneidete sie um ihr gutes Gefühl. Denn ich aß deutlich weniger als sie, ließ diszipliniert von beiden Speisen einen Rest übrig und empfand meinen Bauch, der längst nicht so voll war wie der von Elke, als ekelerregende Last.

Mein Unbehagen entging ihr nicht, und prompt stellte sie mich zur Rede. Schließlich war mein gestörtes Essverhalten das Thema unseres Abends. Als ich ihr erzählte, dass ich mich nach dem Essen grundsätzlich schuldig und schlecht fühlte, sprang sie auf, streckte ihren Bauch so weit heraus, wie es nur ging, hielt die Kugel fest, wie eine Schwangere ihr Ungeborenes, und sagte: «Hey, was gibt's denn Schöneres, als so richtig satt zu sein?»

Das öffnete mir die Augen. Zum ersten Mal dachte ich überhaupt darüber nach, Sättigung als etwas Positives zu empfinden. In den nächsten Tagen versuchte ich es immer wieder, aber es wollte mir anfangs nicht recht gelingen. Kein Wunder, verrückte Gefühle kann man nun mal nicht von heute auf morgen zurechtrücken. Geholfen hat mir Elkes Demonstration dennoch, denn seitdem dachte ich ganz automatisch jedes Mal, wenn ich mich nach dem Essen schlecht fühlte, an Elkes Bauch und das zufriedene Lächeln auf ihrem Gesicht.

Als nächste Amtshandlung machte mich meine Freundin mit Ursula bekannt. Sie war als Heilpraktikerin und zusätzlich gesprächstherapeutisch tätig. Dass Ursula im Saarland praktizierte und nicht in München, machte die ganze Sache für mich einfacher, denn so konnte ich sie inkognito konsultieren. Christof begrüßte meine Aktivitäten sehr, sah er doch, dass es mir zunehmend besserging.

Im darauffolgenden Januar sollte ich bei Elke die jährlich stattfindende Party des von ihr verlegten Magazins moderieren. Dafür musste ich sowieso ins Saarland, und meine Freundin vereinbarte für mich gleich mehrere Termine hintereinander bei Ursula. Anfangs stand ich der Vorstellung, jeden Tag eine Heilpraktikerpraxis aufsuchen zu müssen, mit gemischten Gefühlen gegenüber, denn wenn ich ehrlich war, hatte ich keine Ahnung, was ich dort eigentlich sollte. Da ich aber neugierig und auf der Suche war, ließ ich die Termine in meinem Kalender stehen.

Kaum in Saarbrücken angekommen, lud Elke mich zu sich nach Hause ein und sorgte dafür, dass meine Besuche bei der Heilpraktikerin für mich die nötige Bedeutung hatten. Die ersten Male fuhr sie mich sogar selbst dorthin und fragte ganz genau nach, wie es war und wie ich mich damit fühlte. Ihr Interesse und ihre Unterstützung waren sehr wichtig, um mich weiter öffnen, meine Probleme erkennen und mich mit ihnen auseinandersetzen zu können. Zu Beginn dachte ich, Ursula würde mir irgendwelche Diäten ausarbeiten, und allein der Gedanke daran löste bei mir schon Ekelgefühle aus. Oder sie würde mich mit Akupunkturnadeln, Globuli und Massagen behandeln. Von wegen! Wir haben nur geredet.

Es hat mir gutgetan, Ursula zu erzählen, wie es mir ging. Ohne Wertung und Kritik an meinen kulinarischen Gelüsten, Schuldgefühlen, an meinem Mich-dick-Fühlen, obwohl ich schlank war, meinen Selbstzweifeln und vor allem an der nicht vorhandenen Wertschätzung meiner selbst. Durch die Gespräche habe ich von Tag zu Tag intensiver gespürt, wie ich eigentlich drauf war. Meine eigene Wahrheit, meine Authentizität wurde mir immer klarer. Und die hatte ich verdrängt. Aus Scham und Angst vor schlechten Gefühlen.

Von nun an hatte ich jederzeit die Möglichkeit, mir helfen zu lassen. Als ich wieder zu Hause in München war, konnte ich

– wann immer ich wollte – sowohl Elke, als meine Begleiterin, wie auch Ursula als Expertin anrufen und mich mitteilen. Und das war oft nötig.

Meine Gefühle fingen nämlich an, verrückt zu spielen. Mal fühlte ich mich wie neugeboren, voller Lebenslust, Energie und Freude mit mir, und hätte Bäume ausreißen können. Dann wieder spürte ich nichts als Zweifel, Abscheu, Ärger, Wut und Frust. Manchmal fühlte ich sogar eine tiefe Leere und kam mir vor, als würde das Leben ohne mich stattfinden, als gehörte ich zu dem Treiben auf diesem Marktplatz unseres Daseins gar nicht mehr dazu. Ich konnte diese Gefühlsschwankungen nicht einordnen und fragte mich oft, was mit mir los sei. Schließlich hatte ich gar keinen Grund, derart konfus zu sein. Ich hatte ein wunderbares, gesundes Kind, einen tollen Mann, ein schönes Heim, konnte endlich wieder normal essen ...

Aber ich hatte *mich* noch nicht. Mein Selbst war noch zu weit von mir entfernt, und das verursachte Chaos. Das wollte ich ändern. Also rief ich bei jeder Gelegenheit Ursula oder Elke an, um mir über meine seelischen Zustände klar zu werden. Ein Thema, das bei den Gefühlsirritationen immer wieder eine Rolle spielte, war der Verlust meiner Omama, der mich in frühester Kindheit traumatisiert hatte. Unbewusst hatte meine Mutter mich damals an meine Großmutter «abgegeben». Das wollte und musste ich mir nun genauer ansehen.

Nach langem Überlegen erzählte ich meiner Mutter, was Sache war, und sie ließ sich darauf ein, mit mir eine Paartherapie zu beginnen. Jeden Montagmorgen trafen wir uns bei Dr. Stickel und rollten unser Verhältnis zueinander und unseren Umgang miteinander auf. Ich hätte nie gedacht, dass die zwei Jahre mit meiner Großmutter und vor allem ihr Verlust mich derartig geprägt hatten. Kinder fühlen sich oft schuldig, wenn sie verlassen werden. Das Weggehen einer geliebten Person beziehen sie immer auf sich und glauben, nicht genügt zu haben oder nicht richtig gewesen zu sein. Im Laufe des Lebens kommen dann immer mehr Umstände hinzu, die das Unterbewusstsein in diesem «wunden» Punkt stärken oder schwächen. Ich habe vieles erlebt, was das Gefühl, nicht zu genügen, verstärkt hatte: der permanente Druck, in meinem Beruf gut ankommen zu müssen, dazu andere mehr und minder wichtige Erlebnisse und nicht zuletzt der Tod meines Bruders Gábor.

Meine Mutter war ebenfalls überrascht über die Tragweite ihres damaligen Handelns. Sie hatte seinerzeit das Ziel gehabt, die Familie mit drei kleinen Kindern bestmöglich zu organisieren, und wusste mich bei ihrer Mutter in guten Händen, während sie sich in Ruhe um den kleinen Gerrit kümmern konnte. Wir haben dank Dr. Stickel unglaublich viel erkannt und über uns gelernt. Unter anderem konnte ich mich endlich von zahlreichen falschen Sehnsüchten verabschieden und akzeptieren, dass ich die Liebe meiner Großmutter, die mir als Kind gefehlt hatte, nicht jetzt von anderen Menschen wie meiner Mutter bekommen konnte. Immer wieder hatte es Situationen gegeben, in denen ich mich nicht genug «bemuttert» oder zu wenig verstanden fühlte. Das war allerdings die Projektion meiner unerfüllten Sehnsüchte von damals auf meine Mutter. Die Umstände, unter denen ich mein Verlangen entwickelt hatte, waren nicht mehr die gleichen. Die Zeit war vorbei. Und meine Mutter nicht verantwortlich – das war mir nun klar. Meine Mutter dagegen schaffte es, mir ohne Schuldgefühle einzugestehen, dass sie mich damals abgegeben hatte.

Heute erleben wir beide eine liebe- und verständnisvolle Nähe, die wir in dieser Qualität vorher nicht kannten. Endlich verstehe ich auch mich und die Gründe für meine Essstörung besser. Es war mutig von meiner Mutter, sich meinen Problemen zu stellen, und sie hat mir damit sehr geholfen. Sogar die Beziehung zu meinem Vater bekam dadurch eine neue, eine andere Qualität. Auch von ihm erwartete ich nicht mehr den Ausgleich meiner Defizite. Ich verstand, dass nicht er für meine Eigenliebe verantwortlich war, sondern ich selbst. Ich selbst musste mich lieben und nähren, sonst niemand. Osho hat zur Liebe als Heilmittel etwas ganz Wunderbares gesagt: «Aber für alle, die die Liebe kennen, ist die Liebe das einzig Vernünftige. Ohne Liebe mag ein Mensch reich, gesund, berühmt sein – aber geistig gesund kann er nicht sein, weil er nichts von inneren Werten weiß. Ein gesunder Geist ist nichts als der Duft der Rosen, die dir im Herzen blühen. Liebende brauchen keine psychiatrische Behandlung. Vielmehr ist die Liebe das größte Heilmittel.»

Auf einmal konnte ich meinem Vater sogar ohne Wehmut beim Schmusen mit meiner Tochter zusehen. Mit liebevollem Blick beobachtete ich, wie er sie in seine Arme nahm, ihr über die weichen Kinderlocken streichelte und mit einem sanften Lächeln in den Augen «Ich hab dich lieb» sagte. Ich freute mich für Greta, dass sie dieses Geschenk von ihrem Großvater bekam. Und siehe da: Mein Vater, dessen Art, mir Geborgenheit und Zuwendung zu schenken, sich früher mehr auf die Organisation meines Lebens als auf Umarmungen und Streicheleinheiten bezogen hatte, wurde auch mir gegenüber herzlicher und liebevoller. Er wurde aufmerksamer mir gegenüber. Wenn er mich sah, strahlte er, und wenn er mich umarmte, hielt er mich ein bisschen länger fest als früher. Das war schön. Und das ist auch heute noch so.

Das Nächste, was mir im wahrsten Sinne des Wortes auf der Seele brannte, war meine Einstellung zu meinem Körper. Ich hatte immer noch Probleme, ihn so anzunehmen, wie er war, und mich mit ein paar gesunden Kilo mehr wohlzufühlen. Daher musste ich dringend meine kranken Emotionen meinem Körper gegenüber klären.

Genau darum ging es bei meinem Besuch auf Mallorca. Elke hatte eine Lebensexpertin kennengelernt, die sich selbst als «Emotional-Mediatorin» betitelte. Nachdem die Ärzte diese nach einem Unfall medizinisch aufgegeben hatten, hatte sie es angeblich geschafft, sich aus eigener Kraft aus ihrem Rollstuhl zu erheben und gesund durchs Leben zu gehen. Die Technik, die ihr dabei geholfen hatte, vermittelte sie in einem Dreitagesseminar in Palma auf Mallorca. Die Mediatorin war eine echte Selfmade-Expertin – unnahbar und unverblümt. Sie genierte sich nicht, für die Teilnahme an ihrem Kurs satte zweitausend Euro bar auf die Hand zu verlangen. Neugierig, wie ich war, kratzte ich das Geld zusammen und meldete mich an.

Bei den Sitzungen auf der Insel ging es in erster Linie um Emotionen. Die Mediatorin war eine beeindruckende Erscheinung: extrem groß, mit heller Haut, brombeerfarbenem Lippenstift, blonder Mähne und lauter Stimme. Sie lehrte ihre Teilnehmer, ihre wahren Gefühle zu erleben. Kinder haben ein natürliches, unverdorbenes Verhältnis zu dem, was sie spüren. Haben sie Hunger, schreien sie. Tun sie sich weh und spüren Schmerz, weinen sie. Haben sie Spaß beim Spielen, freuen sie sich und lachen.

Wir Menschen lernen im Laufe unseres Erwachsenwerdens, unsere intuitiven Gefühle zu unterdrücken, weil sie gesellschaftlich nicht angemessen sind oder weil wir Angst vor ihnen haben. Das ist nicht gesund. Im Kurs sollten wir all das herauslassen und erfahren, was wir im Laufe der Jahre verlernt hatten. Das Ziel war nicht, in Zukunft beim Empfinden von Freiheit nackt auf der Straße zu tanzen, bei Lustlosigkeit die Arbeit zu schwänzen oder bei Freude dem Nächstbesten um den Hals zu fallen. Genau wie ich es bei Sanyasin erlebt hatte, die es nicht verstanden hatten, Oshos Mission lebensnah umzusetzen. Ziel war vielmehr, die ureigenen Emotionen zu entdecken, sie geschehen zu lassen und dabei bei sich zu bleiben. Ein jeder sollte für sich selbst erleben: Das, was da gerade in mir hochkommt, ist Wut, das ist Angst, das ist Lust. Letztlich ging es um das Gleiche wie bei der Meditation mit Titzian, nur war hier alles sehr viel aufwendiger gestaltet – wie ich fand.

Während der Unterrichtseinheiten saß ich aufmerksam in der Runde und beobachtete meine Umwelt. Es war interessant, Menschen zu sehen, die versuchten, eine Emotion zu erleben. Ich merkte ihnen deutlich an, wenn sie ihre Gefühle nicht wirklich spürten, sondern sie sich stattdessen nur vorstellten. Sie machten dann die abgedrehtesten Dinge, etwa gegen die Wand hauen, bis die Hände anschwollen, andere Teilnehmer herumkommandieren oder liebkosen, wild um sich schlagen oder brüllen wie Urviecher.

Ebenso spannend war es, einige andere zu beobachten, die völlig in sich gekehrt, ganz bei sich waren und sich wirklich spürten. Auch sie zeigten ihre Empfindungen auf ungewohnte Weise. Sie zitterten und weinten oder zuckten und stöhnten, manche leise, manche laut. Aber ihr Benehmen wirkte authentisch und war deshalb nicht übertrieben, albern oder sonst wie unangenehm.

Anfangs irritierte mich das Geschehen um mich herum. Es war neu für mich, Menschen so zu sehen. In der Gesellschaft geschehen diese Dinge – wenn überhaupt – im stillen Kämmerlein, bei Dominas oder anderen Gelegenheiten. Jedenfalls gefiel mir, was sich da vor meinen Augen abspielte. Weil es eben authentisch war, ehrlich und echt. Die Menschen, die kein emotionales Schauspiel zum Besten gaben, sondern echt erlebten, wirkten hinterher geklärt und innerlich rein.

Das wollte ich auch erreichen. Ich sehnte mich danach, meine wahren Gefühle zu erleben und mich endlich «sauber» zu fühlen. Doch dafür musste ich zuerst meine Emotionen klären, und zwar eine nach der anderen. Ich war bereit, es konnte losgehen. Es ging aber nichts los. Ich saß auf einem Stuhl in der Runde, weiterhin als Konsumentin dessen, was innerhalb des Stuhlkreises geschah, und bei mir tat sich nichts. ‹Mist›, dachte ich, ‹ich will jetzt auch endlich was erleben! Was auch immer – Wut, Trauer, Frust, egal, Hauptsache, da kommt jetzt mal was!› Doch es kam nichts – dachte ich zumindest.

Dabei kam eigentlich sogar eine ganze Menge in mir hoch, eben genau mein Frust über das anscheinende Nichtvorhandensein meiner Emotionen. Aber da mein Verstand genau das nicht erkannte, ging der Frust als erlebbare Emotion an mir vorüber. Also blieb ich auf meinem Stuhl sitzen, streckte die Beine aus und ließ den Kopf hängen. Irgendwann langweilte ich mich und beschäftigte mich damit, mir meine Füße anzuschauen. Ich trug schwarze Turnschuhe. Eigentlich mag ich Stiefel mit hohen Absätzen lieber, erst recht zu dem Rock, den ich anhatte, aber Turnschuhe waren für den Kurs sinnvoller und bequemer. Mir fiel auf, dass sich die Sohlen langsam abzulösen begannen, und ich dachte, ich sollte mir vielleicht neue kaufen, wenn ich wieder in München bin.

Dann wanderte mein Blick über meine Beine. Die Strumpfhose, die ich trug, gefiel mir nicht. Es war so eine billige aus der Drogerie für ein paar Euro. An der Stelle sollte ich in Zukunft nicht sparen, dachte ich. Anschließend musterte ich meinen Rock. Es war ein schwarzer Cordrock. Ich hasste Cord, schon immer. Wieso habe ich mir dieses Teil eigentlich zugelegt und auch noch angezogen?, überlegte ich und wusste keine Antwort. Doch, eigentlich schon. Ich hatte hier nicht als aufgestylte Promi-Tussi aus München auflaufen wollen, weil ich mich in den Kurs integrieren und keine Sonderstellung einnehmen wollte. Jetzt beneidete ich die hübsche, ebenfalls aus München angereiste Blondine mir gegenüber, die Stiefel und eine coole Jeans trug und trotzdem nicht aus der Reihe tanzte.

Ich hatte mich unscheinbarer gemacht, als ich in Wirklichkeit war, weil ich dachte, mich anpassen zu müssen. Ich ärgerte mich über mich selbst, weil ich mich in meinem Outfit nicht wohlfühlte. Bin ich vielleicht blöd, dachte ich. Außerdem ist dieser hässliche Rock auch noch total unvorteilhaft. Meine Wampe steht vor, als wäre ich schwanger. Mit beiden Händen umfasste ich meinen völlig normalen Bauch, hielt ihn fest und fühlte mich mit einem Mal unglaublich fett.

Und genau damit ging es los! Ich fing an, mir auf den Bauch zu klopfen. Erst recht zaghaft, dann immer fester. Dabei gab ich ein seltsames Räuspern von mir. Anfangs ganz leise, schließlich lauter und lauter. Ich fühlte mich immer noch fett und eklig. Das ärgerte mich, und ich sprang von meinem Stuhl auf. Ich stand nun mit beiden Füßen fest auf dem Boden und schlug mir immer heftiger auf den Bauch, während das Räuspern in ein Stöhnen überging. Ich fühlte nur noch Ekel und Wut. Immer heftiger schlug ich auf mich ein, während ich schrie und stöhnte wie ein Tier. Irgendwann ging ich in die Knie und hämmerte auf den Boden, meine Augen waren mal offen, mal geschlossen.

Bald nahm ich nur noch verschwommenes Chaos um mich herum wahr. Und meine Emotionen. Mein Verstand setzte völlig aus. Ich fühlte nur noch meine Wut und meinen Ekel, ich war nur noch Wut und Ekel. Ich befand mich in dem gleichen ekstatischen Zustand wie bei der Meditation mit Tizian.

Plötzlich gebot mir die Kursleiterin Einhalt, indem sie laut «Break!» rief. So holte sie mich zurück aus meinem Zustand in die Normalität und forderte mich auf, zu atmen.

«Welche Farbe nimmst du?», fragte sie dann.

Automatisch sagte ich: «Gelb!», und konzentrierte mich auf das Einatmen gelber Farbe. Ich stellte mir vor, meinen ganzen Körper mit gelbem Atem zu erfüllen, vom Mund über den Bauch, die Beine und Arme bis in die Zehen und Fingerspitzen, jede einzelne Zelle. So blieb ich bei mir und ließ die Emotion sich ihren richtigen, natürlichen Platz in mir suchen. Ohne nachzudenken. Weg von meinem Bauch. Denn der war weder fett noch hässlich, sondern ein ganz normales weibliches Bäuchlein. Und da gehörten Ekel und Wut nicht hin.

Während ich noch immer Gelb atmend im Raum stand,

fragte mich die Mediatorin: «Welche Erwartungen musst du eigentlich erfüllen?»

«Ich verstehe nicht, was du meinst», sagte ich und fing an zu überlegen. Doch mir wollte nichts einfallen. Welche Erwartungen meint sie wohl?, fragte ich mich, sagte jedoch nichts mehr.

Die Kursleiterin registrierte das und fuhr mich unwirsch an: «Na los, sag schon, was wollen die anderen denn von dir? Wie musst du sein?»

Ich erschrak und brachte noch immer kein Wort hervor.

Sie provozierte mich weiter: «Du musst hineinpassen in diese Welt. So, wie du bist, ist es nicht gut genug. Du genügst nicht. Wie musst du sein, damit du hier mit uns auf diesem Erdball leben darfst?»

Sie schockierte mich dermaßen mit ihrer Aussage, dass ich ohne zu überlegen zurückschrie: «Ich muss hübsch sein! Ich muss nett sein! Ich muss erfolgreich sein! Ich muss alles schaffen! Ich muss Freude machen! Ich muss immer gut drauf sein! Und ich muss dünn sein!»

«Ja», sagte die Kursleiterin. «Genau so musst du sein, damit du geliebt wirst, damit du dich liebst ...»

Ich fing an zu weinen.

«So, Gundis», wies sie mich weiter an, diesmal mit warmer, liebevoller Stimme. «Stell dir vor, dass all diese Bilder, die du eben beschrieben hast, als Bild eingerahmt hier im Raum hängen. Jetzt gehst du hin und hängst sie eines nach dem anderen ab. Nimm sie runter von der Wand und wirf sie einfach weg.»

Ich blickte mich um und sah in meiner Vorstellung tatsächlich diese imaginären Bilder vor mir. Langsam und bedächtig ging ich durch den Raum und hängte sie alle ab. Eins nach dem anderen. Manche hingen sehr hoch, andere weniger. Das Bild «Ich muss dünn sein» hing am höchsten. Ich hatte einige Mühe, es zu erreichen, und musste ein paarmal hochspringen. Dabei streckte ich mich, bis ich es schließlich fassen konnte. Ich riss es herunter von dort oben, von dem fast unerreichbaren Platz, an den ich dieses Bild von mir gehängt hatte. Ich riss es herunter und schleuderte es quer durch den Raum. Weit weg, so weit, dass ich es nicht mehr sehen konnte. Und nicht mehr spüren. Dann ging ich zurück an meinen Platz. Mit einem Mal fühlte ich mich rein. Und auch mein Bauch war nun nicht mehr dick.

Am nächsten Tag flog ich zurück nach Portugal, wo Christof, Greta und Ana auf mich warteten. Ich hatte unseren Urlaub für den Kurs unterbrochen, da die Termine sich überschnitten hatten. Ich war froh, dass Christof damit einverstanden war, schließlich war es unser gemeinsamer Sommerurlaub, und ich hätte auch einen späteren Kurstermin wahrnehmen können. Aber ich wollte nun mal so schnell wie möglich gesund werden und nichts auslassen oder aufschieben.

Als ich im Hotel ankam, stellte ich nur meine Tasche ins Zimmer und ging sofort an den Strand. Dort tat ich etwas, was ich vorher nie für möglich gehalten hätte. Ich riss mir das Bikinioberteil vom Leib, lief oben ohne im weichen Sand hin und her, sprang ins Meer, sonnte mich und zog das Oberteil den ganzen Urlaub über nicht mehr an. Endlich schämte ich mich meiner Narben nicht mehr, und es war mir egal, was die anderen Menschen von mir dachten. Ich achtete gar nicht darauf, ob mich jemand beobachtete und sich den Kopf über meine Narben zerbrach oder nicht. Ich fühlte mich frei und unabhängig und genoss es, Wasser und Sonne auf meinem ganzen Körper zu spüren. Ich war überglücklich.

Mein Körpergefühl begann sich allmählich zu normalisieren. Als wir zu Hause in München ankamen, deckte ich mich sofort mit Fachliteratur zum Thema Essstörungen ein, forschte im Internet, befragte Fachleute, löcherte Dr. Stickel und sog alles in mich auf, was ich über meine physischen und psychischen Konditionierungen lernen konnte. Ich passte fortan auf mich auf und besuchte beim kleinsten Wehwehchen meine Homöopathin um die Ecke, um meiner Genesung jede nur mögliche Unterstützung zukommen zu lassen.

Bald fing ich auch wieder an, mich regelmäßig zu bewegen. Allerdings nicht mit Joggingexzessen bis zum Gehtnichtmehr wie früher. Ich strich das Bild der perfekten Modellathletin endgültig aus meinem Kopf, da es absolut sinnlos war, diesem unerreichbaren Ideal weiterhin nachzueifern. Schließlich war ich weder Profisportlerin noch ein zwanzigjähriges Model. Stattdessen stellte ich mir ein sanftes Trainingsprogramm zusammen, das meinen Muskeln, meinem Kreislauf und meiner Seele guttat.

Nach und nach bekam mein Tun eine gesunde Eigendynamik. Das Studieren meiner selbst, das normale Essen, das Erleben, meine Empfindungen, die sich langsam zurechtrückten, die neuentdeckte Qualität von Familie und Freundschaft, der Umgang mit meinem Körper, den ich von Tag zu Tag mehr mochte, so wie er war – das alles fügte sich auf einmal wie Puzzleteile zu einem großen Ganzen zusammen.

Gábors Tod macht mich natürlich auch heute noch traurig, und ich vermisse ihn zuweilen sehr, aber ich habe eingesehen und gelernt, seine Entscheidung zu akzeptieren. Letztlich hat der Tod auch etwas Tröstliches, wie Osho es mal formuliert hat: «Identifiziere dich nicht mit deinem Traurigsein. Werde ein Zeuge und genieße den Augenblick des Traurigseins, denn das Traurigsein hat eine eigene Schönheit.» Weiter heißt es: «Wenn du wachsam bist, wirst du überrascht sein, welche Schätze dir entgangen sind. Sieh hin – wenn du fröhlich bist, geht das nie so tief, wie wenn du traurig bist. Das ist eine falsche Einstellung, die man dir mitgegeben hat: dass Traurigsein nicht in Ordnung ist. Nichts ist verkehrt daran.» Diese Worte waren und sind sehr hilfreich für mich, um mit dem Tod meines Bruders umzugehen.

Es war nun mal Gábors Wille, in die nächste Ebene der Existenz einzutauchen. Die Spielchen hier auf dieser irdischen Welt waren ihm wohl zu anspruchslos. Gábor war schon immer schneller und konsequenter als andere. Ich weiß, ich werde ihn wiedersehen, wenn die Zeit reif ist.

Auf einmal erlebe ich mein Dasein nicht länger als Flickwerk, als Bruch und Aneinanderreihung von kleineren und größeren Katastrophen, sondern als großes Ganzes, als das All-Eine, als Lebenslust und Glück. Es hat lange gedauert, und der Weg war nicht leicht. Aber: Ich habe mich geheilt!

Ich fühle mich wie neugeboren! Mein Hunger ist gestillt.

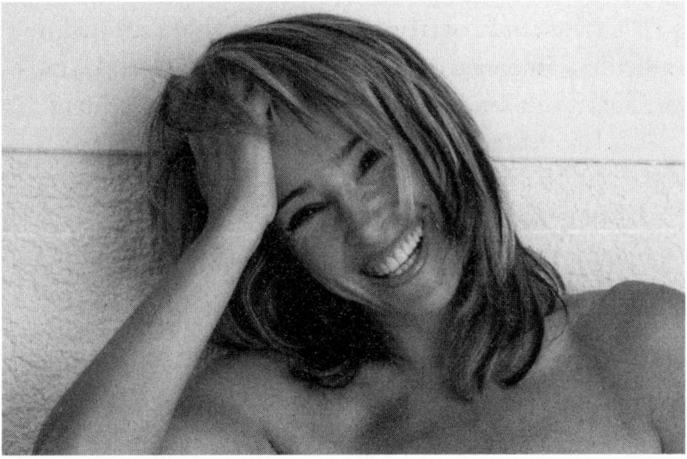

Nachwort

Der Weg von Gundis Zámbó in die Essstörung ist ein ganz typischer, wie ich ihn aus meiner über zwanzigjährigen Arbeit als Psychologe mit essgestörten Menschen kenne. Alles beginnt mit Übergewicht in der Kindheit, hier aufgrund eines nicht verarbeiteten emotionalen Erlebnisses. Der Wegzug und damit der «Verlust» der unmittelbaren Bezugsperson, nämlich ihrer geliebten Großmutter, war für die Autorin, wie sie selbst schreibt, ein «Trauma». Denn damit verlor sie ihren inneren Halt und ihre emotionale Stütze.

Typisch ist auch, dass sie eine beliebte Klassenkameradin und gute Schülerin war und all die Jahre in jeglicher Weise vorbildhaft «funktioniert» hat: nach außen stark und innerlich doch schwach. Das heißt jedoch, für ihre wahren Empfindungen, für ihre Empfindsamkeit unter dem starken Panzer hatte sie keinen Ansprechpartner.

Dann fängt Gundis Zámbó wie so viele Kinder und Jugendliche mit einer Diät an. Sie betreibt Wettkämpfe mit ihrer Freundin, wer am schnellsten wie viel abnimmt, und stillt ihren unstillbaren heimlichen Hunger mit Fressorgien. Danach fühlt sie sich schlecht und sieht angewidert zu, wie ihre Freundin sich erleichtert, indem sie sich übergibt.

Sie ekelt sich. Und macht es der Freundin am nächsten Tag dennoch nach! Denn sie will schön sein, und das heißt schlank. Denn sie will etwas in ihrem Leben wirklich beherrschen, sie sucht sich ihren Körper aus. Damit sucht und findet sie endlich ein Ventil für ihre innere Einsamkeit: der Beginn eines Jahrzehnte währenden Martyriums. Nur so kann man diese qualvollen Jahre bezeichnen, die Gundis Zámbó in aller Offenheit beschreibt, was bis zur und für so manchen Leser sicher über die Schmerzgrenze hinausgeht.

Der äußere Weg läuft für die Autorin immer weiter bergauf,

was für Menschen mit Essstörungen absolut typisch ist. Sie ist ehrgeizig, diszipliniert und immer – so scheint es wenigstens – von vielen Freunden umgeben. Dabei ahnt niemand, was wirklich in ihr vorgeht, nämlich Lügen, Heimlichkeiten und innere Leere. Bis sie endlich jemanden trifft, dem sie sich öffnen kann. Damit kommt endlich ein Stein bei ihr ins Rollen, und eine innere Entwicklung beginnt, deren vorläufiges Ende dieses Buch markiert.

Jeder Mensch, der eine Essstörung hat, muss diesen ersten Schritt tun: sich jemandem anvertrauen, sich öffnen, endlich aus der Heimlichkeit heraustreten und sich bekennen. Ja, ich bin krank, ich brauche Hilfe, ich will so nicht mehr weiterleben.

Schließlich beschreibt Gundis Zámbó ihren Weg aus der Krankheit heraus. Dieser Weg ist nicht typisch für Menschen mit Essstörungen, er hat vielmehr ganz allein mit ihrer Persönlichkeit zu tun und zeugt von ihrer Kraft, von ihrem unbändigen Willen, ein Leben in Authentizität zu leben. Die erste Begegnung mit ihrem wahren Ich hat ihr den Mut gegeben, sich ihren Problemen zu stellen.

Aus meiner Erfahrung als Psychologe mit essgestörten Patienten kann ich nur betonen, dass es kaum jemand schafft, sich ohne eine ambulante oder stationäre Therapie von seiner Sucht zu befreien. Diese Aufgabe allein zu bewältigen ist fast unmöglich. Daher möchte ich alle betroffenen Leser eindringlich bitten: Holen Sie sich Hilfe von Spezialisten, denn Essstörungen sind mehr als nur ein Problem mit dem Essen. Sie sind psychosomatische Krankheiten mit Suchtcharakter, die tiefe Wurzeln haben. Wie schwerwiegend diese Krankheit ist, zeigt eine Zahl erschreckend deutlich: Rund zehn Prozent der Menschen mit Essstörungen sterben an den Folgen ihrer Krankheit oder durch Suizid!

Ob und welche Therapie erforderlich ist, muss von Fall zu Fall entschieden werden. Dafür gibt es in jeder größeren Stadt in Deutschland spezialisierte Beratungsstellen, an die sich Betroffene, deren Angehörige, Freunde sowie Lehrer und andere Fachkräfte wenden können. Hier finden Sie Verständnis und professionelle Hilfe.

Bitte denken Sie daran: Der Weg aus der Heimlichkeit, aus der Isolation heraus ist der einzig mögliche, um zu leben!

Andreas Schnebel
Diplom-Psychologe
Therapeutischer Leiter von ANAD e. V.
Poccistraße 5
80336 München
Tel.: 089/21 99 730
www.anad.de

Adressen und Hilfe

Die folgenden Anlaufstellen sind alle Mitglieder im Bundesfachverband Essstörungen e. V. (BFE) und bieten Betroffenen ebenso wie Angehörigen professionelle und kompetente Hilfe.

PLZ 1

Dick & Dünn e. V.
Beratungszentrum bei Essstörungen
Innsbrucker Straße 37
10825 Berlin
Tel.: 030/854 49 94
Fax: 030/854 84 42
E-Mail: dick-und-duenn@freenet.de
www.dick-und-duenn-berlin.de

salus klinik lindow
Straße nach Gühlen 10
16835 Lindow
Tel.: 033933/88-110
Fax: 033933/88-119
E-Mail: mail@salus-lindow.de
www.salus-lindow.de

PLZ 2

Klinik Lüneburger Heide
KompetenzZentrum für Essstörungen
Am Klaubusch 21
29549 Bad Bevesen
Tel.: 05821/960-0
Fax: 05821/960-180
E-Mail: info@klinik-lueneburger-heide.de
www.klinik-lueneburger-heide.de

Psychosomatische Klinik Bad Bramstedt
GmbH & Co. Betriebs-KG
Birkenweg 10
24576 Bad Bramstedt
Tel.: 04192/504-0
Fax: 04192/504-550
E-Mail: tpaul@schoen-kliniken.de
www.schoen-kliniken.de

Waage e. V.
Kontakt, Information und Beratung
für Mädchen und Frauen mit Essstörungen
Eimsbüttler Str. 53
22769 Hamburg
Tel.: 040/491 49 41
E-Mail: info@waage-hh.de
www.waage-hh.de

PLZ 3

Kabera e. V.
Beratung und Behandlung bei Essstörungen
Goethestraße 31
34119 Kassel
Tel.: 0561/701 33 10
Fax: 0561/701 33 22
E-Mail: kabera@t-online.de
www.kabera.de

PLZ 4

Düsseldorfer Zentrum für Essstörungen
Berliner Allee 25
40212 Düsseldorf
Tel.: 0211/86 39 90 75
E-Mail: kontakt@essstoerungen-duesseldorf.de
www.duezess.de

Paracelsus-Wittekindklinik
Empterweg 5
49152 Bad Essen
Tel.: 05472/935-01/-156
Fax: 05472/935-233
E-Mail: anne.weikert@pk-mx.de
www.wittekindklinik.de

PLZ 5

Polyklinische Institutsambulanz Mainz
Abt. Hochschulambulanz für Forschung und Lehre – Schwerpunkt Essstörungen
Staudinger Weg 9
55128 Mainz
Tel.: 06131/392 46 21
Fax: 06131/392 46 23
E-Mail: legenbau@uni-mainz.de
www.psychotherapie-mainz.de

Lobby für Mädchen – Mädchenhaus Köln e. V.
Fridolinstraße 14
50823 Köln
Tel: 0221/45 35 56-50
Fax: 0221/45 35 56–54
E-Mail: info@maedchenhauskoeln.de
www.maedchenhauskoeln.de

PLZ 6

Forum für Essstörungen
Psychotherapeutische Praxis
mit mehrdimensionalem Behandlungskonzept
König-Adolf-Straße 9a
65191 Wiesbaden
Tel.: 06 11/59 92 00
Fax: 06 11/589 58 58
E-Mail: forum.essstoerungen@t-online.de
www.forum-ess-stoerungen.de

Frankfurter Zentrum für Essstörungen GmbH
Hansaallee 18
60322 Frankfurt/Main
Tel.: 069/55 73 62
Fax: 069/596 17 23
E-Mail: info@essstoerungen-frankfurt.de
www.essstoerungen-frankfurt.de; www.essfrust.de

PLZ 7

ABAS
Anlaufstelle bei Essstörungen
Kornbergstr. 17
70176 Stuttgart
Tel.: 0711/12 00 69 90
Fax: 0711/12 00 69 91
www.abas-stuttgart.de

PLZ 8

ANAD e. V.
Poccistraße 5
80336 München
Tel.: 089/21 99 73-0
Fax: 089/21 99 73-23
E-Mail: beratung@anad.de
www.anad.de

Klinik Roseneck
Am Roseneck 6
83209 Prien am Chiemsee
Tel.: 08051/68-0
Fax: 08051/68-35/-32
E-Mail: MFichter@schoen-kliniken.de
www.schoen-kliniken.de

PLZ 9

Hungrig-Online e. V.
Postfach 1905
91009 Erlangen
Tel.: 09131/20 53 79
E-Mail: info@hungrig-online.de
www.hungrig-online.de

Klinikum Staffelstein
Am Kurpark 11
96231 Bad Staffelstein
Tel: 09573/563 90 oder 09573/56-667
Fax: 09573/56-614
E-Mail: erauh@schoen-kliniken.de
www.schoen-kliniken.de

Schweiz

Sanatorium Kilchberg
Alte Landstrasse 7084
CH-8802 Kilchberg
E-Mail: tagesklinik@sanatorium-kilchberg.ch
www.sanatorium-kilchberg.ch

Österreich

ISIS
Frauengesundheitszentrum
Alpenstraße 48
A-5020 Salzburg
E-Mail: office@fgz-isis.at
www.frauengesundheitszentrum-isis.at

Literatur

Gerlinghoff, Monika, Herbert Backmund, *Ess-Störungen. Ein Ratgeber für Angehörige*, Deutscher Taschenbuch Verlag, München 2005

Jacobi, Thiel, Paul, *Kognitive Verhaltenstherapie bei Anorexia und Bulimia nervosa*, Psychologie Verlags Union, Weinheim 2000

Osho, *Leben, Lieben, Lachen*, Wiener Verlagshaus, Wien o. J.

Reich, G., C. Götz-Kühne, U. Killius, *Essstörungen. Magersucht. Bulimie. Binge Eating*, TRIAS Verlag in MVS Medizinverlage, Stuttgart 2004

Schmidt, Ulrike, Janet Treasure, *Die Bulimie besiegen. Ein Selbsthilfe-Programm*, Beltz Verlag, Weinheim und Basel 2000

Swami Satyananda (Jörg Andreas Elten), *Ganz entspannt im Hier und Jetzt. Tagebuch über mein Leben mit Bhagwan in Poona*, Selbstverlag, München o. J.

Vandereycken, Walter, Rolf Meermann, *Magersucht und Bulimie. Ein Ratgeber für Betroffene und ihre Angehörigen*, Verlag Hans Huber, Bern 2003

Wardetzki, Bärbel, *Weiblicher Narzissmus. Der Hunger nach Anerkennung*, Kösel Verlag, München 2004

Danksagung

Ich danke all meinen Wegbegleitern für die Geschenke, die ihr mir gemacht habt. Jeder Einzelne von euch hat mir etwas gezeigt, hat mich etwas gelehrt. Vielleicht habe ich das nicht immer im rechten Moment erkannt, aber irgendwann habe ich verstanden, mein Erleben mit euch geehrt und mich bemüht, das Beste daraus zu machen. Ihr mögt mir verzeihen, wenn mir das nicht immer zum richtigen Zeitpunkt gelungen ist.

Omama, Gábor, Greta, Mama, Papa, Gerrit – ich liebe und danke euch!

Auch euch danke ich: Marcus, Jörg, Walter, Christian und Elke.

Danke auch an meine liebe Freundin Susanne. Du hattest immer ein offenes Ohr für mich und mein manchmal etwas konfuses Gedankengut, was dieses Buch betrifft.

Danke auch an Teddy. Du warst der erste Mann, mit dem ich ungeniert über mein Buch sprechen konnte. Du warst der Erste, der es mir vorgelesen hat. Mit dir habe ich es zum ersten Mal aus Lesersicht erlebt. Du hast ergänzt und korrigiert, mich motiviert und gelobt. Das war schön!

Danke an Julia Vorrath vom Rowohlt Verlag und an meine liebe Lektorin Angela Troni für die angenehme, einfühlsame und fruchtbare Zusammenarbeit.

Danke an Dr. med. Franz Josef Stickel.

Danke an Andreas Schnebel und Claudia Engel von ANAD e.V.

Christof!

Du hast etwas bewirkt, was größer ist als vieles, was man sich vorstellen kann. Vielleicht, ohne dass es dir klar ist, ohne es bewusst zu tun. Einfach durch deine Ehrlichkeit und Aufrichtigkeit – durch dich: Du hast einen Menschen «gerettet». Dieser

Mensch bin ich, und ich werde dir immer und ewig dafür dankbar sein, mein geliebter Freund.

Mein besonderer Dank gilt jedoch dir, Greta!

Trotz aller Zweifel von außen und manchmal auch von mir, ob es förderlich für dich sein mag oder nicht, wenn deine Mutter ihr Leben in allen Facetten ausbreitet und jeder Mitschüler, Nachbar und Freund Dinge über mich erfährt, über die «man nicht spricht», hast du immer gesagt: «Mama, du warst krank und hast deine Krankheit aus eigener Kraft überwunden. Das musst du doch erzählen. Ich bin stolz auf dich!»

Du hast mich einfach machen lassen, als wäre dieses «Outing» das Selbstverständlichste auf der Welt.

Danke für dieses Geschenk, mein geliebtes Kind!